AF344246

TRAITÉ

DE

MATIERE MÉDICALE,

PAR M. CULLEN, M. D.

Traduit de l'Anglois sur la seule Edition donnée par l'Auteur à Edimbourg en 1789;

PAR M. BOSQUILLON,

Ecuyer, Docteur-Régent de la Faculté de Médecine de Paris, Lecteur du Roi & Professeur de Langue grecque au Collège royal de France, Censeur royal, & Associé honoraire de la Société de Médecine d'Edimbourg, &c. &c.

TOME PREMIER.

A PARIS,

Chez $\left\{\begin{array}{l}\end{array}\right.$ THÉOPHILE BARROIS le jeune, Libraire, quai des Augustins, n°. 18;
MÉQUIGNON l'aîné, Libraire, rue des Cordeliers, près des Ecoles de Chirurgie.

M. DCC. LXXXIX.

Avec Approbation & Privilège du Roi.

16° T
951 (1)

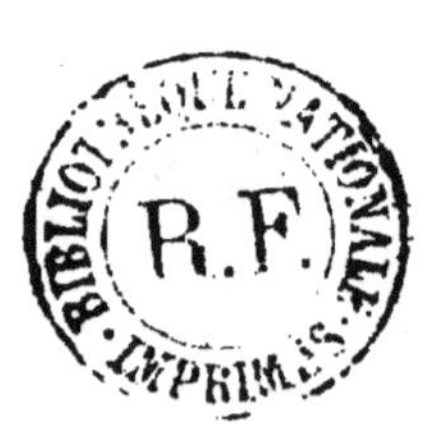

BIBLIOTHÈQUE NATIONALE · IMPRIMÉS · R.F.

ACQUISITION N° 319707

AVERTISSEMENT

DU TRADUCTEUR.

L'ouvrage dont nous donnons aujour-
d'hui la traduction, eſt fort différent de celui
que l'on a publié à Paris en 1787 & 1788,
ſous le titre de Cours de Matière médicale de M. Cullen : ce Cours a été compoſé par les élèves du célèbre profeſſeur
dont il porte le nom, quoiqu'on ne l'annonce
pas dans le titre : ſes idées y ſont mal développées ; on y a omis quantité d'objets eſſen-
tiels ; il eſt rempli de choſes inutiles & de
fautes groſſières, qui ont obligé M. Cullen
de déſavouer cet ouvrage, & d'en publier un
autre qui en differe tellement, qu'on peut
le regarder comme abſolument neuf : c'eſt
ce dernier dont je donne aujourd'hui la traduction. Aucun livre ne m'a paru plus digne
de paroître dans notre langue ; je penſe qu'on
peut le conſidérer comme le meilleur Traité
de Thérapeutique qui ait été publié de nos

a ij

jours. L'on y reconnoîtra un obſervateur exaſt & judicieux qui lutte continuellement contre les préjugés les plus généralement adoptés qui s'oppoſent aux progrès de la médecine. L'uſage de tous les remèdes importans y eſt diſcuté & déterminé avec la plus grande circonſpeſtion. L'on n'a encore rien écrit ſur le lait, le quinquina, l'opium & pluſieurs autres objets qui ſont la baſe de la médecine, qui ſoit comparable à ce que l'on trouve dans cette Matière médicale. Je ne puis néanmoins diſſimuler que l'auteur me paroît en général traiter avec trop de mépris les Anciens, & ſur-tout HIPPOCRATE, dont les Œuvres renferment plus de vérités & contiennent moins d'erreurs que les livres modernes les plus eſtimés, comme je tâcherai de le prouver dans un autre temps.

*

TABLE DES ARTICLES

CONTENUS DANS CE VOLUME.

*H*ISTOIRE *de la Matière médicale, avec une Notice des principaux écrivains qui en ont traité,* page 1

*I*NTRODUCTION, 54

CHAPITRE I.

De l'action des médicamens sur le corps en général, 57

SECTION I. *Des Tempéramens,* 60

Article I. *Des solides simples,* 62

II. *De l'état des fluides,* 64

III. *De la distribution des fluides,* 79

IV. *De la différente proportion du solide & du fluide dans le corps,* 83

V. *De l'état de la puissance nerveuse,* 88

De la sensibilité, 89

De l'irritabilité, 98

De la force & de la foiblesse, 106

SECTION II. *Des tempéramens particuliers,* 111

III. *Des Idiosyncrasies,* 119

CHAPITRE II.

Des différens moyens de connoître les vertus des médicamens, 130

Article I. *De l'usage de la résolution chymique pour s'assurer des vertus des différentes substances,*   131

II. *De l'usage des affinités botaniques pour déterminer les vertus médicales des plantes,*   134

III. *Observations sur les qualités sensibles des substances qui peuvent en indiquer les vertus médicales,*   137

IV. *De la manière de s'assurer des vertus des médicamens par l'expérience,*   142

CHAPITRE III.

Du plan le plus convenable à un Traité de Matière médicale,   156

DICTIONNAIRE des termes généraux usités par ceux qui ont écrit sur la Matière médicale,   161

MATERIÆ MEDICÆ Tabula generalis,   189

CATALOGUS rerum specialium ex quibus constat MATERIA MEDICA,   190

PREMIÈRE PARTIE.

Des Alimens.

CHAPITRE I.

Des Alimens en général,   220

Article I. *De l'acide comme aliment,*   229

II. *Du sucre comme aliment,*   232

Article III. *De l'Huile comme aliment,* 234

CHAPITRE II.

Des Alimens en particulier, 242
SECTION I. *Des Alimens tirés des végétaux,* ibid.
　　II. *Des Alimens tirés du règne animal,* 309
Article I. *Des Alimens tirés de la classe des mammalia,* ibid.
　　II. *Du Lait,* 310
　　III. *De la nourriture animale proprement dite, c'est-à-dire, de la nourriture qui consiste en tout ou en partie dans la substance des animaux,* 362
§. I. *Des Alimens tirés des quadrupèdes,* 377
§. II. *Des Alimens tirés des oiseaux,* 383
§. III. *Des Alimens tirés de la classe des amphibies,* 391
§. IV. *Des Alimens tirés de la classe des poissons,* 393
§. V. *Des Alimens tirés des insectes,* 398
§. VI. *Des Alimens tirés de la classe des vers,* 399

APPENDIX pour le CHAPITRE II.

De la préparation des alimens, 401

CHAPITRE III.

Des Boissons, 410
SECTION I. *De l'eau simple,* 411
　　II. *Des BOISSONS dont la base est l'eau,*

viij   TABLE DES ARTICLES.

mais dans laquelle il se trouve des additions naturelles ou artificielles,   414

CHAPITRE IV.

Des Assaisonnemens,   427

CONCLUSION,   436

*

HISTOIRE

HISTOIRE

DE LA

MATIÈRE MÉDICALE,

Avec une Notice des principaux Ecrivains qui en ont traité.

IL eſt aſſez probable que les hommes s'occupèrent de la médecine, & qu'ils eurent quelque connoiſ-fance des remèdes très-peu de temps après qu'ils furent réunis en ſociété ; car l'on n'a pas encore découvert de contrée dont les peuples, quelque groſſiers & quelque ignorans qu'il fuſſent d'ailleurs, n'euſſent une médecine & ne connuſſent un grand nombre de remèdes. La découverte des remèdes, chez les peuples les moins civiliſés, paroît en grande partie due à une eſpèce d'inſtinct qui ſe développe dans certaines maladies ; à l'obſervation des gueriſons ſpontanées opérées par les ſeules puiſſances de l'économie animale ; aux erreurs que l'on a pu commettre dans le choix des alimens, & même à ces eſſais faits au haſard, auxquels la douleur & le mal-aiſe obli-gent ſouvent de recourir. Mais ce n'eſt pas ici le moment de nous arrêter à de pareilles ſpéculations ; il eſt encore moins néceſſaire de répéter les hiſtoires frivoles & fabuleuſes que l'on a débitées ſur la décou-verte de quelques remèdes & médicamens particuliers.

De quelque manière que ces remèdes aient été

  A

connus d'abord, tous les monumens qui nous reftent fur les progrès des arts parmi les hommes, nous apprennent que la médecine & la connoiffance des médicamens ont eu part à ces progrès, & nous perfuadent que de tout temps la violence du mal, que l'on ne pouvoit combattre que par peu de remèdes, a dû engager les hommes à faire des efforts continuels pour augmenter le nombre des derniers.

L'on ne fait pas exactement quelle a été, dans les premiers temps, la marche de ces progrès dans les différentes contrées. Les plus anciens monumens ne remontent pas plus haut que l'Egypte, où les arts furent d'abord cultivés; mais nous avons peu de détails, fur leur état particulier dans cette contrée, qui foient dignes de nous arrêter : quant à la médecine en général, il eft inutile de rechercher ce qu'elle fut alors, parce que l'on fait qu'elle étoit aftreinte à certaines loix, qui ont néceffairement dû mettre des obftacles à fes progrès, & l'empêcher de fe perfectionner.

Nous n'avons pas d'hiftoire exacte qui nous apprenne que la médecine ait formé un art exercé par une claffe particulière d'hommes, avant le temps où les prêtres d'Esculape en furent chargés chez les Grecs. Il paroît que ces prêtres furent quelque temps les feuls, ou au moins les principaux médecins de cette contrée; il eft à préfumer que, comme cet état étoit lucratif, ils firent des efforts pour s'en inftruire, & en conféquence pour étendre & augmenter les connoiffances qu'ils avoient des médicamens. Il eft donc probable que l'on confervoit dans les temples d'Efculape une maffe de connoiffances qui fe tranfmettoit de génération en génération, & que ces temples furent auffi les principaux moyens de conferver les notions que l'on pouvoit avoir fur la matière médicale; car l'on fait que ceux qui avoient été guéris par les remèdes prefcrits dans ces temples, avoient coutume d'y fufpendre des tablettes votives, fur lefquelles étoit écrite l'hiftoire de leur maladie, & des remèdes qui leur avoient rendu la fanté.

Ce feroit m'éloigner de mon objet, que d'expofer ici les progrès que fit la médecine chez les Grecs ; je me contenterai d'obferver en général qu'elle prit naiffance dans les temples d'Efculape ; que ces temples furent les premières écoles de l'art ; qu'ils en fournirent les premiers écrits, & que les premiers médecins cliniques fortirent de leur fanctuaire. Le célèbre Hippocrate fut un de ces médecins : après s'être inftruit de toutes les connoiffances de l'école de Cos, & probablement même de celles de Cnide, il devint médecin voyageur & clinique.

Nous avons très-peu de détails fur les médicamens dont l'on faifoit ufage dans les temples d'Efculape ; il eft aifé de voir que nous ne pouvons efpérer en avoir de connoiffance exacte, qu'en confultant les plus anciens livres de médecine qui nous reftent ; tels font ceux que l'on attribue communément à Hippocrate. Mais ces écrits ne donnent, au moins relativement à l'hiftoire, que des connoiffances précaires & incertaines ; car la collection que nous en avons aujourd'hui eft certainement l'ouvrage de differentes perfonnes, & même de plufieurs fiecles ; de manière qu'il eft impoffible de juger, d'une manière pofitive, du véritable état où étoit la matière médicale du temps d'Hippocrate. D'ailleurs, fi l'on fait attention que dans nombre de cas la nomenclature eft entièrement inconnue, & que dans d'autres elle eft très-douteufe & même incertaine, l'on fe perfuadera facilement qu'il eft en général inutile aux modernes de citer l'autorité d'Hippocrate pour les vertus des médicamens. En mettant à part toute la partialité que nous pourrions avoir pour ce célèbre médecin, l'on ne peut être raifonnablement fondé à fuppofer que, du temps où il vécut, l'on eût pu mettre beau-

A 2

coup de difcernement dans l'étude de la matière médicale. A peine eft-il néceffaire d'ajouter que , quand
même les fubftances nommées dans fes écrits nous
feroient mieux connues qu'elles ne le font effective-
ment, l'on y trouve fi rarement les diftinctions des
maladies & de leurs fymptomes, que l'on ne peut
guère prendre aujourd'hui fes écrits pour guide dans
l'ufage des remèdes qu'ils nous indiquent.

Ariftote & Théophrafte jettèrent, très-peu de
temps après Hippocrate, les fondemens de l'hiftoire
naturelle, & frayèrent la route pour perfectionner
la matière médicale; néanmoins les anciens n'y firent
jamais de grands progrès ; & cette branche de la
médecine refta remplie de beaucoup d'incertitude &
de confufion , faute de moyens propres à diftinguer
exactement les différentes fubftances les unes des
autres.

Il s'eft écoulé, après le fiècle d'Hippocrate , un
long efpace de temps , pendant lequel on trouve à
peine quelques écrits de médecins grecs célèbres , au
moins dont la date foit connue, qui puiffent nous
apprendre les progrès que fit parmi eux la matière
médicale. Il eft néanmoins à préfumer qu'ils firent
des efforts conftans pour tenter de découvrir des
remèdes plus efficaces, & pour en augmenter en
général le nombre. Néanmoins Erasistrate ne
paroît pas avoir adopté cette marche; car l'on dit
qu'il n'employa qu'un très-petit nombre de remèdes;
qu'il fe borna aux plus doux, & qu'il fe déclara
l'ennemi des médicamens compofés, dont l'on s'occupoit déjà avec beaucoup d'activité de fon temps
même.

Cette conduite d'Erafiftrate put , jufqu'à un certain point, retarder les progrès de la matière médicale ; mais ils furent dans le même temps favorifés
par d'autres médecins , & en particulier par Hérophile , auffi célèbre anatomifte qu'Erafiftrate , &

presque son contemporain. Hérophile tint un rang distingué parmi les Médecins de la Grèce, & s'occupa beaucoup de la recherche des remèdes ; il est même probable que l'encouragement qu'il donna à cette étude, détermina PHILINUS de Cos, son disciple, à se livrer entiérement à l'empirisme. Plusieurs écrivains pensent que Philinus jetta les fondemens de la secte des empiriques, qui parut immédiatement après ce temps. Mais, soit que l'on regarde Philinus, ou, ce qui est plus probable, SÉRAPION d'Alexandrie, comme l'auteur de cette secte, il est certain que sa naissance suivit de près le temps où vécut Hérophile ; & l'on peut regarder ce siècle comme l'un des plus remarquables dans l'histoire de la médecine en général, ou de la matière médicale en particulier. Il ne produisit néanmoins aucune révolution considérable, ni dans l'une ni dans l'autre.

L'on ne sait pas aujourd'hui jusqu'à quel point les empiriques contribuèrent à réformer ou à perfectionner la médecine. HÉRACLIDES de Tarente, qui étoit de la secte des empiriques, étudia, à ce que l'on dit, avec jugement & avec soin, la matière médicale ; mais comme ses écrits, ainsi que ceux des autres médecins de la même secte, ne sont pas parvenus jusqu'à nous, nous n'avons rien aujourd'hui qui nous indique clairement les progrès qu'ils ont pu faire ; ce qui semble être une preuve certaine que leurs travaux furent fort inutiles : car s'ils avoient découvert quelques remèdes nouveaux, ou déterminé d'une manière plus exacte les vertus & l'administration convenable de ceux qui étoient déjà connus, il y a tout lieu de présumer que ces découvertes auroient été adoptées & conservées par les médecins des autres sectes.

Le plan des empiriques étoit assez spécieux ; mais il ne pouvoit s'exécuter qu'après plusieurs siècles ; & les médecins, le trouvant constamment incomplet

& imparfait, tel qu'il eſt encore de nos jours , ont été continuellement ſur le point de l'abandonner, & de recourir aux moyens .qui leur étoient indiqués par les autres plans de médecine. Ces remarques ſur les anciens empiriques nous mettront peut-être à même de rendre raiſon de l'état d'imperfection extrême où eſt.reſtée la matière médicale, non-ſeulement chez les anciens, mais même dans tous les ſiècles qui ſe ſont écoulés depuis, relativement à la partie qui n'eſt fondée que ſur l'expérience ſeule.

L'on croiroit que la matière médicale, qui avoit fait des progrès ſi lents .chez les Grecs , auroit dû être perfectionnée par les Romains, lorſqu'ils s'occupèrent de la médecine. Néanmoins, ſi elle y reçut quelque degré de perfection, on doit l'attribuer aux médecins grecs, qui vinrent s'établir à Rome & y exercer leur profeſſion ; car les arts reſtèrent long-temps dans un état d'enfance & d'imperfection extrême chez les Romains même. Les ouvrages de Caton le cenſeur, qui ſubſiſtent encore, en ſont une preuve évidente car nous y voyons les charmes recommandés pour réduire une luxation, & le choux ſemble avoir été preſque le remède univerſel de Caton. Ceci ſuffit pour nous convaincre que nous ne devons point chercher de matière médicale chez les Romains même, mais parmi les médecins grecs qui exercèrent leur profeſſion à Rome.

Le premier médecin grec qui y devint célèbre fut Asclépiade. Il ne s'étoit pas originairement deſtiné à la médecine ; & il paroît que dès qu'il s'en occupa il ſe forma un ſyſtême pour lui-même : au moins s'il ſuivit quelques-uns des grands médecins de la Grèce, ce fut Eraſiſtrate, qui prit un milieu entre les différentes méthodes curatives, en n'employant qu'un très-petit nombre de médicamens, & en ſe montrant l'ennemi déclaré des compoſitions ſurchargées de remèdes que l'on tentoit alors d'introduire. Aſclépiade paroît n'avoir employé, à l'exemple de ce dernier, qu'un petit nombre de médicamens, & contribua par conséquent peu à perfectionner l'étude de la matière médicale.

Afclépiade acquit une grande autorité parmi les médecins de Rome; mais il eft probable qu'il n'y en eut qu'un petit nombre qui put fuivre fa théorie fubtile; & cette difficulté donna lieu peu de temps après à l'établiffement d'une fecte appellée *métho-dique*. Le plan de cette fecte, qui fe bornoit à trois indications générales, n'étoit nullement propre à enrichir la matière médicale; & il paroît en effet qu'elle ne fut point l'objet des recherches des méthodiftes.

Je crois devoir donner ici une idée de CELSE, écrivain élégant qui vécut dans ce fiècle, & fut le feul Romain qui fe diftingua en médecine. Peut-être n'étoit-il pas, à proprement parler, médecin; mais l'on ne peut douter qu'il n'ait fouvent pratiqué la médecine; & nous trouvons dans fes écrits plufieurs preuves de fon difcernement & de fon bon jugement. L'on trouve dans fes ouvrages beaucoup plus d'objets relatifs à la matière médicale, que dans aucun des auteurs précédens; il a fait l'énumération d'un grand nombre de médicamens, & donné fon jugement fur chacun. Malheureufement, nous fommes dans une telle incertitude fur fa nomenclature, qu'il n'eft pas toujours aifé de bien juger de la vérité de fes préceptes. Il s'eft fur-tout étendu fur les fubftances ali-mentaires, de manière qu'en examinant ce qu'il dit de ces dernières, nous pourrons plus facilement juger de fes opinions, & nous y trouverons des idées fin-gulières que nous ne pouvons guère adopter. L'on a attribué depuis peu, peut-être fans trop de fonde-ment, beaucoup d'effets pernicieux *aux farineux non fermentés;* peu de modernes approuveront, en con-féquence, Celfe, lorfqu'il préfère le *pain fans levain* au *pain fermenté.*

Son jugement paroît être excellent dans beaucoup
de cas, si nous le concevons bien ; mais il y a d'autres objets particuliers à l'égard desquels il ne nous
est guère possible d'adopter son opinion, par exemple, dans le livre II, chap. XVIII, où il considère
la quantité de nourriture que fournissent les différens
alimens, l'on trouve les assertions suivantes, qui certainement n'indiquent pas des principes exacts sur
cet objet.

*Omnia legumina, quæque ex frumentis panificia
sunt, generis valentissimi esse.*

*In media materia—ex quadrupedibus leporem : aves
omnes à minimis ad phœnicopterum.*

*Imbecillimam materiam esse — oleas, cochleas,
itemque conchylia.*

*Ex avibus valentior, quæ pedibus, quam quæ volatu
magis nititur.*

*Atque eæ aves quoque quæ in aqua degunt leviorem
cibum præstant, quam quæ natandi scientiam non
habent.*

Inter domesticos quadrupedes, levissima suilla est.
Omne etiam ferum animal domestico levius est.

L'on n'admettra guère aujourd'hui comme justes
ces opinions, & plusieurs autres du même genre.

Il est bon d'observer, relativement à Celse, que
l'on avoit commencé avant son siècle à s'occuper d'un
objet particulier d'étude qui eut beaucoup d'attraits
pour lui, ainsi que pour tous les anciens qui le sui-
virent, & qui écrivirent sur la matière médicale. Cet
objet étoit l'étude des poisons & de leurs antidotes.
Je ne puis déterminer d'une manière positive quels
furent les résultats des expériences de Mithridate à
cet égard ; mais il me paroît qu'une grande partie de
ce que les anciens ont avancé sur les poisons est purement imaginaire. L'on ne peut au moins douter que
leur doctrine sur les antidotes étoit frivole & mal
fondée ; & la grande partie de remèdes qui entroient

dans la compofition de ces antidotes, prouve d'une
autre part qu'ils étoient à peine en état de juger
avec difcernement des fubftances particulières de la
matière médicale. Celfe lui-même n'eft pas à l'abri
de cette critique.

En donnant des règles fur la matière médicale ,
j'aurois peut-être dû, relativement aux poifons &
aux antidotes, parler plutôt d'un écrivain qui vécut
long-temps avant Celfe , & de quelques autres dont
les écrits fubfiftent encore. L'écrivain que je veux défigner ici eft NICANDRE de Colophon, dont nous
avons deux poëmes intitulés : *Theriaca* & *de Alexi-
pharmacis* , qui ont été fouvent imprimés & com-
mentés, quoiqu'ils ne paroiffent point dignes de tant
de foins. Ses connoiffances en hiftoire naturelle
étoient très-bornées & peu exactes , & il y a mélé
beaucoup de fables. Ses antidotes , autant qu'il nous
eft poffible de .les connoître , ou d'en juger d'après
les expériences des modernes , font très-mal fondés ;
d'ailleurs, comme ils font tous accumulés enfemble
dans une même compofition, il y a tout lieu de
foupçonner que Nicandre n'avoit qu'une connoiffance fort imparfaite de chaque objet particulier de
la matière médicale.

L'auteur de matière médicale qui a fuivi Celfe ,
& dont je dois parler ici, eft SCRIBONIUS LARGUS ,
qui a donné un traité particulier fur la compofition
des médicamens. Je fuis obligé de porter à fon égard
précifément le même jugement que fur Celfe. Sa
nomenclature eft auffi incertaine & auffi douteufe ;
les remèdes externes y font auffi multipliés ; les maladies, dans lefquelles conviennent les remèdes internes, y font diftinguées avec auffi peu d'exactitude ;
les caufes & les circonftances qui exigent des médicamens particuliers n'y font pas mieux défignées. Nous
y retrouvons en outre le même attachement pour les
poifons & les antidotes , & le même défaut de

jugement, en accumulant un grand nombre de remèdes dans la même compofition ; défaut qui a toujours déshonoré depuis les formules des médecins.

Cet écrivain nous apprend qu'il y eut auffi chez
les anciens des perfonnes affez baffes & affez intéreffées pour tenir certains remèdes fecrets, comme
on l'a fouvent fait depuis au déshonneur de la médecine : & nous voyons, par l'hiftoire d'ANTONIUS
PACHIUS, qu'alors, de même qu'aujourd'hui, les
fecrets étoient prônés avec charlatanifme comme des
remèdes prefque univerfels.

L'on trouve auffi dans Scribonius beaucoup de
remèdes fuperftitieux & ridicules, qui font beaucoup
de tort au bon fens & à la philofophie qui ont
régné dans fon fiècle : ce défaut ne lui étoit pas particulier ; on le remarque dans Pline, dans Galien,
& dans tous les autres écrivains anciens.

ANDROMAQUE l'ancien paroît avoir porté alors au
dernier degré la fureur d'accumuler un grand nombre
de remèdes dans une même compofition ; l'on a même
confervé jufqu'à nos jours les compofitions d'Andromaque dans nos pharmacopées ; ce qui eft une preuve
certaine que le jugement ne s'eft formé qu'avec une
lenteur extrême en fait de matière médicale. Le collège
même de Londres, qui, dans la pharmacopée publiée
en 1746, a montré tant de jugement & de difcernement, en diminuant le nombre des formules fur-
chargées de remèdes, a néanmoins confervé la thé-
riaque d'Andromaque, fans y rien changer : ce fut
peut-être contre l'avis de quelques-uns des membres
du collège ; mais cela prouve qu'un grand nombre
d'entre eux étoient encore affujettis à la puiffance
feule de l'habitude.

Le fiècle d'Andromaque fut fuivi d'une époque
remarquable dans l'hiftoire de la matière médicale :
c'eft à cette époque que parut DIOSCORIDE, qui a
joui d'une eftime générale. Cet auteur, qui a pro-

bablement vécu fous Vespasien, est le plus ancien
de ceux qui nous restent, & qui ont spécialement
écrit fur ce fujet. Galien le recommande comme le
meilleur écrivain, & le plus complet pour la matière médicale ; & ce qu'il y a de remarquable, c'est
qu'on l'a toujours confidéré jufqu'ici comme le principal auteur claffique pour cette partie. La plupart de
ceux qui ont écrit depuis ont copié & répété ce qu'il
a dit ; mais il n'est pas aifé de voir fi cette vénéra-
on est due à la valeur réelle de fes ouvrages.

Diofcoride nous a donné un long catalogue de médicamens, & a joint fon opinion fur chacun ; mais fes
defcriptions font tellement imparfaites, & la nomenclature a tellement changé depuis, que l'on est fouvent dans l'incertitude fur les fubftances dont il parle ;
il n'est pas en conféquence toujours poffible de juger
jufqu'à quel point est fondé ce qu'il dit des vertus
qu'il leur accorde. Néanmoins l'on peut, en général,
fe méfier de fon jugement à plufieurs égards. Il attribue très-fréquemment aux remèdes dont il parle, la
vertu de réfifter au poifon des ferpens & des autres
animaux, & même de guérir la morfure du chien
enragé ; il nous en donne plufieurs pour diffoudre la
pierre dans la veffie, pour fondre la rate, pour modérer l'appétit vénérien chez les hommes, & empêcher la conception chez les femmes ; pour aider
l'accouchement, chaffer l'arrière-faix & le fœtus mort
dans la matrice ; enfin, pour donner aux enfans des
yeux noirs : ces vertus & d'autres auffi peu probables, que Diofcoride attribue à un grand nombre de
remèdes, me donnent une foible idée de fon jugement, ou, fi l'on veut, du jugement des médecins de
fon fiècle, à cet égard. Linné, qui a donné le catalogue des écrivains qui ont traité de la matière médicale, ajoute aux écrits de Diofcoride ceux qui portent
le nom d'*Experta* ; & femble confidérer ces derniers
comme le fruit de l'expérience ; mais je ne puis

croire que Diofcoride ait confulté l'expérience, lorfqu'il attribue à un auffi grand nombre de médicamens
la vertu de faire couler les urines , & d'exciter les
règles. Il n'eft pas douteux que plufieurs jouiffent de
ces vertus ; mais l'on peut affurer hardiment que fur
cent remèdes auxquels il les attribue , on ne les ren-
contrera pas dans un.

Dans plufieurs parties de fes écrits, où il parle de
fubftances que nous pouvons fuppofer connoître, la
jufteffe de fon jugement eft très-douteufe, lorfq'il
affigne les vertus des remèdes ; il me paroît que non-
feulement il fe trompe , mais que quelquefois même
il n'eft pas d'accord avec ce qu'il a dit dans un autre
endroit. Dans beaucoup de cas il paffe légérement ,
& ne diftingue pas les circonftances des maladies
auxquelles conviennent certains médicamens ; fouvent
il fe contente d'indiquer leur ufage général, par
exemple, dans les *affections des reins , des poumons,
de la vulve ,* &c. : mais de femblables préceptes font
communément inutiles ; ils peuvent même fouvent
induire en erreur, & devenir funeftes.

Ces confidérations m'empêchent d'accorder à Diofcoride l'eftime fuperftitieufe dont on l'a fi généralement honoré ; & je crois même qu'il a été plus nuifible qu'utile à l'étude de la matière médicale chez
les modernes. Il eft certainement malheureux que
l'on ait employé plus de temps à déterminer les médicamens qu'il indique, & fur lefquels nous avons
des doutes, qu'à nous affurer des vertus de ceux que
nous connoiffons.

Vers le temps de Diofcoride , ou immédiatement
après , vécut Pline l'ancien , autre écrivain qui s'eft
beaucoup étendu fur la matière médicale. Cet homme
vraiment favant ne fut néanmoins, à l'égard de la
plupart des objets dont il s'eft occupé, & particuliérement à l'égard de la matière médicale, qu'un
fimple compilateur , fouvent même fans jugement. Il

a copié dans un grand nombre d'endroits Dioscoride, ou les auteurs dont ce dernier s'étoit servi : d'ailleurs, comme il ne s'étoit jamais occupé de médecine, il devoit être moins propre que Dioscoride pour une pareille compilation. Tout ce que je puis dire de ce que Pline a écrit sur la matière médicale, c'est que l'on y rencontre les mêmes difficultés & les mêmes erreurs que dans les écrits de Dioscoride.

Je dois néanmoins rendre à Pline la justice d'avoir montré plus de jugement que ses contemporains, en condamnant les compositions surchargées de remèdes qui étoient alors fort à la mode. Après avoir fait mention du nombre des ingrédiens qui entrent dans le mitridate, & avoir observé la petite proportion de quelques-uns, il ajoute : « Quo deorum perfidiam » istam monstrante ? Hominum enim subtilitas tanta » esse non potuit. Ostentatio artis & portentosa » scientiæ venditatio manifesta est ».

Pline fut immédiatement suivi du célèbre GALIEN, dont l'étendue des connoissances & l'érudition, & sur-tout la grande expérience en médecine, semble-roient annoncer qu'il auroit beaucoup perfectionné la matière médicale : mais l'on est fort trompé en lisant ses écrits ; car on n'y trouve rien de capable d'excuser la hauteur avec laquelle il traite ceux qui l'ont précédé, ni qui réponde à la vanité qu'il montre pour ses propres ouvrages.

Galien a donné un nouveau système de matière médicale ; ce qui étoit beaucoup. Il a prétendu que la faculté ou la vertu des médicamens dépendoit particuliérement de leurs qualités générales, du chaud & du froid, de l'humidité & de la sécheresse. Il observe que ceux qui avoient écrit avant lui avoient admis la même hypothèse ; mais que l'on ne pouvoit faire une application utile de leur doctrine, parce qu'ils n'avoient pas observé les différentes com-binaisons de ces qualités, & encore moins les différens

degrés de ces mêmes qualités dans chaque substance
en particulier. Galien tenta de suppléer à tout cela;
& pour cet effet, il suppose que chaque qualité peut
avoir quatre degrés différens, & que leurs vertus
font en proportion de ces degrés; & lorsqu'il parle
des médicamens en particulier, il désigne principalement leurs qualités générales & les différens degrés
de chacune. Il ne juge pas exactement de ces qualités
par le goût ou l'odeur propre à chaque substance,
ou par tout autre moyen dont il auroit pu alors faire
usage. Les qualités générales même, & à plus forte
raison leurs différens degrés, font assignées d'une
manière hypothétique & fort au hasard. Il est inutile d'ajouter que quand même l'ensemble de cette
doctrine feroit mieux fondé, l'on ne pourroit en
faire l'application pour déterminer les vertus des
médicamens; Galien lui-même observe qu'il y a
certaines vertus qui ne dépendent pas des qualités
générales, mais de quelque chose qu'il n'est pas aisé
de déterminer, qui réside dans toute la substance des
médicamens.

Cette doctrine, qui étoit en général fausse, &
dont l'on ne pouvoit faire l'application, fut néanmoins adoptée & suivie sans exception par tous les
médecins grecs qui vinrent après Galien, & même
par tous ceux de l'Asie, de l'Afrique & de l'Europe,
pendant quinze cens ans au moins.

Pour mieux juger de l'état de la matière médicale du temps de Galien, il faut observer que cet
auteur, en parlant des substances en particulier, nous
donne non-seulement le degré des qualités cardinales
qui résident dans chacune, il désigne même quelquefois les vertus particulières qui semblent indé-
pendantes des qualités générales; mais il n'est pas
plus exact en cela, ou, si l'on veut me permettre
l'expression, il n'est pas plus sage que Dioscoride. Il
attribue à différentes substances la vertu de résister

au poifon des ferpens, & même des chiens enragés ; de diffoudre la pierre dans la veffie ; de fondre la rate ; d'expulfer l'arrière-faix & le fœtus mort, & d'autres vertus auffi peu probables. Il blâme, avec raifon, Diofcoride d'attribuer un trop grand nombre de vertus à la même fubftance : lui-même n'eft pas toujours exempt de cette faute. L'on croiroit qu'il auroit fouvent parlé d'après fa propre expérience ; mais il ne le fait que très-rarement. Quand même il l'auroit fait plus fréquemment, l'on trouve dans fes ouvrages des paffages qui ne nous donnent pas lieu d'admirer la jufteffe de fon difcernement.

Après avoir expofé, d'après Diofcoride, les vertus du damafonium, il ajoute : « Sed nos ea quidem » experti non fumus : quod autem conftitutos in » renibus calculos, aqua in qua decocta fuerat pota » comminuat, id certe experti fumus ». Il donne, à l'égard de la pierre judaïque, cet exemple remarquable de fon expérience : « Ad veficæ lapides — In » quibus nos experti fumus, proficit nihil, quod ad » lapides veficæ pertinet ; verum ad eas qui in renibus » hærent, efficax eft ». Je pourrois donner d'autres exemples de la fauffe expérience de Galien ; mais il fuffit de remarquer qu'on ne peut en avoir de preuves plus évidentes, que de lui voir attribuer des effets à des fubftances qui ne peuvent abfolument avoir aucune action fur le corps humain ; tels font les remèdes fuperftitieux, les · guérifons fympathétiques, & la plupart des amulètes qu'il a employés comme médicamens. Il nous en donne un exemple remarquable au fujet de la pivoine. Il eft probablement l'auteur du collier calmant, qui a été fi long-temps renommé en Angleterre, tant parmi les grands que parmi le peuple. Si l'opinion que Galien avoit de la pivoine étoit fondée fur le témoignage des autres, ou même fur la théorie qu'il avoit adoptée à l'égard des vertus dont peut jouir cette plante, je

ferois porté à l'excufer ; mais comme il parle d'après
fa propre expérience, la vérité de ce qu'il avance ,
ou fon difcernement, me deviennent fufpects. Voici
la manière dont il s'exprime, d'après la traduction
de Chartier. — « Eo propter haud defperaverim ,
» eam (quod merito creditum eft) ex collo pueris
» fufpenfam comitialem morbum fanare. Equidem
» vidi puellum quandoque octo totis menfibus morbo
» comitiali liberum , ex quo hanc radicem geftavit ;
» ac poftea forte fortuna quum , quod a collo fuf-
» penfum erat , decidiffet , protinus denuo convul-
» fione correptum ; rurfusque fufpenfo in locum
» illius alio , inculpate poftea egiffe. Porro, vifum
» eft mihi fatius effe rurfum id collo detrahere , cer-
» tioris experientiæ gratia. Id cum feciffem , ac puer
» iterum effet convulfus, magna recentis radicis parte.
» ex collo ejus fufpendimus ; ac deinceps prorfus
» fanus effectus eft puer , nec poftea convulfus eft ».
Il donne enfuite à fa manière l'explication de cet événement ; mais je ne m'y arrêterai pas ici , parce qu'il
n'eft guère poffible qu'on puiffe en faire l'application
au fait qu'il rapporte dans le même paragraphe. Il veut
que l'on lie des fils autour du col d'une vipère, jufqu'au
point de la fuffoquer, & il recommande d'attacher
enfuite ces fils au col des malades , pour guérir les
tumeurs qui y furviennent, de quelque nature qu'elles
foient.

Galien a donné , outre fon traité des médicamens
fimples , deux autres ouvrages qui peuvent nous
mettre à même de juger de l'état où fut la matière
médicale lorfqu'il s'en occupa : l'un de ces ouvrages
eft fon Traité de *compofitione medicamentorum fecun-*
dùm locos ; c'eft-à-dire, des médicamens compofés
adaptés aux différentes parties du corps. L'on y
trouve une grande collection de médicamens compofés ; la quantité de remèdes qu'il prefcrit pour la
même maladie , & le nombre des ingrédiens qui

entrent

entrent dans la plupart des compositions, font à mes yeux une preuve suffisante d'un défaut extrême de discernement sur la nature des médicamens simples. Ce défaut de discernement est assez sensible dans Galien lui-même ; car, quoiqu'il nous donne quelquefois son jugement, il ne paroît pas que l'observation ou l'expérience l'ait mis à même de juger avec beaucoup de précision, puisque l'ouvrage dont je viens de parler est presque en entier une compilation d'Andromaque, d'Asclépiade, de Pharmacion, d'Archigènes, & de plusieurs autres écrivains qui l'ont précédé.

J'en ai dit suffisamment sur la matière médicale de Galien, & je m'y suis peut-être arrêté plus qu'elle ne le méritoit : mais comme son système a été universellement adopté un si long espace de temps après lui, il m'a paru qu'il étoit propre à nous montrer, presque dans tout son jour, l'état où est resté la matière médicale jusqu'au milieu du dix-septième siècle; d'ailleurs, comme il y a encore dans les écrits des modernes beaucoup de choses qui sont prises de Galien, j'étois bien-aise de montrer combien les matériaux qui ont servi de base à ces écrits étoient défectueux, & sur-tout d'indiquer jusqu'à quel point la vénération que l'on a eue pour les anciens a retardé le progrès des sciences chez les modernes.

Les médecins grecs qui vinrent après Galien ne firent aucun changement dans le plan de la matière médicale ; AETIUS, ORIBASE & quelques autres, ont donné des compilations étendues sur cet objet; mais ce ne sont que de simples compilations, où l'on retrouve les imperfections qui sont si remarquables dans les écrits de Galien même.

Lorsque l'étude de la médecine commença à être fort négligée des Grecs, elle passa chez les Sarrasins, vulgairement connus sous le nom des Arabes : ces derniers furent pendant quelque temps presque les feuls, en Afie & en Afrique, qui cultivèrent les fciences. Nés dans un climat qui n'avoit pas encore été examiné, ils ajoutèrent à la matière médicale des Grecs plufieurs des productions de ce climat, que leur avoit peut-être fait connoître la médecine naturelle du peuple ; & cette addition ne fut pas fans utilité ; car les Arabes fubftituèrent plufieurs médicamens doux aux purgatifs violens & draftiques des Grecs. Je ne vois pas néanmoins qu'ils aient découvert aucun médicament qui jouiffe d'une vertu particulière : comme prefque toutes leurs connoiffances en médecine leur venoient des Grecs, ils adoptèrent auffi en entier, pour chacune de fes parties, le fyftême de Galien. Il ne paroît pas qu'ils aient perfectionné le plan général de la matière médicale, ou qu'ils aient mieux déterminé les vertus des remèdes en particulier.

Néanmoins ils ont, dans un feul cas, jetté les fondemens d'un changement très-confidérable, qui a eu par la fuite une plus grande influence fur la matière médicale ; car ce fut certainement chez eux que l'on commença à décompofer des fubftances pour l'ufage de la médecine, & à leur faire fubir différentes opérations chymiques.

La médecine étoit à ce degré chez les Arabes, lorfqu'elle prit, après de longs fiècles d'ignorance, une nouvelle vigueur dans les parties occidentales de l'Europe, par les écoles qu'y établirent les Arabes ou leurs difciples. Néanmoins ceux qui s'en occupèrent étoient non-feulement d'une ignorance extrême, mais manquoient de génie ou d'activité pour la cultiver convenablement ; ce qui fit qu'ils ne produifirent rien de nouveau ; & les médecins de l'Europe ne firent aucune découverte, tant qu'ils furent fervilement attachés à la doctrine des Arabes.

Enfin, vers le milieu du quinzième fiècle, la prife de Conftantinople par les Turcs força plufieurs favans grecs de fe refugier en Italie : cet événement, réuni à quelques autres circonſtances, donna lieu d'étudier la langue & la littérature grecque dans les parties occidentales de l'Europe.

Les médecins s'étant ainſi familiariſés avec les écrits des anciens Grecs, s'apperçurent bientôt que ces derniers étoient les ſources principales dont les Arabes avoient puiſé leurs connoiſſances, & s'appliquèrent eux-mêmes, avec beaucoup de raiſon, à l'étude des écrivains originaux. Ils remarquèrent que les Arabes s'étoient écartés, dans quelques cas particuliers, de la pratique des Grecs; ils entreprirent de critiquer les premiers, & de corriger les erreurs, alors généralement adoptées, qu'ils avoient introduites; il en réſulta de vifs débats entre les partiſans des Grecs & ceux qui reſtoient fortement attachés aux Arabes, leurs maîtres: ces débats durèrent une partie du ſeizième ſiècle. Néanmoins, le parti des Grecs l'emporta inſenſiblement, & les Arabes furent généralement abandonnés; il eſt cependant bon d'obſerver que juſqu'au milieu même du dix-ſeptième ſiècle, Rolfinck, profeſſeur à Jene, fit des leçons ſur l'Arabe Rhazès, & que Plempius de Leyde publia des commentaires ſur un ouvrage d'Avicenne.

Je ne puis laiſſer échapper cette occaſion de faire quelques réflexions ſur cette partie de l'hiſtoire de la médecine, quoiqu'elle ait peu de rapport avec mon objet: elle ne fit, pendant le période dont je viens de parler, que très-peu de progrès parmi ceux qui étoient preſque entièrement dévoués aux anciens. Soit que l'on ſuivît les Grecs ou les Arabes, les deux partis adoptoient particuliérement, & preſque uniquement, le ſyſtême de Galien; & la matière médicale reſta au même point où Galien l'avoit laiſſée, ſi l'on en excepte un petit nombre d'additions qu'y firent les Arabes: on expliquoit tout par les qualités cardinales & leurs différens degrés; & l'on en appelloit très-rarement à l'expérience.

Le syftême de Galien a été prefque feul admis dans les écoles de médecine depuis le fecond fiècle de l'ère chrétienne, qui eft le temps où il vécut, jufques fort avant dans le feizième fiècle. Dans tous les temps, la plus grande partie de ceux qui fe font occupés d'une fcience, ont adopté aveuglément la doctrine de leurs maîtres ; & en étant une fois imbus, ils y font reftés attachés à un tel point, que toutes les tentatives que l'on a faites pour les faire changer d'idées & perfectionner l'art, ont été inutiles ; c'eft pourquoi, au point où étoit la médecine livrée aux fectateurs de Galien au commencement du feizième fiècle, il falloit quelque effort violent pour diffiper l'engourdiffement, & détruire l'attachement aveugle des écoles galéniques ; & quoique la réforme qui fe fit alors ne fût pas conduite avec toute la difcrétion que l'on auroit pu y mettre, il fut fort heureux pour la médecine qu'une pareille révolution eût lieu.

J'ai déjà remarqué que la chymie prit naiffance chez les Arabes : il eft probable que quelques-unes de leurs premières opérations eurent pour objet les fubftances métalliques. Rhazes fait en effet mention dans fes ouvrages d'une préparation mercurielle ; & il eft très-certain que dans les fiècles fuivans, les chymiftes s'occupèrent beaucoup de l'antimoine ; car le *currus triumphalis antimonii*, qui a été publié fous le nom de Bafile Valentin, & que l'on fuppofe avoir été écrit vers la fin du quinzième ou vers le commencement du feizième fiècle, renferme un grand nombre de préparations différentes de ce genre.

Il n'eft pas poffible de fuivre avec beaucoup de précifion les progrès de cette partie ; néanmoins il y a tout lieu de croire que les chymiftes dirigèrent de très-bonne heure l'ufage de leur art vers la préparation des médicamens ; &, en conféquence de l'efprit de fanatifme qui régnoit fi généralement parmi eux,

Ils conçurent l'idée d'une médecine univerſelle, & d'un médicament qui pût prolonger la vie juſqu'à mille ans.

Il eſt inutile de dire ici comment ils réuſſirent dans ces projets abſurdes : mais il eſt certain que la plupart devinrent des médecins empiriques, & il eſt probable qu'ils employoient des remèdes violens, qu'évitoient les praticiens timides, & qui, pour ſuivre l'uſage, ne donnoient que des médicamens ſans action. Gordon, un des derniers médecins de cette claſſe, auteur du Lilium medicinæ, nous expoſe de la manière ſuivante l'opinion qui dominoit alors à l'égard des remèdes chymiques : « Quia (dit - il) » modus chemicus in multis utilis eſt, ſed in aliis eſt » triſtabilis quod in ejus via infinitiſſimi perierunt ».

Tel étoit l'état des choſes au commencement du ſeizième ſiècle, lorſque le célèbre PARACELSE parut. Il n'y a pas d'apparence qu'il ait étudié dans aucune des écoles qui exiſtoient alors ; mais déterminé à ſuivre la profeſſion de ſon père, qui étoit médecin, il paroît avoir voyagé & cherché des remèdes chez toutes ſortes de perſonnes, & particuliérement chez les médecins chymiſtes qui exiſtoient alors. Il apprit de ces derniers à employer le mercure & l'antimoine, & quelques empiriques hardis lui enſeignèrent l'uſage de l'opium, ou au moins à le donner à plus fortes doſes qu'on ne le faiſoit communément. Ces médicamens le mirent à même de guérir pluſieurs maladies qui avoient réſiſté aux remèdes ſans action des galéniſtes : comme il étoit naturellement hardi, & qu'il aimoit à ſe vanter, il tira grand parti de ces guériſons accidentelles ; & d'une autre part, la diſpoſition des hommes à favoriſer l'empiriſme, contribua à lui donner en peu de temps une grande réputation.

Il fut plus heureux que ne l'avoient été aucun des chymiſtes qui l'avoient précédé, en ce qu'en acquérant une réputation générale, il fut nommé profeſſeur dans l'univerſité de Baſle. Il ſentit qu'il étoit néceſſaire, dans une pareille place, de devenir ſyſtématique : il mit à profit les vues générales qu'il puiſa chez les chymiſtes qui l'avoient précédé, & elles lui ſervirent de baſe pour établir un ſyſtême de médecine rempli des idées les plus extravagantes & les plus ridicules, mais ſoutenues & maſquées par un jargon très-diffus, entiérement neuf & dépourvu de ſens, qu'il avoit inventé. Ses leçons conſiſtoient particuliérement en éloges des remèdes chymiques qu'il poſſédoit, & en déclamations très - outrageantes contre les écoles de médecine qui exiſtoient alors. Mais il ne conſerva pas long-temps cette fonction : ſon caractère violent le porta à des excès qui l'obligèrent de quitter l'univerſité & la ville de Baſle.

Son hiſtoire, après cette époque, eſt aſſez connue ; il ſuffit de dire qu'il fut l'auteur d'une ſecte de médecins qui s'éleva contre les écoles qui exiſtoient alors, leſquelles ſuivoient entiérement Galien. Les galéniſtes s'oppoſèrent avec beaucoup de force aux remèdes que les chymiſtes mirent en uſage ; & cent ans après, les médecins de l'Europe furent diviſés en deux ſectes, celle des chymiſtes & celle des galéniſtes. Les chymiſtes qui avoient peu d'érudition & l'eſprit borné, donnèrent des théories dans leſquelles on trouve beaucoup de jargon & point de ſens ; mais malgré ces défauts, l'efficacité de leurs remèdes les ſoutint, & augmenta de jour en jour leur crédit dans le public. Les progrès qu'ils firent dans la pratique de médecine furent ſentis des galéniſtes ; ces derniers s'y oppoſèrent avec beaucoup de vigueur, & montrèrent tout l'entêtement ordinaire à des écoles établies depuis long-temps, dont les galéniſtes étoient encore entiérement poſſeſſeurs. Les galéniſtes ſe conduiſirent imprudemment à cet égard ; car, au lieu de chercher les endroits foibles de leurs antagoniſtes pour les combattre, ils vinrent les aſſaillir dans leurs plus forts retranchemens , & attaquèrent avec une violence fans bornes tous les remèdes violens & efficaces dont le crédit foutenoit les chymiftes. Ceci fe paffa fur-tout en France , où les galéniftes appellèrent à leur fecours le bras féculier , pour opprimer leurs adverfaires.

Les médecins chymiftes furent fur-tout goûtés en Allemagne ; il n'y avoit guère de cour fouveraine dans cette contrée qui n'eût un médecin alchymifte & chymifte qui lui étoit attaché. Les médecins galéniftes même commencèrent de bonne heure à y faire ufage des remèdes des chymiftes ; & Sennert , un des plus célèbres galéniftes de l'Allemagne , tenta de réconcilier les deux partis.

LINACRE & KAY , les reftaurateurs de la médecine en Angleterre , étoient d'ardens galéniftes ; mais comme il n'y exiftoit pas encore d'école régulière de médecine , ceux qui fe déterminoient à cette profeffion alloient particuliérement s'inftruire dans les écoles d'Italie & de France , où ils devinrent généralement galéniftes. Le collège de Londres montra quelque difpofition d'opprimer les médecins chymiftes dans la perfonne de *François Antoine* ; mais il fe comporta ainfi , plutôt fous le prétexte de réprimer la charlatannerie , que pour s'oppofer à la chymie.

Dès le commencement du dix-feptième fiècle , Théodore Mayerne , médecin chymifte , après avoir trouvé beaucoup d'oppofition en France , & y avoir été opprimé par les galéniftes , fut appellé en Angleterre , où il devint premier médecin du Roi , & conferva cette dignité plus de trente ans. Sa théorie & fes ordonnances reffembloient parfaitement à celles des galéniftes ; mais il étoit grand partifan des remèdes chymiques , & en particulier de l'antimoine , médicament qui formoit l'objet principal des divifions des deux fectes. Néanmoins il ne paroît pas que Mayerne ait trouvé aucune oppofition à cet égard de la part des médecins anglois : nous voyons au contraire qu'il devint un des membres du collège de Londres, & qu'il y acquit beaucoup d'autorité. Il eſt probable que le grand crédit dont il jouiſſoit mit fin, en Angleterre, à toute diſtinction entre les médecins galéniſtes & les médecins chymiſtes ; & comme, en 1666, la faculté de Paris caſſa le décret qu'elle avoit porté contre l'uſage de l'antimoine, l'on ne fit guère, par la ſuite, de diſtinction entre les galéniſtes & les chymiſtes.

Ces détails ſur les progrès de la médecine chymique, & ſur les débats qui ſe ſont élevés entre les chymiſtes & les galéniſtes, m'ont paru néceſſaires pour expliquer l'état de la matière médicale chez les modernes : il eſt bon d'obſerver qu'il y ſurvint de de très-grands changemens dans le cours du ſeizième ſiècle, par l'uſage plus fréquent des médicamens chymiques qui s'introduiſit alors, & par les ſecours plus multipliés que fournit la chymie pour la préparation de ces médicamens. Les ſubſtances tirées du règne minéral, dont quelques-unes étoient entièrement inconnues aux anciens, commencèrent à former une partie beaucoup plus conſidérable de la matière médicale qu'autrefois ; l'on y introduiſit non-ſeulement des ſubſtances métalliques, mais même pluſieurs du genre des ſels, qui étoient peu connues avant. Les galéniſtes avoient employé juſqu'à un certain point les eaux diſtillées & les extraits ; mais les chymiſtes aſſujettirent alors un beaucoup plus grand nombre de ſubſtances à ces opérations : les eaux diſtillées, les huiles eſſentielles, les quinteſſences & les extraits, conſtituèrent preſque uniquement la matière médicale de ceux qui admettoient entièrement les remèdes chymiques. Pluſieurs de ces préparations étoient compoſées ſans jugement, & on les employoit ſans diſcernement : néanmoins les vertus qu'on leur attribuoit étoient conſignées dans les traités de matière médicale, & on a depuis fréquemment répété ce que l'on avoit dit à leur sujet. L'on assure souvent que ces prétendues vertus sont confirmées par l'expérience ; mais il n'y a point d'auteurs qui aient plus fréquemment tenté de tromper les lecteurs, en fait de matière médicale, que les chymistes.

Pendant que la chymie s'occupoit ainsi d'apporter des modifications dans la matière médicale, elle s'étaya de toute espèce de fanatisme ; elle admit l'influence des astres, le magnétisme animal ; elle prétendit à l'alchymie, aux panacées & à la découverte des médicamens propres à prolonger la vie. Tous ces objets eurent quelque influence sur la matière médicale ; mais aucun n'en eut une plus générale que la doctrine des signatures ; cette influence subsistoit même encore il y a très-peu de temps ; car cette doctrine seule des signatures a déterminé à admettre le curcuma & la grande chélidoine dans le décoctum ad ictericos de la pharmacopée d'Edimbourg de 1756.

Les connoissances chymiques, quoique accompagnées d'un aussi grand nombre d'absurdités, promettoient néanmoins beaucoup pour expliquer cette qualité des médicamens, dont dépendent leurs vertus ; & l'on en a, en conséquence, fait depuis plus ou moins l'application à cet objet. Les spéculations vagues & dépourvues de sens, & l'espèce de jargon que les chymistes introduisirent à leur naissance, ne commencèrent à être remplacées par une espèce de corps de doctrine, que lorsqu'ils admirent leur théorie de l'acide & de l'alkali, qui eut long-temps après une grande influence sur toute la médecine ; de manière que, suivant l'idée du médecin, on rapportoit les causes de toutes les maladies à l'acide ou à l'alkali qui dominoit dans le corps humain ; & l'on classa en conséquence les remèdes suivant qu'ils contenoient l'un de ces deux principes. Ainsi l'on voit TOUR-

NEFORT faire des essais sur le suc de chaque végétal ;
pour y découvrir les signes d'un acide ou d'un alkali ;
mais l'on remarqua bientôt que ce système étoit trop
général , pour pouvoir en étendre beaucoup l'application , & l'on sentit qu'il étoit nécessaire de faire
des recherches plus particulières sur les parties constitutives des substances médicinales. Pour y parvenir,
l'on eut encore recours à la chymie. L'académie des
sciences de Paris engagea pour cet effet quelques-
uns de ses membres à faire l'*analyse chymique* de
presque tous les médicamens simples ; ce qui fut , à
ce que je crois , exécuté avec beaucoup d'exactitude.
L'on s'apperçut bientôt que des substances qui avoient
des vertus très-différentes , & même opposées , donnoient à l'analyse chymique exactement les mêmes
produits ; & l'on vit , en conséquence , que ces ana-
lyses n'étoient guère propres à donner quelques
lumières sur les vertus médicinales des substances que
l'on avoit soumises à cet examen.

Ce fut environ vers ce temps que quelques médecins , présumant pouvoir juger des parties constitutives des médicamens , d'après leur analyse chymique, & d'après leurs qualités sensibles , formèrent
de nouveaux plans de matière médicale , comme on
le voit dans le petit ouvrage intitulé , *Lapis Materiæ
medicæ Lydius* , composé par HERMAN , professeur
de matière médicale à Leyde : mais il est aisé de s'appercevoir , en examinant cet ouvrage , que l'auteur
a souvent déterminé au hasard les parties constitutives des médicamens ; que sa doctrine n'est ni claire,
ni exacte , & qu'on ne peut en faire l'application :
elle a néanmoins été long-temps adoptée & mise au
rang des préceptes de matière médicale.

L'on a cru, presque de tout temps , que les vertus
des médicamens étoient si intimement unies avec leurs
qualités sensibles , telles que leur goût & leur odeur ,
que l'on a supposé que la connoissance de ces der-

nières suffisoit pour juger des vertus médicales des simples. Ceux qui ont écrit sur ce sujet ont, en conséquence, parlé en général de ces qualités sensibles. FLOYER, & quelques autres, ont même tenté d'établir un corps entier de doctrine sur ce fondement seul ; mais ils n'ont eu que peu de succès, comme j'aurai occasion de le prouver par la suite.

D'après tous les plans que l'on a formés en différens temps pour tâcher de connoître les vertus des médicamens, il est aisé de voir que l'on ne peut guère se fier à aucun des résultats que l'on en a donnés, tant qu'ils ne seront pas confirmés par l'expérience ; & quoique cette dernière puisse souvent induire en erreur, il est fort à regretter que nos écrivains se soient si peu occupés de confirmer, par son témoignage, les vertus qu'ils ont attribuées aux médicamens. L'on a, il est vrai, fait quelques tentatives de ce genre ; & si CONRAD GESNER avoit eu le loisir de suivre les recherches qu'il a faites dans cette vue, sa sagacité & son jugement nous auroient rendu plus de service que la multitude de compilations dont l'on s'est occupé. Je dirai dans un autre endroit ce qui a rendu moins utiles les prétendus résultats de l'expérience ; mais je crois devoir parler ici de deux tentatives qui ont été faites en Angleterre, pour juger des médicamens d'après l'expérience.

La première tentative est due à JEAN RAY : ce médecin, en s'occupant de donner une histoire complète des plantes, crut qu'il étoit de son devoir, comme plusieurs autres botanistes l'avoient mal-à-propos supposé, de faire l'énumération des vertus des plantes usitées en médecine. Ray a principalement copié, sur cet objet, les auteurs qui l'ont précédé, & sur-tout Jean Bauhin & Schroeder ; mais s'étant sagement apperçu que l'expérience devoit être la véritable base d'un pareil plan, il s'adressa à plusieurs de ses amis qui pratiquoient la médecine,

& il recueillit de quelques-uns d'entre eux un certain nombre d'obfervations, qui ont été copiées depuis par Geoffroy & d'autres écrivains : mais, foit que l'expérience ait induit en erreur, ou que les amis de M. Ray en aient tiré de faux réfultats, cette partie de fon ouvrage n'a pas autant de valeur que l'on auroit dû s'y attendre.

Vers le même temps, M. BOYLE fit des tentatives pour engager les médecins à s'occuper de la recherche des fpécifiques, c'eft-à-dire, des médicamens dont les vertus ne peuvent être reconnues que par l'expérience. J'aurai occafion d'examiner par la fuite non-feulement les circonftances où l'on peut admettre la doctrine des fpécifiques, mais même d'indiquer comment on peut en faire un ufage convenable : il me fuffit préfentement de rendre compte des effets qu'elle a produits fur la matière médicale à la fin du fiècle dernier. M. Boyle, qui étoit d'un caractère finguliérement humain, mit beaucoup d'activité dans la recherche des fpécifiques & des remèdes éprouvés, & il nous a donné une collection de ceux qu'il croyoit être de ce genre. Mais comme il n'avoit pas affez de connoiffance pour diftinguer la nature & l'état des maladies, il ne s'eft pas fuffifamment mis en garde contre les erreurs qui peuvent réfulter de l'expérience, peut-être même ne s'eft-il pas affez méfié des faux rapports qu'on lui faifoit. Sa collection a en conféquence peu contribué à perfectionner la matière médicale.

Les médecins qui vinrent immédiatement après Boyle, convaincus que l'analyfe chymique par le feu ne contribuoit nullement à faire découvrir les parties conftituantes dont dépendoient fpécialement les vertus des médicamens, conçurent, avec beaucoup de raifon, que l'on pourroit remplir avec plus de fuccès le but que l'on fe propofoit, en employant un moyen de réfolution plus fimple & moins violent. Les médecins & les chymiſtes s'occupèrent en conſéquence d'examiner pluſieurs végétaux, en en faiſant des infuſions & des décoctions dans l'eau, ou en les faiſant infuſer dans des menſtrues ſpiritueux, & ils obtinrent des extraits par le moyen de ces opé-rations. Ces travaux, qui ſe continuent encore avec beaucoup d'activité, ont été utiles dans beaucoup de cas, pour déterminer ſi les vertus médicinales réſi-doient particuliérement dans les menſtrues aqueux ou ſpiritueux; dans une ſubſtance volatile ou fixe; ou enfin, ſi ces mêmes vertus ſe trouvoient particulié-rement dans des parties que l'on pût ſéparer par ces opérations, ou uniquement dans la ſubſtance entière & non décompoſée du végétal. Ces travaux ont ſou-vent ſervi à corriger des erreurs de la matière médi-cale, & nous ont fréquemment appris à diſtinguer non-ſeulement les degrés d'une même qualité qui réſide dans différens corps, ils ont de plus été ſur-tout utiles pour indiquer les procédés pharmaceuti-ques les plus convenables pour la préparation des médicamens; enfin, ils nous ont quelquefois mis à même de juger par analogie des ſubſtances qui n'avoient pas encore été ſoumiſes à l'expérience. Je crois néanmoins qu'ils ont très-peu contribué à dé-terminer les vertus des medicamens; car, quand même il ſeroit prouvé que la vertu d'une ſubſtance réſide dans une partie volatile ou fixe, dans une partie gommeuſe ou réſineuſe, il reſteroit toujours à ſavoir quelle eſt cette vertu; & l'expérience ſeule peut le déterminer.

Nous ſommes arrivés à une époque où pluſieurs opinions différentes furent adoptées, ſucceſſivement ou conjointement, dans les écoles de médecine; ce qui produiſit des variétés dans l'état de la matière médicale, ſelon la nature des ſyſtèmes les plus accré-dités. Ainſi les ſtahliens, ſuivant le principe général de leur ſyſtême toujours myſtérieux, introduiſirent des remèdes qui agiſſoient ſur leur archée ; ils en admirent pluſieurs qui étoient ſuperſtitieux & ſans activité ; pleins de confiance dans l'*autocratie*, ils s'oppoſèrent à l'uſage de quelques-uns des remèdes les plus puiſſans , & même les rejettèrent.

Les médecins mécaniciens introduiſirent, d'une autre part , la philoſophie corpuſculaire, c'eſt-à-dire, l'opinion qu'il exiſtoit dans les corps des parties ſubtiles qui agiſſoient les unes ſur les autres , par leur figure, leur volume , leur denſité ; & en voulant expliquer de cette manière l'action des médicamens ſur les fluides & les ſolides , ils ont donné lieu à pluſieurs opinions fauſſes ſur les vertus de ces mêmes médicamens. Les médecins carthéſiens furent les auteurs de cette doctrine ; mais Boerhaave , en l'adoptant , contribua ſur-tout à la faire admettre par tous ceux qui ont écrit ſur la médecine. Elle n'eſt pas même encore abandonnée de nos jours ; car M. Navier, auteur mort depuis peu , & M. de Fourcroy , qui vit encore , ont continué à expliquer l'action du mercure par ſa gravité ſpécifique.

Depuis l'introduction même des raiſonnemens chymiques , les médecins ont cru en général que la cauſe des maladies dependoit de l'état des fluides , & que les remèdes agiſſoient particuliérement en changeant cet état : cette théorie influe encore beaucoup ſur la doctrine répandue dans les traités de matière médicale. Je la crois néanmoins abſolument inadmiſſible, tant que l'on fera auſſi peu d'attention que l'on en a fait juſqu'ici à l'état des puiſſances motrices, & aux différens moyens capables de le changer. Hoffman a admis à cet égard un principe général , & s'exprime ainſi : « Demum omnia quoque eximiæ virtutis » medicamenta , non tam in partes fluidas , earum » craſim ac intemperiem corrigendo , quam potius » in ſolidas , & nervoſas , earumdem motus alte- » rando ac moderando , ſuam edunt operationem :

» de quibus tamen omnibus, in vulgari ufque eo
» recepta morborum doctrina, altum eft filentium ».
Néanmoins Hoffman lui - même, en traitant des
médicamens particuliers, a le plus communément
recours à la philofophie corpufculaire, ou à une
chymie très-mal développée, pour expliquer l'action
des médicamens fur les fluides.

L'ufage de rapporter l'action des médicamens à
certaines indications générales, a encore fait beaucoup de tort aux écrits de matière médicale. La plupart de ces indications ont pour bafe des erreurs de
phyfiologie & de pathologie, & ne font ni fuffifamment développées, ni fort intelligibles. Prefque toutes
font trop générales & trop compliquées, & l'on
devroit au moins les fimplifier ; ce feroit, pourvu
que l'on y mît de la clarté, le moyen non-feulement
de trouver la méthode la plus utile d'enfeigner la
matière médicale, mais même de détruire prefque
entiérement la doctrine des fpécifiques, qui, fans
cela, fe foutiendra toujours fur une bafe extrêmement myftérieufe & incertaine. La plupart des indications générales auxquelles l'on rapporte les vertus
des médicamens, font encore aujourd'hui abfolument
fauffes & fuppofées.

Après avoir indiqué le grand nombre de fources
impures qui ont donné naiffance aux idées que l'on
s'eft formées fur les vertus des médicamens, il eft évident que les écrits de matière médicale, qui ne font
prefque tous que des compilations, doivent être
remplis d'erreurs & d'objets frivoles.

On doit regarder comme un fimple compilateur
de faits fort incertains, tout auteur qui, fans parler
d'après fes propres connoiffances & fon expérience,
nous apprend uniquement que tel médicament paffe
pour produire certains effets, ou qu'il a été recommandé pour guérir telles maladies. Je conviens qu'il
eft impoffible qu'un feul homme traite chaque article

de la matière médicale d'après sa propre expérience, & que l'on doit lui permettre de parler d'après celle des autres, lorsque cela est nécessaire; mais il doit alors mettre beaucoup d'art & de circonspection dans le choix de ses autorités : c'est ce que l'on n'a fait que rarement; & cette négligence a rempli nos écrits de quantité d'expériences fausses.

Malgré ce que je viens de dire des imperfections que l'on rencontre dans les traités de matière médicale, il faut avouer qu'on en a retranché beaucoup d'erreurs, & qu'on l'a singuliérement perfectionnée dans les derniers temps, particuliérement dans le cours de ce siècle, & même de nos jours.

Les progrès de la philosophie ont dissipé beaucoup de superstitions absurdes, autrefois répandues dans les ouvrages que l'on a écrits sur les médicamens. La chymie nous a donné plusieurs remèdes nouveaux entiérement inconnus aux anciens; & cette science, en se perfectionnant, a non-seulement corrigé par degrés ses propres erreurs, mais même nous a appris à rejetter beaucoup de médicamens sans action, qui constituoient autrefois une partie de la matière médicale. Elle nous a aussi appris à mettre beaucoup plus d'exactitude dans la préparation de tous ses produits particuliers, & à abandonner plusieurs de ces opérations dont elle avoit amusé le médecin, en donnant beaucoup de peines inutiles à l'apothicaire. La chymie nous a enfin enseigné à combiner les remèdes avec plus d'exactitude & de convenance, & elle a rendu à tous égards l'ensemble des préparations pharmaceutiques plus simple & plus exact qu'il ne l'étoit autrefois.

La chymie a ainsi beaucoup perfectionné la matière médicale ; elle a donné aux médecins assez de discernement pour rejetter ces compositions surchargées de remèdes, qui étoient autrefois si en vogue, & qui ne sont pas encore à beaucoup près aussi

généralement

généralement réformées, dans la plupart des contrées de l'Europe, qu'elles le devroient être ; cette réforme ne s'est pas même encore fort étendue, si l'on en excepte quelques pays du Nord de l'Europe, tels que l'Angleterre, la Suède, le Danemarck & la Russie. En jettant un coup-d'œil sur la dernière édition de la pharmacopée de Wirtemberg, qui est si estimée en Allemagne, ou sur la pharmacopée générale, publiée récemment par Spielman, l'on verra que l'on tient encore beaucoup en Allemagne aux compositions surchargées de remèdes ; & l'on sera étonné, en lisant la pharmacopée de Paris, de voir qu'aujourd'hui même l'on conserve, dans un royaume aussi éclairé que la France, autant de compositions faites sans jugement, & surchargées de beaucoup de remèdes souvent depourvus de vertus.

Après avoir parlé de ce qui me paroissoit le plus important sur l'histoire générale de la matière médicale, je crois convenable de donner ici quelques détails particuliers sur les auteurs qui se sont occupés de cet objet. Il ne me paroît pas nécessaire de rien ajouter à ce que j'ai dit des anciens ; ce qui va suivre roulera en conséquence uniquement sur les principaux écrivains modernes.

Les écrivains du seizième siècle, tels que TRAGUS & TABERNÆMONTANUS, quoique fréquemment cités depuis, ne méritent pas beaucoup d'attention ; ce ne sont que de simples compilateurs des anciens ; ils en ont copié tous les défauts, & ont ajouté plusieurs erreurs qui leur sont propres. Les faits nouveaux qu'ils offrent quelquefois ne sont pas suffisamment confirmés, & paroissent être souvent des erreurs manifestes. Je vais donner pour exemple de la manière d'écrire de Tragus le passage suivant, que je suis fâché de voir cité & répété par un auteur aussi instruit que Geoffroy, qui s'exprime ainsi au sujet du polytrichum : « Tragus asserit illud vel solum vel

» cum Ruta muraria, vino aut hydromelite decoctum
» & per aliquot dies ex ordine potum, obstructiones
» jecinoris solvere, morbum regium expellere, pul-
» monis vitia purgare, spirandi difficultati prodesse,
» duros lienis tumores emollire, urinam ciere,
» arenulas expellere, & mulierum menses suppressos
» promovere ». Le jugement que montre en général
M. Geoffroy donnoit lieu de croire qu'il auroit terminé ce récit de même qu'un autre qui le précède, en
disant : « ejus virtutes longe remissiores & debiliores
» esse, usus & experientia demonstraverunt ».

Le premier auteur du dix-septième siècle dont je
crois nécessaire de parler, est JEAN SCHROEDER ; ce
n'est cependant pas autant pour son mérite particulier, que parce qu'on l'a long-temps considéré
comme formant autorité en fait de matière médicale. Les derniers écrivains l'ont cité ; Ray, Dale &
Alston ont copié ses propres paroles ; & l'on a
publié, en 1746, une édition de ses ouvrages en
allemand ; ce qui suffit pour prouver avec quelle lenteur s'est perfectionné le jugement en fait de matière
médicale.

Schroeder a publié, en 1646, sa Pharmacopœia
medico-chymica, que l'on auroit pu intituler Galé-
nico-chymica : en réunissant ainsi la pharmacie galénique & chymique dans un seul livre, il a rendu son
ouvrage recommandable aux deux partis qui exis-
toient alors. Il est systématique, & aussi complet que
l'état où se trouvoit alors la science pouvoit le permettre.

Sa chymie est, après les travaux d'Hartman, de
Quercetan, de Libavius, & d'Angelus Sala, plus
correcte qu'elle ne l'avoit été entre les mains de Paracelse, & de ceux qui l'ont immédiatement suivi.
L'on y trouve cependant une surabondance extrême
de préparations chymiques, & l'on voit avec éton-
nement combien leur nombre s'étoit accru dans le

cours d'un fiècle ; mais l'on y rencontre en outre toutes les folies, tout le fanatifme & tous les éloges extravagans qui étoient particuliers aux écrivains de cette fecte. La pharmacie galénique de Schroeder, qui fut affez généralement adoptée par la fuite, n'étoit guère meilleure. Il a fuivi les anciens dans toutes leurs erreurs, il les a répétés fans aucune réferve, & fans y faire même la plus légère correction. Il admet entiérement le fyftême de Galien fur les qualités cardinales & leurs différens degrés ; l'on y voit par-tout la doctrine des qualités électives des purgatifs. En fuivant les anciens, il expofe les vertus des médicamens d'après leurs qualités générales & leurs facultés fuppofées ; il ne s'appuie jamais d'aucune preuve folide ; je pourrois même dire qu'il en donne très-fouvent de fauffes.

Je paffe maintenant à Jean Bauhin. Je ne parlerai pas ici de fon mérite comme botanifte ; je m'arrêterai uniquement à ce qu'il a écrit dans fon hiftoire des plantes fur les vertus de celles qui font partie de la matière médicale. Il étoit fort inftruit fur cet objet ; & fa collection eft faite avec tant de foin, qu'il peut tenir lieu de tous ceux qui l'ont précédé : mais il a raffemblé tout ce que l'on avoit écrit, fans faire aucun choix d'autorités, & fans omettre ou corriger les erreurs qui étoient adoptées fur cet objet. Il ne méritoit certainement pas d'être fuivi comme il l'a été par Ray & les autres qui lui ont fuccédé, & il n'eft nullement digne d'être lu aujourd'hui.

Peu de temps après l'ouvrage de Jean Bauhin, parut le Botanicum Quadripartitum de Simon Pauli, qui mérite de trouver place ici, en raifon du refpect fingulier que lui ont témoigné ceux qui ont écrit après lui. Je fus un peu furpris, après l'avoir lu, de voir la manière dont il eft caractérifé par Etmuller : « Simon Pauli, qui eft elegans & fimul tamen » copiofus autor, atque cum judicio fcripfit ». Je

fus encore plus étonné de voir Geoffroy le caracté-
riſer ainſi : « Simon Pauli, vir ſanè doctus & inge-
» nuus ». Pauli, qui vécut dans le ſiècle littéraire de
Copenhague , avoit en effet beaucoup d'érudition ;
mais cette érudition étoit d'un genre très-frivole ; il
n'a jamais corrigé aucune des imperfections & des
erreurs qui ſe rencontrent dans les auteurs qu'il cite ,
& l'on ne voit nul choix dans les autorités dont il
fait uſage. Il nous parle ſouvent de ce qu'il a obſervé
& éprouvé lui-même ; mais le réſultat de ſon expérience eſt communément ſi peu probable , que je ne
puis y avoir beaucoup de confiance ; ſur vingt obſervations de cet auteur citées par Geoffroy, j'en regarde
à peine une comme vraie. Les hiſtoires de Pauli ſont
ſouvent ſurchargées de tant de détails inutiles , qu'il
eſt impoſſible de le conſidérer comme un homme de
bon ſens ; & la longue expérience que j'ai acquiſe
m'a convaincu que l'on ne pouvoit compter ſur les
faits & l'expérience prétendue des hommes de peu
de jugement.

Immédiatement après Simon Pauli, parut George
Wolfgange Wedel, qui a tenté , dans un ouvrage
intitulé *Amœnitates materiæ medicæ* , de réduire
cet objet à des principes ; mais ſa phyſiologie & ſa
pathologie ſont ſi imparfaites, que je ne vois pas
qu'il ait jetté aucun jour ſur cette matière. Il eſt
encore partiſan de la doctrine des ſignatures ; il ajoute
foi à l'action des amuletes ; & quant à ce qu'il dit de
plus ſur les vertus des ſubſtances en particulier , il
paroît entiérement dirigé par ceux qui l'ont précédé.

Emmanuel Koening ne mérite guère que j'en
faſſe mention. Il vécut vers la fin du dernier ſiècle ,
ou dans les premières années de celui où nous
ſommes ; il a écrit ſur toutes les parties de la matière
médicale , & a tenté de la réduire à des principes ;
mais il s'en eſt fort mal acquitté ; il n'y a pas de folie
contenue dans les auteurs qui l'ont précédé, qui ne

fe retrouve dans fon ouvrage. Dans ce qu'il dit de chaque fubftance en particulier, il n'eft que fimple compilateur, & il montre auffi peu de jugement qu'aucun de ceux qui ont traité le même objet.

JEAN-BAPTISTE CHOMEL a commencé à donner des leçons fur la matière médicale vers le commencement de ce fiècle, & a publié, en 1712, fon abrégé de l'hiftoire des plantes ufuelles. Cet ouvrage ne me paroît pas fort eftimable ; il a néanmoins eu plufieurs éditions, & la dernière, publiée par fon fils en 1761, me prouve que l'étude de la matière médicale ne s'eft pas fort perfectionnée en France.

M. Chomel a néanmoins fon mérite ; il ne copie pas Schroeder, comme plufieurs autres l'ont fait ; il a entiérement omis la doctrine de Galien fur les qualités cardinales & leurs degrés. Quoique élève du grand Tournefort, il n'a pas expliqué d'après lui les vertus des plantes par les huiles, les fels & les terres, que l'analyfe chymique fembloit indiquer.

M. Chomel a choifi, felon ma manière de voir, un plan convenable de claffer les objets de la matière médicale, fuivant la conformité de leurs vertus, avec les indications curatives générales ; mais l'exécution de ce plan paroît fort imparfaite : à peine a-t-il une feule fois rendu raifon de ces indications d'une manière qui foit admiffible aujourd'hui ; plufieurs paroiffent abfolument impropres ; & la plupart, en les fuppofant admiffibles, font trop compliquées, pour pouvoir inftruire clairement, ou même fans danger, les étudians.

Il a rangé fouvent fous les mêmes titres des plantes dont la nature & les qualités font fort différentes & même oppofées ; il a admis un grand nombre de fubftances fans action, qui n'auroient point dû trouver place dans fon livre.

Il expofe non-feulement les qualités générales des plantes, mais même les vertus particulières qui ne

paroiſſent point dépendre des qualités générales.
Néanmoins il n'a pas été fort heureux dans l'exécution de cette partie de ſon ouvrage, parce qu'il ſe
vit obligé de parler d'après les écrivains qui l'avoient
précédé. Il n'a pas copié Dioſcoride & Galien auſſi
ſouvent que les autres l'avoient fait ; mais il n'a pas
oublié d'expoſer leurs opinions, toutes les fois qu'il
a pu le faire convenablement. En citant les autorités
modernes, il n'a pas montré autant de choix, ni
autant de jugement qu'on auroit lieu de le deſirer.
Tragus, Tabernæmontanus, Matthiole, Zacutus,
Schroeder, Jean Bauhin, Simon Pauli, Etmuller,
Koening, Boyle & Ray, ne ſont pas néceſſairement
de mauvaiſes autorités ; mais ils le deviennent certainement, lorſqu'ils rapportent des faits qui ſont
abſolument dépourvus de probabilité ; & il arrive
fréquemment que M. Chomel les cite dans des cas
ſemblables.

M. Chomel eſt eſtimable, en ce qu'il rapporte
ſouvent ce qu'il a obſervé lui-même ; mais il le fait,
dans beaucoup de cas, relativement à des ſubſtances
que je préſume être entiérement dépourvues d'action ; il y en a même pluſieurs auxquelles il attribue
des vertus & des guériſons qui ſont dénuées de pro-
babilités. J'en ai peut-être déjà trop dit au ſujet de
cet auteur ; & ce ſeroit abuſer de la patience de mes
lecteurs, que de leur indiquer tous les exemples de
défaut d'exactitude, & toutes les erreurs qui ſe trouvent dans ſon livre.

Etienne-François Geoffroy étoit un homme
de génie, & jugeoit même bien à beaucoup d'égards ;
néanmoins on ne reconnoît pas toujours ſon jugement dans ſes écrits ſur la matière médicale. Dans
la partie qui traite des végétaux, il nous donne une
hiſtoire exacte des analyſes qui ont été faites ſous la
direction de l'académie des ſciences : on ne doit pas
aujourd'hui conſidérer ces analyſes comme fort utiles ;

néanmoins M. Geoffroy tente souvent d'expliquer les vertus des plantes par les sels, les huiles & les terres qu'elles paroissent contenir; il nous instruit peu par-là; &, comme je l'ai déjà dit plus haut, cette doctrine est en général fausse & mal fondée.

Quant aux vertus particulières, M. Geoffroy en parle rarement d'après sa propre expérience; il s'en rapporte en général au témoignage de ceux qui l'ont précédé; il ne montre pas beaucoup de jugement dans le choix de ces auteurs, ni en rapportant les éloges outrés qu'ils font des médicamens, ou leurs erreurs manifestes. J'en ai déjà donné un exemple dans l'une des citations qu'il fait de Tragus, & l'on voit aussi peu de jugement dans quantité d'autres passages qu'il rapporte de cet auteur. J'ai parlé plus haut du caractère qu'il fait de Simon Pauli, & j'ai donné quelques-unes des raisons qui me faisoient croire que ce caractère étoit mal fondé : mais on ne peut mieux le prouver, qu'en rapportant les citations même que M. Geoffroy fait de cet auteur; l'on en trouve presque à chaque page au sujet des végétaux, & il est rare qu'elles soient faites avec jugement. Je ne puis croire, sur l'autorité de Pauli, que le chardon béni guérisse les cancers, ou que l'arrête-bœuf soit un remède certain contre la pierre des reins ou de la vessie. M. Geoffroy montre, à ce que je crois, peu de jugement, en répétant de pareilles histoires; & il est certainement ridicule de citer Pauli sur l'usage de l'eau distillée de grateron. L'on ne croira guère aujourd'hui, sur l'autorité de Pauli, que les semences d'ancholie soient fort utiles dans la petite vérole & la rougeole; & l'on croira encore moins qu'elles puissent favoriser l'accouchement; & M. Geoffroy fait peu d'honneur à son jugement, en voulant confirmer les vertus de ces semences par sa propre expérience. Il dit, sur l'autorité de Simon Pauli, que la petite paquerette est fort utile pour

obtenir la guérison dans quelques cas désespérés de
phthisie pulmonaire ; ceci n'est qu'un foible supplément à l'autorité de Wepfer, qui néanmoins ne
peut guère suffire dans ce cas. Il est difficile de croire,
sur le rapport de Simon Pauli, que la décoction
d'œillet rouge a guéri une quantité innombrable
de malades attaqués de fièvres malignes. Enfin,
M. Geoffroy ne mérite aucune confiance, lorsqu'il
raconte, après Pauli, que l'argentine mise dans les
souliers des malades a été utile dans la dysenterie &
dans toute espèce d'hémorrhagie. J'ai suffisamment
parlé des citations peu judicieuses que M. Geoffroy
a faites d'après Simon Pauli ; je pourrois rapporter
plusieurs exemples pour prouver qu'il n'a pas cité
avec plus de jugement les autres auteurs dont il a fait
usage : l'on peut en conséquence, d'après cette circonstance & plusieurs autres, juger que sa compilation a très-peu de mérite.

M. Geoffroy n'a pu finir de son vivant sa matière
médicale ; il y a un grand nombre de plantes indi-
gènes de France dont il n'a pas parlé : mais son ouvrage a été si estimé, que l'on a cru devoir y joindre
un supplément, qui forme trois volumes *in-12*, &
qui est absolument fait sur le même plan que l'ouvrage de M. Geoffroy. Malgré la grande réputation
dont jouissoit celui qui a revu ce supplément, comme
on l'annonce dans la préface, je prendrai la liberté de
dire qu'il est aussi ridicule & aussi peu judicieux, quant
aux citations, que l'ouvrage même de M. Geoffroy ;
ce qui le rend en général de très-peu de valeur.

Je ne puis omettre dans la liste de ceux qui ont
écrit sur la matière médicale, le précis de médecine
pratique de Lieutaud. Le second volume de cet
ouvrage, qui roule entièrement sur les médicamens,
peut être considéré comme un traité de matière médicale ; il est fait de manière que je ne puis en faire
de cas : néanmoins, comme il a été récemment publié

par un homme qui jouiſſoit du rang le plus diſtingué dans ſa profeſſion, je crois devoir en parler, pour indiquer l'état où étoit alors la matière médicale dans l'une des nations les plus éclairées de l'Europe.

M. Lieutaud a diſtribué les médicamens ſuivant les qualités générales qui les rendent propres à remplir les différentes indications que fournit la pratique de médecine : mais il faut obſerver que les indications qu'il déſigne ſont pour la plupart mal déterminées, trop générales & trop compliquées, pour pouvoir être d'aucune utilité aux jeunes praticiens, & on peut leur appliquer toutes les objections que j'ai faites à l'égard des indications de Chomel. Prenons pour exemple le chapitre des fébrifuges de M. Lieutaud. Quelques-unes des ſubſtances qui ſe trouvent ſous ce titre ſont aſtringentes ; d'autres ſont amères, & pluſieurs aromatiques ; l'on y voit même l'aloës & la gomme gutte ; & l'on auroit pu, avec autant de fondement, y ajouter cinquante autres drogues de plus. Il eſt très-poſſible que la plupart des ſubſtances dont il parle conviennent, dans quelques cas, pour la guériſon des fièvres ; mais on doit certainement les adapter aux différentes circonſtances de la maladie ; & de la manière dont elles ſont confondues enſemble, elles ne peuvent donner aucune inſtruction, & il eſt à craindre qu'elles n'induiſent ſouvent en erreur. Il eſt aiſé de juger, par cet article & par pluſieurs autres, que M. Lieutaud auroit pu adopter un ordre plus utile, en réuniſſant les médicamens qui jouiſſent de vertus ſemblables ; mais ils ſont tous rangés d'une manière confuſe & fort embrouillée, tant dans l'énumération que je viens de citer, que dans toutes les autres qui ſe trouvent dans ſon livre. Sous le titre des *fébrifuges*, il fait l'énumération de ſes *emporétiques* de la manière ſuivante : « *Les racines* » *de piſſenlit, de fenouil, de quintefeuille, d'aſarum,*

» de *gentiane* ». L'on ne peut guère réunir des fubftances d'une vertu plus oppofée.

Ce ne font pas les feules fautes qui fe trouvent
dans les détails que donne M. Lieutaud ; il fait, dans
beaucoup de cas, l'énumération de fubftances qui
n'appartiennent nullement au titre fous lequel elles
font placées : ainfi, l'on trouve fous le titre des
antiputrides plufieurs fubftances animales ; fous celui
des rafraîchiffans, l'on voit la *bière* ; il a placé fous
le titre des aftringens le *fophia chirurgorum*, la *bourfe
à pafteur* & *la renouée* ; il met fous celui des ftoma-
chiques l'*iris d'Allemagne* ; & fous celui des émol-
liens, le *feneçon*. L'on pourroit confidérer ces erreurs
comme des négligences légères pour un long ouvrage ;
mais il y a plufieurs opinions générales, adoptées
après un mûr examen, que l'on ne peut auffi facilement excufer. L'on trouve dans prefque toutes les
énumérations qu'il fait, des fubftances abfolument
dépourvues d'action, ou qui en ont fi peu, qu'elles
ont été depuis long-temps entiérement rejettées de
la pratique de médecine. Neanmoins M. Lieutaud y
a trouvé des vertus qui avoient échappé à tout
autre : telles font, entre autres, les eaux diftillées,
que M. Lieutaud recommande fréquemment : néanmoins, malgré les efforts qu'il fait pour en autorifer
l'ufage, on les a, avec raifon, rejettées de la plupart
des pharmacopées de l'Europe, excepté de celle de Paris.

Il fuffiroit, pour déshonorer fans reffource un médecin, au moins en Angleterre, de voir dans une de
fes ordonnances, l'*ivoire*, la *corne de cerf préparée*,
le *crâne humain*, le *pied d'élan*, la *poudre de crapaud*, l'*écorce du liége*, & d'autres fubftances du
même genre. Quelques préparations, qui avoient
été recommandées & ufitées autrefois, font aujour-
d'hui regardées par plufieurs médecins comme dépourvues d'activité & comme inutiles ; telles font
le *cinnabre factice* & le *cinnabre d'antimoine* ; l'*anti-*

hectique de *Poterius*, l'*antimoine diaphorétique*, l'*éthiops minéral*, & quelques autres dont la vertu eft au moins conteftée. M. Lieutaud conferve ces fubftances, & fait quelquefois de grands éloges de leurs vertus. En traitant chaque objet en particulier, il ne cite pas, de même que Chomel & Geoffroy, fes autorités ; mais il répète évidemment les hiftoires les plus communes qui fe trouvent dans les écrivains qui l'ont précédé ; & on peut lui faire par-tout le reproche que Galien fait à Diofcoride, d'attribuer un trop grand nombre de vertus à la même fubftance. Il accorde, de même que quantité d'autres auteurs, des effets entiérement dépourvus de probabilité à différens médicamens. Il donne le fraifier & le piffenlit comme des remèdes propres *in pollutionibus nocturnis* ; la racine de chiendent comme anthelmintique & lithontriptique ; il dit que le *bedeguar* a été employé pour guérir le brochocèle ; que le *café* eft utile pour prévenir le rachitis ; le *polypode* pour guérir les écrouelles ; & l'*euphraife* pour corriger la foibleffe de la vue chez les vieillards : il parle de l'*avoine*, comme d'un remède propre *à chaffer le lait des nouvelles accouchées* : il n'y a enfin rien de plus remarquable que ce qu'il raconte de la *bière*, qui produit la ftrangurie, & même une *fauffe gonorrhée*. Il recommande pour les ulcères internes plufieurs fubftances, dont l'effet eft en général dénué de probabilité ; mais fa doctrine me paroît très-dangereufe, lorfqu'il confeille dans ce cas l'*huile de térébenthine*.

Je pourrois indiquer quantité d'erreurs, de défauts d'exactitude, & même plufieurs chofes ridicules qui fe trouvent dans cet ouvrage ; mais je crois en avoir dit fuffifamment pour prouver qu'on ne peut le confulter avec avantage, ni même fans danger.

J'ai infinué plus haut que l'on pouvoit regarder l'ouvrage de M. Lieutaud comme propre à montrer l'état où étoit la matière médicale en France dans le temps qu'il a écrit : cet ouvrage eſt au moins une preuve certaine que cette partie de la médecine étoit encore fort imparfaite pour certaines perſonnes de ce royaume ; car l'on pourroit objecter que M. Lieutaud, qui exerçoit peu la médecine, qui vivoit conſtamment à Verſailles, & qui avoit peu de communication avec la littérature de Paris, n'eſt pas propre à donner une idée juſte des connoiſſances & du jugement dont ſont douées pluſieurs perſonnes habiles qui ſe trouvent dans cette ville.

Depuis M. Lieutaud, l'on a publié à Paris un traité de matière médicale extraite des meilleurs auteurs, & principalement du traité des médicamens de M. Tournefort & des leçons de M. Ferrein. Cet ouvrage me paroît ſuperficiel, plein de fautes, & indigne, à tous égards, de M. Ferrein, qui étoit un homme inſtruit & de beaucoup de jugement ; s'il avoit exiſté, il n'en auroit jamais permis la publication.

On peut regarder en quelque ſorte comme le correctif du livre précédent, le précis de matière médicale de M. Venel, qui eſt un ouvrage poſthume ; mais il eſt à préſumer que ſon ſavant auteur l'auroit corrigé & perfectionné, s'il avoit vécu. Le public eſt redevable à M. Carrère de cet ouvrage, tel qu'il eſt. Il me paroît être un des écrits les plus judicieux que l'on ait publiés en France ſur cet objet ; néanmoins je me rappelle fréquemment, en le liſant, les vers ſuivans :

Combien d'auteurs perdroient la moitié de leur gloire,
Si le public étoit admis dans le ſecret
De tout ce qu'effaça leur ſcrupule diſcret (1) !

---

(1) Je dois ces trois vers à M. l'abbé de Lille, qui a eu l'amitié de me traduire ainſi les deux vers ſuivans :

  « Poets loſe half the praiſe they would have got,
  » Were it but known what they diſcreetly blot ».

M. Venel est sur-tout recommandable pour avoir retranché beaucoup de choses inutiles que les anciens avoient répétées les uns après les autres ; il a même été plus loin , il a tenté de détruire plusieurs des préjugés adoptés par les médecins ordinaires , & par la plupart de ceux qui ont écrit sur la matière médicale. Sa chymie & sa pathologie ne sont pas toujours exactes ; mais l'on y voit par-tout du génie, & souvent de la probabilité : il y a tout lieu de croire que si l'auteur avoit continué de s'occuper de cet objet , il l'auroit complété & perfectionné ; c'est ce que M. Carrere a fait en partie par ses notes , & par plusieurs additions utiles qui rendent l'ouvrage très-estimable.

Je vais maintenant parler des écrivains allemands, entre lesquels ZORN (dont les écrits sont, suivant le style de Linné, compilatissima) & G. HENRY BEHR , sont tellement superficiels & remplis de fautes , qu'on peut les regarder comme au-dessous de la critique. BUCHNER & LOESECKE méritent plus de considération ; mais les connoissances qu'ils donnent sur la matière médicale sont fort imparfaites.

Le premier écrivain allemand digne de notre attention, est JEAN-FRED. CARTHEUSER , auteur des *Fundamenta materiæ medicæ* , ouvrage dont la réputation est méritée. L'auteur a distribué chaque objet suivant ses qualités sensibles , ou ses principes chymiques les plus évidens ; & il a , par ce moyen , très-convenablement associé plusieurs substances en raison de leurs affinités naturelles. Il n'est cependant pas uniforme en cela dans tout le cours de son ouvrage ; car il a souvent réuni sous ses titres généraux , tels que ceux des Sections X , XIV & XV , des substances dont les qualités & les vertus sont fort différentes ; il en a en même temps séparé d'autres , qui se ressemblent beaucoup par leurs qualités, & que l'on auroit pu par conséquent réunir avec avantage.

En traitant de chaque objet en particulier, il est exposé, avec beaucoup d'exactitude, les principes chymiques, selon qu'ils sont fixes ou volatils, ou bien salins, huileux, gommeux, ou résineux; il observe aussi quand on peut obtenir ces principes sans le secours du feu. Ces détails, qu'il donne d'après ses propres expériences, sont souvent utiles, ainsi que ceux de Newman, & de quelques autres du même genre, pour nous instruire des procédés pharmaceutiques les plus convenables pour la préparation des médicamens : mais ces sortes d'expériences nous donnent rarement beaucoup de lumières sur les vertus médicinales.

Quant à ce qui concerne les vertus de chaque substance, M. Cartheuser n'est pas beaucoup plus circonspect que les autres; il tente souvent d'en rendre raison par les principes chymiques; mais il ne le fait pas d'une manière satisfaisante. Il se contente communément de dire que tel médicament est plus ou moins actif; mais il n'explique nullement les différentes modifications ou l'usage que l'on peut faire de cette activité. A l'égard des vertus particulières, il répète en grande partie ce qui se trouve dans les auteurs qui l'ont précédé; & en général il attribue, de même qu'eux, trop de vertus à la même substance, de manière qu'il est rare qu'il donne quelque instruction utile.

L'on peut aussi remarquer que les termes généraux dont Cartheuser fait usage, sont non-seulement mal définis, mais même très-souvent compliqués, & quelquefois absolument impropres. Je vais en donner pour exemple, & en même temps comme une preuve de la bizarrerie des auteurs qui ont écrit sur la matière médicale, ce qu'il dit des vertus de la zédoaire :

« Vires medicæ hujus radicis maxime quidem volatili
» principio oleoso camphorato adscribendæ sunt,
» valde nihilominus activitatem ejus fixa quoque

» principia refinofo gummea augent. Militat inter
» efficacissima tametsi paulò calidiora medicamenta
» discutientia, sudorifera, alexipharmaca, pecto-
» ralia, cardiaca, stomachalia, carminativa, anthel-
» mintica & uterina, ac rite usurpata, eximium su-
» binde auxilium in morbis exanthematicis, febribus
» malignis & catarrhalibus adfectibus, frigidis rheuma-
» ticis, cachecticis & œdematosis, tussi & asthmate
» pituitoso, anxietatibus præcordialibus, dyspepsia,
» dysorexia, vomitu, diarrhæa mucosa, cardialgia &
» colica vere flatulenta, fluore albo, suppressione
» mensium chronica, partu difficili, & placentæ ute-
» rinæ retentione præstat ». *Cartheufer*, Sect. XIV, §. 3.
Ce récit est certainement bifarre, & je ne vois pas que
l'on puisse en tirer aucune instruction convenable.

RUD. AUG. VOGEL, homme instruit & habile,
que nous venons de perdre, a publié, en 1758, son
ouvrage intitulé, *Hiftoria materiæ medicæ.* Il y a diftribué chaque objet d'après les feuilles, les racines,
ou d'autres parties des plantes qui ne forment aucune union dans la matière médicale. Il range aussi
ses sujets suivant qu'ils font ufitata, minus ufitata
& obfoleta : cette diftribution peut avoir fon utilité;
mais celle de M. Vogel ne peut en avoir beaucoup,
parce qu'elle n'est pas fondée fur la nature des fubftances même, fuivant qu'elles font plus ou moins
convenables pour l'ufage, mais fur la pratique d'une
contrée particulière, ce qui ne peut pas nous inftruire beaucoup ; car, dans la lifte des médicamens
ufités, Vogel en marque plufieurs que l'on n'emploie
jamais en Angleterre, & il s'en trouve parmi fes
obfoleta plufieurs dont nous faifons encore fréquemment ufage.

En parlant des fubftances en particulier, il répète
ce qu'ont dit les autres, fans choifir avec beaucoup
de foin fes autorités, & fans juger fainement de la
nature de l'objet dont il s'agit. Il rejette tout principe

fondé sur le raisonnement, & en prétendant s'en tenir uniquement à ce que l'expérience a appris, il commence par nous donner une liste des spécifiques : je vais ici en indiquer plusieurs, pour servir d'exemple de sa manière de juger & d'observer. Ainsi, l'on trouve pour modérer les douleurs de la goutte, le *crapaud brûlé*; contre la phthisie, le *plantain*, la *paquerette*; contre la jaunisse, les fleurs de *cheiri*; contre les diarrhées, le *bol d'Arménie*, le *cryfal de roche*; contre le sarcocèle, les *fleurs de sureau*; contre le rachitis, la *salfepareille*; contre la gale, le *lierre terrestre*, le *bon henri*.

Pour mettre le lecteur à même de juger M. Vogel, je vais, en terminant son article, donner un autre exemple pris de ce qu'il dit de l'hirondelle : « Integræ hirundini virtus tribuitur analeptica, & » ad visus hebetudinem specifica. Pullum, si quis » comederit, augina per totum annum non pericli- » tari ; servatum è sale cùm is morbus urget, com- » bustum, carbonemque ejus in mulso contritum » & epotum, prodesse refert è *Plinio Celsus* » !

Henr. J. Nepom. Crantz, autre professeur allemand, nous a donné un traité intitulé *Materia medica & chirurgica*. Je le mets au rang des modernes qui n'ont rien fait pour perfectionner la matière médicale. Il ne renonce pas à tout principe fondé sur le raisonnement, de même que Vogel ; mais ceux qu'il admet annoncent rarement un homme instruit & judicieux. Il copie les anciens avec aussi peu de discernement que l'ont fait les auteurs qui l'ont précédé : il s'est proposé de rassembler les dernières découvertes, ou plutôt les découvertes prétendues que l'on a faites dans la matière médicale ; mais il y donne rarement des marques de jugement, soit en chymie, soit en médecine, de manière que l'on peut en général regarder sa compilation comme de très-peu de valeur.

Spielman, professeur de Strasbourg, mort depuis peu,

peu , nous a donné des inſtituts de matière médicale , dans leſquels il a diſtribué les médicamens ſuivant leurs indications ; & , en réduiſant ces indications à un plus petit nombre , il a été plus circonſpect que pluſieurs de ceux qui l'ont précédé : néanmoins cette préciſion le rend ſouvent obſcur , & l'on ne peut guère faire uſage de ſes titres généraux. La manière conciſe avec laquelle il expoſe les vertus des plantes eſt recommandable ; mais il devient par-là ſouvent ſuperficiel. Il aime beaucoup à citer Hippocrate & Galien ; mais il le fait dans beaucoup de cas où l'autorité de ces anciens reſpectables eſt de peu de valeur.

Spielman a publié , outre ſes inſtitutions , une pharmacopée générale , dont la première partie conſiſte en une matière médicale remplie de choſes ſuperflues ; elle eſt en outre ſuperficielle & pleine de fautes , relativement aux vertus des ſubſtances qui ſont en uſage. La ſeconde partie , ou la pharmacopée proprement dite , renferme auſſi beaucoup de choſes ſuperflues ; & les compoſitions ſurchargées de remèdes qui ſe rencontrent preſque par-tout , m'annoncent un défaut abſolu de diſcernement en fait de matière médicale.

Pour compenſer les erreurs & les défauts des auteurs précédens , MURRAY , profeſſeur à Gottingue , très-inſtruit & très-habile , vient d'enrichir le public de ſon *Apparatus medicaminum.* Cet ouvrage n'eſt pas encore fini ; mais l'on a lieu d'eſpérer qu'il ſera , quand l'auteur l'aura terminé , le plus complet & le plus parfait de tous ceux que l'on a donnés ſur ce ſujet. M. Murray a , dans ce qui eſt fait , raſſemblé , avec beaucoup de jugement & de diſcernement médical , tout ce qui méritoit d'être répété d'après les anciens , & particuliérement d'après les plus modernes. Il montre par-tout qu'il connoît parfaitement tous ceux qui ont écrit ſur cet objet , & il fait toujours un choix judicieux de ce qu'ils ont avancé. En diftribuant les végétaux fuivant leurs ordres naturels indiqués par les botaniftes, il a affocié les fubftances qui fe reffemblent par leurs qualités & leurs vertus, d'une manière qui peut être fort avantageufe aux étudians.

Cet auteur, natif de Suède, fait honneur à fon pays, & il en a reçu la récompenfe qu'il méritoit ; mais comme il réfide aujourd'hui à Gottingue, je l'ai mis au nombre des écrivains allemands, & je vais parler de ceux qui appartiennent le plus ftrictement à la Suède.

Le premier des auteurs de cette contrée qui mérite de trouver place ici, eft CHARLES A LINNÉ, homme très-refpectable, de qui nous avons un traité complet de matière médicale, qui vient d'être publié par Schreber. Avant de donner mon opinion fur cet ouvrage, je crois devoir remarquer que ce favant auteur a marqué beaucoup de jugement dans un autre traité ; je veux dire dans fa *Cenfura fimplicium*, publiée dans le quatrième volume des *Amœnitates academicæ* : la lifte qui s'y trouve des médicamens que l'on doit exclure de la matière médicale, me paroît être en tous points très-bien faite & très-judicieufe ; fouvent il corrige les erreurs & les futilités des écrivains précédens. Il y a, il eft vrai, dans fa lifte des addenda & dans celle des plantes officinales, plufieurs articles douteux ; mais il eft inutile de les indiquer ici.

Il eft étonnant que Linné, qui, dans fa *Cenfura fimplicium*, avoit rejetté avec tant de jugement les fubftances fans action & inutiles, en conferve un fi grand nombre dans fa matière médicale ; il indique lui-même que ces fubftances font inutiles, & il auroit dû les rejetter entièrement. Rien, en outre, n'eft plus frivole que ce qu'il dit fur les fubftances tirées du règne animal & du règne végétal ; car il y en a au moins les trois quarts qui ne font plus ufitées aujourd'hui, & qui ne méritent point de l'être, fous quelque forme que ce foit.

Il a diftribué fuivant fon fyftème de botanique les objets du règne végétal, & ce fyftême eft utile, en ce qu'il conferve dans plufieurs endroits des ordres naturels; mais il ne lui a pas donné affez d'extenfion pour en rendre en général la diftribution convenable. En traitant des objets en particulier, il paroît dif-pofé à accorder un trop grand nombre de vertus à chaque fubftance, tant fur ce qui concerne leur FORCE, que fur ce qui concerne leur USAGE. Le der-nier article pourra être inftructif pour les perfonnes qui connoiffent bien la matière; néanmoins, dans beaucoup de cas, les préceptes qu'il donne font dou-teux, & me paroiffent être très-fouvent mal fondés. Mais l'attention que mérite de notre part ce que Linné a écrit fur la matière médicale des végétaux, eft beaucoup détournée par l'ouvrage que BERGIUS, fon élève, a publié fur le même fujet.

La *Materia medica ex vegetabilibus*, donnée par PIERRE-JONAS BERGIUS, eft un ouvrage qui a réelle-ment beaucoup de valeur, & qui mérite fingulière-ment que nous nous en occupions. Il eft précifément calqué fur le plan de Linné, l'on peut par conféquent appliquer ici les obfervations que nous avons faites fur le plan de cet auteur. L'on y trouve néanmoins une addition fort importante à l'article du *forma* de Linné; il donne, par cette addition, une defcrip-tion très-complète & très-exacte des fubftances ufitées en matière médicale, lorfqu'il s'agit de celles que l'on emploie récentes. Il fait la defcription de toutes les parties de la plante; cette defcription eft, à ce que je crois, par-tout exacte, & peut être utile, quoiqu'elle ne foit peut-être pas toujours neceffaire. Quant aux fubftances que nous connoiffons, & que l'on n'emploie que deffechées, Bergius en donne des defcriptions très-convenables, qui doivent être fort utiles, en raifon de leur grande exactitude.

Dans l'article de la PROPRIETÉ, qui remplace celui

des QUALITÉS de Linné, Bergius a fait un changement important, en donnant les qualités senfibles
des subftances telles qu'elles font ufitées en médecine, tant récentes que defféchées, & il nous met
fouvent à même de déterminer jufqu'à quel point les
vertus des plantes dépendent de leurs qualités fenfibles.

Dans les articles qui roulent fur la FORCE &
L'USAGE, Bergius eft beaucoup plus circonfpect &
plus exact que Linné : néanmoins, la manière dont
cet objet eft traité par ces deux auteurs eft fujette à
beaucoup de doutes & d'obfcurités; ni l'un ni l'autre
ne paroiffent pas fort propres à inftruire les étudians;
quelquefois même leur doctrine n'eft pas abfolument
exempte de dangers.

J'ajouterai à ces remarques fur l'ouvrage de Bergius, qu'il a fait prefque fur chaque objet des obfervations qui forment une addition très-eftimable. L'on
y trouve des préceptes très-utiles fur les propriétés
des médicamens & leur préparation pharmaceutique;
mais je ne puis ici que les recommander fortement
au lecteur attentif.

Il ne me refte plus qu'à parler des écrivains anglois;
il n'y en a jamais eu qu'un petit nombre qui mérite
de trouver place ici : j'ai déjà fuffifamment parlé de
M. RAY; & le docteur DALE, qui a particuliérement copié Schroeder, n'a rien dit de neuf fur les
vertus médicinales des médicamens. Le docteur
Alfton, que nous venons de perdre, & qui a été,
pendant qu'il vécut, mon digne collègue, a donné
un traité qui paroît avoir été compofé long-temps
avant que d'être publié. L'on y trouve plufieurs obfervations fidelles, qui font le réfultat de fa propre
expérience : mais ce qu'il a copié de Shroeder & des
autres auteurs, fur l'autorité defquels on ne doit pas
plus compter, rend fon ouvrage très-ennuyeux & de
peu de valeur.

Nous avons fur ce fujet un ouvrage volumineux

du docteur Hill, si connu ; mais ce n'est qu'une compilation faite sans choix ni jugement ; & nous ne faisons pas ici grand cas, ni de cet ouvrage, ni des dissertations particulières de l'auteur, lorsqu'il parle de sa propre expérience.

Le seul ouvrage qui jouit de quelque crédit en Angleterre, ou qui a perfectionné la matière médicale, est le traité de feu le docteur LEWIS, sur-tout tel qu'il a été publié & judicieusement augmenté par M. AIKEN. Le docteur Lewis s'étoit proposé de parler de toutes les substances qui se trouvent dans la liste des médicamens des pharmacopées de Londres & d'Edimbourg ; il a en conséquence introduit dans son ouvrage, d'après la dernière pharmacopée, un grand nombre de substances qui ne méritent pas d'y trouver place ; & je pense que M. Aiken a très-bien fait d'indiquer celles qui ont été rejettées depuis par le collège d'Edimbourg même. Si l'on retranchoit ces articles, le reste de l'ouvrage de M. Lewis seroit un des plus judicieux qui ait paru jusqu'ici sur cet objet. Je ne parlerai pas de ses descriptions exactes des drogues, & des expériences utiles qu'il a faites, en les soumettant à différens menstrues ; je me contenterai d'observer qu'il est très-circonspect sur les vertus qu'il leur attribue, & sur ce qu'il rapporte d'après les autres écrivains : il juge plus sainement d'après sa propre expérience, & d'après celle des plus habiles médecins de Londres, des vertus réelles des plantes, qu'on ne l'avoit fait jusqu'ici.

Il me reste à parler d'un autre écrivain anglois, qui est l'estimable docteur RUTTY de Dublin, mort depuis peu, auteur de la *Materia medica antiqua & nova*. Il nous dit qu'il a travaillé quarante ans à son ouvrage ; ce qui n'est pas une grande recommandation à mes yeux, qui fais peu de cas des connoissances tirées des anciens. Il a très-exactement copié les anciens, sans omettre même les qualités cardinales de

Galien & leurs degrés ; il a raſſemblé toutes les folies & toutes les imperfections qui ſe trouvent, comme j'ai obſervé, dans les anciens ; je ne puis, en conſéquence, regarder cette partie de l'ouvrage de M. Rutty comme d'aucune utilité ; elle peut même ſouvent induire les étudians en erreur. Il nous a donné un catalogue très-étendu de matière médicale ; mais il y a inſéré un grand nombre de ſubſtances abſolument ſans action, ou à-peu-près telles ; il en a admis pluſieurs d'inutiles, en ce qu'elles poſſèdent à un degré inférieur les mêmes qualités que d'autres ; il s'en trouve enfin dont l'uſage eſt aujourd'hui abandonné, parce qu'elles ſont ſans action & inutiles : ſon ouvrage n'eſt pas en conſéquence, à beaucoup près, utile en proportion de ſon volume. En parlant des médicamens qui ſont encore en uſage, il nous donne quelques obſervations qui lui ſont particulières ; mais il copie le plus ſouvent les lieux communs, ſans montrer un grand jugement, & il attribue en général trop de vertus au même médicament.

J'ai ainſi tenté de donner l'hiſtoire de la matière médicale, & j'ai pris la liberté d'offrir mon jugement ſur les principaux écrivains qui s'en ſont occupés. Cette tâche a été très-déſagréable pour moi, en ce que j'ai trouvé plus d'occaſions de critiquer, que de donner des éloges, & je crains que l'opinion publique ne ſoit choquée du peu de cas que j'ai fait des anciens. J'ai cependant cru devoir haſarder cette critique, dans la confiance où je ſuis de pouvoir juſtifier pleinement, dans le cours de cet ouvrage, le jugement que j'ai porté : il m'a paru d'ailleurs néceſſaire d'indiquer aux étudians les ſources où ils pourroient le plus convenablement & le plus ſûrement trouver les moyens de s'inſtruire ; j'ai cru enfin devoir les mettre en garde contre les opinions capables de les ſéduire & de les jetter dans l'erreur.

TRAITÉ

DE

MATIERE MÉDICALE.

INTRODUCTION.

Avant de m'occuper des médicamens en particulier, il est convenable de parler de leur manière
d'agir en général. Il y a certains principes qui peuvent se rapporter à toutes les substances qui sont
l'objet de la matière médicale, dont l'exposition pré-
liminaire évitera non-seulement beaucoup de répétitions, qui, sans cela, deviendroient nécessaires ; mais
ces principes généraux une fois établis, l'on pourra
en outre exposer d'une manière plus simple & plus
claire, la manière d'agir & les vertus des médicamens en particulier.

Il est d'autant plus nécessaire d'examiner ces principes généraux, qu'il y en a plusieurs auxquels les
médecins ne paroissent pas avoir fait autant d'attention qu'ils en méritent. L'on sait d'ailleurs qu'il s'en
faut de beaucoup que les médecins soient d'accord
entre eux sur la justesse & la vérité de plusieurs principes adoptés : je crois donc nécessaire d'exposer ma
manière de voir à l'égard de plusieurs de ces principes que l'on a regardés comme vrais, & je pense

qu'il l'eft encore plus de développer certains principes nouveaux dont j'ai cru devoir faire ufage. Cette
dernière tâche eft fans doute très-épineufe ; mais
chaque partie de la matière médicale eft encore fort
imparfaite, & reftera néceffairement à jamais dans
le même état, fi l'on ne fait des tentatives pour la
perfectionner.

D'après le plan que je viens d'offrir, il faut obferver, en premier lieu, comme un principe communément admis fur cet objet, qu'il n'y a que peu ou
point de médicamens qui agiffent de la même manière fur le corps humain vivant, & qui y produifent
les mêmes effets que fur la matière inanimée ; il eft
également reconnu aujourd'hui que l'action & les
effets des fubftances que l'on applique fur le corps
humain vivant, font la plupart entièrement différens
de ceux que produit la même application fur le
cadavre. Il n'y a qu'un petit nombre, ou aucune des
fubftances que l'on confidère comme médicamens,
qui agiffe fur le cadavre. J'adopterai donc ce principe ;
& quand j'aurai occafion, par la fuite, de parler de
l'action des fubftances fur le corps, je n'aurai jamais
en vue que de défigner leur action fur le corps
vivant, ou au moins je n'admettrai qu'un petit nombre d'exceptions, dont je ferai mention, lorfque
l'occafion s'en préfentera.

Ce principe étant admis, il eft évident que pour
juger de la manière d'agir des médicamens en général, il faut commencer par expofer les circonftances
particulières qui peuvent rendre le corps humain
capable de recevoir différens changemens par l'action
des autres corps qui lui font appliqués ; il eft auffi
néceffaire d'étudier la manière dont l'action générale
des médicamens peut être diverfement modifiée,
fuivant les différens états & les circonftances dans
lefquels peut fe trouver le corps humain en différens
temps.

CHAPITRE PREMIER.

De l'action des médicamens sur le corps en général.

IL est à peine nécessaire de prouver aujourd'hui que l'action des autres corps sur celui de l'homme, est particuliérement due à l'impulsion qu'exercent ces corps sur les extrémités des nerfs, ou sur d'autres parties des nerfs ; c'est pourquoi le mouvement se propage de l'endroit où s'est faite l'impulsion, le long du cours des nerfs jusqu'à leur origine dans le cerveau ou la moëlle épinière ; d'où il résulte communément une *sensation*, qui donne ensuite généralement lieu à la *volition* ; ce qui produit un mouvement qui, étant propagé suivant le cours des nerfs, se porte dans certains muscles, ou dans les fibres motrices, détermine l'action de ces dernières & les différens effets que leur action est capable de produire.

Telle est l'idée générale que l'on peut donner de la connexion du corps humain avec les autres parties de la nature, ou de la manière dont il est affecté par les autres corps, & dont il agit à son tour sur ces derniers. La disposition qui le rend propre à éprouver les effets particuliers qu'y produit l'action des autres corps, se nomme *sensibilité* ; cette sensibilité paroît résider dans chaque parcelle de ce que nous pouvons reconnoître comme faisant partie du système nerveux : & l'on appelle *irritabilité*, cette disposition du corps en vertu de laquelle quelques-unes de ses parties sont propres à recevoir certains mouvemens de contraction qui y sont excités, soit par la communication que ces parties ont avec le système nerveux, comme je l'ai exposé plus haut, soit par l'impulsion directement exercée sur ces parties même : l'irrita-

bilité paroît ne réfider que dans les fibres mufculaires ou motrices, qui jouiffent probablement d'une
ftructure particulière propre à remplir cet objet.

Je conclus de ce qui précède, que les effets particuliers des fubftances en général, ou de celles fpécialement qui portent le nom de *médicamens*, dépendent de la manière dont elles agiffent fur les
parties fentantes & irritables du corps humain,
lorfqu'elles y font appliquées.

Il faut cependant remarquer ici que quand les
fubftances produifent leurs effets, leur action ne fe
fait pas univerfellement, comme je l'ai obfervé plus
haut, par l'intervention de la fenfation & de la
volition ; car ces effets font fouvent produits fans la
participation de l'une ou de l'autre. Il eft en même
temps probable que les effets qui réfultent de l'action
des autres corps fur celui de l'homme, dépendent,
dans tous les cas, de l'action que ces corps exercent
fur les parties fentantes, quoique ces effets ne foient
pas accompagnés de fenfation ; il eft auffi probable
que, dans le cas où l'action n'eft accompagnée d'aucune volition, cette action & fes effets dépendent de
l'application directe de ces corps fur les parties irritables, ou fur les parties fentantes ; ce qui détermine des mouvemens dans les nerfs même où les
mouvemens font communément excités par la volition. Il eft en général affez probable que l'action
particulière des médicamens dépend de la fenfibilité
& de l'irritabilité du corps humain ; ou, pour me
fervir d'autres termes, cette action dépend univerfellement des mouvemens excités & propagés dans
le fyftême nerveux ; ce font en conféquence ces
difpofitions du corps vivant que nous nous propofons
d'expliquer. L'on ne connoît pas bien la nature de
la matière qui reçoit ces mouvemens, ni de quelle
manière elle adhère au fyftême nerveux ; mais je crois
que l'on eft fondé à en admettre l'exiftence, & que

l'on peut la défigner fous le nom de *puiſſance nerveuſe.* Cette matière n'exiftant que dans le corps
vivant, & difparoiſſant entiérement dans le cadavre,
on pourroit auſſi aſſez convenablement la nommer
le *principe vital.*

Il ne paroît pas néceſſaire d'expoſer ici complétement les différentes loix auxquelles font foumis les
mouvemens du fyftême nerveux ; mais il faut en
général obferver, relativement à l'action des médicamens, que comme le mouvement paroît fe communiquer de chaque partie du fyftéme nerveux à
toutes les autres parties de ce même fyftême, les
médicamens qui ne font appliqués qu'à une petite
partie du corps, manifeftent fouvent leurs effets
dans plufieurs autres parties, en conféquence de la
communication du mouvement dont j'ai parlé.

Cette fympathie des différentes parties du corps
eft en général très-bien connue des médecins ; &
j'aurai fouvent occafion d'en faire mention par la
fuite, en parlant des effets qui en dépendent, & des
loix auxquelles elle eft affujettie : mais je ne m'en
occuperai pas davantage préfentement.

Après avoir confidéré la manière dont les médicamens agiſſent en général fur le corps vivant, l'on
peut obferver enfuite que, comme l'effet que produit
un corps qui agit fur un autre dépend toujours en
partie de l'action générale du corps agiſſant, & en
partie des circonftances particulières dans lefquelles
fe trouve le corps qui reçoit l'action, il en réfulte
que le corps humain différant beaucoup, à plufieurs
égards, fuivant les hommes, & même dans la même
perfonne, dans des temps différens, l'action des médicamens doit y être diverfement modifiée, felon
les circonftances dans lefquelles fe trouve le corps,
& cela peut durer toute la vie chez différens hommes,
ou n'avoir lieu que dans quelques occafions particulières chez la même perfonne.

Il est en conséquence nécessaire, avant d'aller plus loin, d'examiner les différences qui peuvent survenir dans l'état du corps humain, & faire varier l'action des médicamens : c'est pourquoi je vais examiner ces différences constitutionnelles qui ont lieu pendant tout le cours de la vie, & je les désignerai sous le titre de *tempéramens*, qui est la dénomination sous laquelle on comprend communément ces diversités.

SECTION PREMIÈRE.

Des Tempéramens.

LE corps de chaque individu diffère par un si grand nombre de circonstances, qu'il n'est guère possible de faire l'énumération de chacune en particulier : néanmoins l'on a de tout temps présumé que plusieurs de ces circonstances se trouvoient communément réunies chez la même personne, & qu'il y avoit fréquemment chez tel homme une combinaison de circonstances non-seulement différentes, mais même d'un genre entiérement opposé à celles qui se rencontroient chez un autre. Les anciens ont appellé ces combinaisons *tempéramens*, d'après une hypothèse particulière qu'ils avoient adoptée relativement à leurs causes ; & l'on a continué de faire usage de ce terme, dans les écoles de médecine, depuis la plus haute antiquité jusqu'à ce jour.

Je continuerai, abstraction faite de toute théorie, de me servir du même terme pour désigner une combinaison ou un concours de circonstances qui se trouvent chez certaines personnes, mais qui diffère à plusieurs égards de la combinaison qui se rencontre chez quelques autres. C'est, à ce que je crois, d'après ce plan que les anciens ont distingué ce qu'ils

appelloient les différens tempéramens ; car il eſt probable qu'ils ont d'abord reconnu & diſtingué réellement ces tempéramens par l'obſervation ; mais que
très-peu de temps après ils formèrent une théorie
à leur ſujet, qui donna lieu aux dénominations
qu'on leur a toujours conſervées, quoiqu'on ait
depuis long-temps rejetté la théorie qui y avoit ſervi
de baſe. Les modernes n'ont pas étendu par l'obſervation les diſtinctions des anciens, &, autant que
je puis en juger, ils n'ont jamais donné, quoiqu'ils
l'aient tenté ſouvent, aucune explication heureuſe
des cauſes qui ont ſervi de baſe aux diſtinctions qu'ils
ont ſi univerſellement adoptées. Je crois que l'on
conviendra généralement que cette partie de la médecine eſt encore fort obſcure & remplie d'incerti-
tudes.

Pour traiter ce ſujet d'une manière philoſophique,
il faudroit d'abord diſtinguer les tempéramens, en
indiquant les circonſtances externes & faciles à ſaiſir
qui ſe trouvent aſſez communément combinées enſemble : mais cette tâche me paroît difficile, & je
n'ai pu ſuffiſamment étendre mes obſervations pour
me mettre à même de la remplir comme je le deſirerois.
Je vais en conſéquence ſuivre une autre marche, &
eſſayer de conſidérer les circonſtances de l'état interne
du corps humain qui peuvent produire des différences dans l'état des fonctions, & même dans les
apparences externes qui diſtinguent les différens individus.

L'on peut, à ce que je crois, rapporter ces circonſtances à cinq chefs généraux, ſuivant qu'elles ſe
rencontrent ; premiérement, dans l'état des ſolides
ſimples ; ſecondement, dans l'état des fluides ; troiſiémement, dans la proportion des ſolides & des
fluides ; quatriémement, dans la diſtribution des
fluides ; & cinquiémement, dans l'état de la puiſſance
nerveuſe. Je vais offrir ſur chacun de ces chefs

généraux les meilleures remarques, & donner les
meilleures explications que l'état actuel de nos connoissances me paroisse pouvoir admettre.

ARTICLE PREMIER.

Des solides simples.

IL n'est pas nécessaire de déterminer ici si les
solides simples sont, dans certaines parties, d'une
contexture fibreuse, ou entiérement cellulaire ; il
suffit, pour notre objet, qu'ils aient dans différens
temps différens degrés de densité & de solidité ; ce
qui s'observe particuliérement dans le cours de l'accroissement de la vie, où ces solides, qui étoient
d'abord presque dans un état de fluidité, se changent par degrés en une substance plus dense &
plus solide.

Les anciens ont désigné la différence des tempéramens par la couleur & la force des cheveux des
différens individus ; plusieurs expériences prouvent
en effet que la force des cheveux suit, pendant une
grande partie de la vie, la densité des solides simples
qui constituent les autres parties du corps. Le docteur BRIAN ROBINSON prouve évidemment par plusieurs expériences, dans son traité de l'économie
animale, que la densité & la force des cheveux
augmentent avec l'âge chez chaque personne, &
qu'en conséquence l'état des cheveux correspond à
celui des solides simples des autres parties. Il est
cependant vrai que l'état des solides simples doit considérablement varier chez les différens individus, en
raison du genre de vie, de l'exercice, du climat &
des autres circonstances semblables : mais comme
l'état du solide paroît souvent être en même temps
une disposition héréditaire, & qu'il se manifeste fréquemment dès les premiers temps de la vie, avant

qu'aucune des circonstances dont je viens de parler puissent y avoir produit des modifications ; il est très-probable que l'état du fluide simple dépend de la différence des premières fibres qui constituent le corps ; & comme cette différence domine dans les mêmes proportions pendant tout le cours de la vie, elle doit toujours, malgré les variétés de la manière de vivre, influer sur la différence qui caractérise l'état du solide chez différens individus au même période de la vie.

Puisque la différence de l'état du solide en produit une dans l'ensemble de la constitution des différentes personnes, l'on doit admettre que la différence de l'état du solide simple contribue dans tous les temps à distinguer les tempéramens.

D'ailleurs, comme il est probable que l'état des fibres motrices est, jusqu'à un certain point, modifié par celui du solide simple, l'on peut croire aussi que le solide simple contribue beaucoup, suivant son état de densité & d'élasticité, à déterminer la force ou la foiblesse des fibres motrices, & par conséquent de tout le système : ainsi le solide simple influe très-fortement, sur-tout de cette manière, sur la distinction des différens tempéramens.

Il faut sur-tout observer ici, qu'il est vraisemblable que l'état du solide simple doit, toute proportion gardée, être en général le même pendant tout le cours de la vie, d'où l'on est fondé à croire que les changemens accidentels & subits, dans l'état du solide simple, produisent rarement des maladies : cet état peut, il est vrai, être affecté par différentes causes accidentelles ; mais les causes de ce genre sont très-rares, ou telles, qu'elles ne peuvent agir tout-à-coup sur une portion considérable du système ; & elles ne produisent communément d'effet, que quand on y a été exposé fort long-temps : c'est pourquoi je suis persuadé que ces changemens subits qui

arrivent fréquemment relativement à la foiblesse &
à la force du système, ne peuvent s'attribuer au
changement de l'état du solide simple, qui ne peut
se faire subitement ; on doit plutôt les regarder
comme l'effet des changemens qui surviennent dans
l'état des fibres motrices, *quem facile mille res
turbant.* BOERHAAVE a fait peu d'attention à ces
dernières circonstances ; mais quiconque approfon-
dira cet objet, verra que la doctrine de cet illustre
professeur, *de fibra laxa & rigida*, ne peut avoir
autant d'extension qu'il l'a supposé, pour expliquer
les causes de la *fibra debilis vel fortis* ; l'on doit par
conséquent faire rarement attention aux vertus que
l'on a attribuées aux médicamens internes, de changer
l'état du solide simple, ou au moins il faut y mettre
toujours beaucoup de restrictions ; ce à quoi il paroît
que l'on a fait peu d'attention jusqu'ici.

ARTICLE II.

De l'état des fluides.

LES plus anciens monumens qui nous restent sur
la médecine nous apprennent que, depuis les temps
les plus reculés jusqu'à nos jours, les médecins se
sont presque uniquement occupés d'étudier la nature
des fluides ; & c'est d'après le prétendu état de ces
derniers, qu'ils ont tenté d'expliquer les phénomènes
qui s'observent, tant dans l'état de santé que de
maladie ; mais il me paroît qu'ils ont fort mal réussi
en cela : car, sans parler des imperfections & des
faussetés que renferment les nombreuses théories des
galénistes & des chymistes, que l'on a autrefois
adoptées sur cet objet, je puis assurer que la doctrine
des fluides est encore la partie la plus imparfaite de
notre physiologie. L'on peut absolument rejetter
tous les systèmes qui ont été proposés sur cet objet,

excepté

excepté ceux que l'on a donnés depuis quarante ans ; car ce n'eſt que depuis ce période que nous avons acquis quelques notions claires propres à former une doctrine fondamentale ; ou , pour me ſervir d'autres termes , ce n'eſt que depuis ce temps que l'on a des notions claires de l'état d'aggrégation de la maſſe du ſang. Il reſte même encore à cet égard beaucoup de doutes & d'obſcurité. Je vais cependant tenter , malgré ces difficultés , d'examiner ce que l'on peut dire de l'état des fluides chez les différentes perſonnes.

La maſſe du ſang, ou plutôt cette portion de nos fluides qui remplit les vaiſſeaux rouges , & qui y coule , & dont tous les autres fluides paroiſſent tirer leur origine, peut aujourd'hui être regardée avec certitude , par-tout où elle ſe trouve , comme un aggrégat hétérogène , ſpécialement compoſé de trois parties principales ; à ſavoir , des globules rouges , du gluten & de la ſéroſité : l'on pourra objecter qu'il s'y rencontre d'autres matières ; cela peut être , & j'examinerai par la ſuite cette queſtion : mais je crois , en attendant , que l'on peut regarder ces matières comme des portions des trois parties principales dont je viens de parler.

Il eſt aſſez probable que la proportion de ces parties principales varie ſuivant les différens individus , & cette variété peut contribuer à produire des différences dans les tempéramens ; il n'eſt cependant pas aiſé de déterminer dans quels cas cela a lieu.

La proportion des globules rouges peut varier relativement à la maſſe totale , comme on le voit très-ſenſiblement dans pluſieurs maladies , où la quantité de ces globules eſt évidemment & conſidérablement diminuée ; mais l'on n'a pas encore déterminé par aucune expérience convenable, quelle peut être leur proportion dans l'état de ſanté, ou de quelle manière cette proportion ſe trouve unie avec les autres circonſtances qui conſtituent la ſanté. Pluſieurs obſervations faites fur des animaux, dont il eſt aiſé de foumettre les vaiſſeaux à l'examen microſcopique, prouvent que la proportion des globules rouges eſt plus ou moins grande, fuivant que l'animal a pris plus ou moins d'alimens ou de nourriture. Il eſt par conféquent très-poſſible que la quantité des globules rouges contenue dans le ſang puiſſe varier par les mêmes circonſtances ; mais cela ne peut nous aider à décider la queſtion relativement aux perſonnes en ſanté, qui prennent de la nourriture en proportion du volume de leur corps : l'on ne ſait pas non plus ſi l'effet de la nourriture eſt déterminé par la qualité, de même que par la quantité. Il me paroît que ſi la qualité de nourriture produit quelque effet, il ne peut être que très-foible, à moins que la différence de cette qualité ne ſoit très-conſidérable. Il me paroît auſſi que la proportion des globules rouges eſt, chez les grands animaux qui vivent entiérement de végétaux, la même que chez ceux qui vivent entiérement de nourriture animale, ou la même que chez l'homme, qui ſe nourrit en partie de ces deux genres d'alimens.

L'on a fait pluſieurs tentatives pour eſtimer quelle eſt la quantité de craſſamentum ou de parties rouges en proportion de celles de ſerum dans le ſang humain tiré de ſes vaiſſeaux ; mais à peine y a-t-il une expérience entre celles qui ont été faites juſqu'à ce jour, dont l'on puiſſe conclure quelque choſe de certain. La proportion apparente des deux maſſes eſt très-ſujette à induire en erreur ; elle varie extrêmement par les circonſtances qui déterminent les parties rouges à ſe coaguler plus ou moins promptement, & par le temps qui s'écoule du moment où ſe fait la concrétion à celui où l'on examine les proportions des deux ſubſtances. L'on ſait aujourd'hui que ces circonſtances occaſionnent des variétés dans la féparation qui ſe fait ; & je ne vois pas que, dans toutes les eſtimations que l'on a données, l'on ait fait une attention ſuffiſante aux effets que produiſent ces circonſtances. Haller, dans ſes *Primæ Lineæ*, paragraphe 138, donne ce jugement : « In » maſſa ſanguinea media pars, & ultra, cruoris » eſt. In robore valido ſerum minuitur ad tertiam » partem, in febre ad quartam & quintam redu- » citur, in morbis a debilitate increſcit ». Mais je ſuis perſuadé qu'il en a uniquement jugé par les quantités de globules rouges & de ſerum qui paroiſ- ſent ſéparées dans les ſaignées ordinaires, & qu'il n'a pas fait attention aux variétés qui réſultent des différentes circonſtances de la ſaignée. J'ai vu dans le rhumatiſme le craſſamentum ne pas former le tiers du ſerum qui l'environnoit ; & dans d'autres cas, où le ſerum ne ſe ſéparoit pas du craſſamentum, ce dernier égaloit le quart de toute la maſſe ; & en faiſant attention aux circonſtances de la ſaignée, j'ai ſouvent prédit de quelle manière ſe feroit la ſépa- ration vingt-quatre heures après. Mais, en ſuppoſant même que l'on puiſſe eſtimer plus exactement quelle eſt la quantité du ſerum en proportion de celle du craſſamentum, ou plutôt la quantité des globules rouges & du gluten pris enſemble, il reſtera encore à déterminer quelle eſt la proportion de ces deux der- nières ſubſtances entre elles : l'on ne ſait donc pas en- core d'une manière certaine quelle eſt la proportion ordinaire des globules rouges du ſang chez les per- ſonnes en ſanté, ni juſqu'à quel point elle peut con- tribuer à produire un tempérament particulier.

Quant au gluten du ſang, conſidéré ſeul, il eſt également difficile de déterminer quelle eſt ſa pro- portion relativement à toute la maſſe, ou à ſes diffé- rentes parties. Il me paroît prouvé que le gluten, combiné avec les globules rouges dans le craſſamen- tum, ou ſéparé ſpontanément des autres parties, eſt une matière du même genre que celle qui eſt diſſoute dans le ſerum. L'on n'a pas néanmoins encore déterminé avec exactitude quelle peut être la proportion de ce dernier. L'on eſt fondé à croire que le ſerum eſt toujours une diſſolution ſaturée ; mais il eſt en même temps probable que la qualité diſ-ſolvante du ſerum peut être plus ou moins forte dans différentes occaſions : nous n'avons donc pas un nombre ſuffiſant d'expériences pour déterminer quelle eſt la proportion de tout le gluten relativement au reſte de la maſſe. L'on peut facilement admettre que, chez ceux qui jouiſſent d'une bonne ſanté, les globules rouges & le gluten dominent plus ou moins, ſuivant la quantité, & en quelque ſorte ſuivant la qualité des alimens que l'on a pris dans un temps donné : mais cela ne peut guère nous mettre à même de déterminer quelle eſt leur proportion chez les différentes perſonnes qui jouiſſent d'une bonne ſanté, ni juſqu'à quel point ils contribuent à pro-duire des différences dans les tempéramens. L'on peut néanmoins préſumer que, relativement à la ſéroſité, la proportion de globules rouges & de gluten pris enſemble doit être plus ou moins grande, ſuivant la force des puiſſances digeſtives & aſſimi-latrices de chaque individu, & que ces dernières ſont toujours plus ou moins actives, en raiſon de la force ou de la foibleſſe générale du ſyſtème. La proportion des différentes parties des fluides peut donc varier ſuivant les tempéramens ; mais cela ſeul ne ſuffit pas pour produire la différence même des tempéramens.

Il me reſte à examiner la troiſième portion de la maſſe du ſang, qui eſt la ſéroſité, dont il eſt également difficile de déterminer la quantité propor-tionnelle : il doit l'être autant de déterminer quelles ſont les proportions de craſſamentum & de ſerum, parce que l'on peut préſumer que la ſéroſité eſt en même proportion que le ſerum ; en conſéquence, juſqu'à ce que ce dernier ſoit mieux connu qu'il ne l'a été jufqu'à préfent, il faut tenter d'en déterminer la quantité proportionnelle par l'examen des caufes que l'on croit capables de produire en plus ou moins grande quantité la matière contenue dans la férofité.

En faifant cette tentative, nous ne nous occuperons pas d'un objet qui paroît fe préfenter naturellement, favoir, de la quantité de liquide introduit dans le corps. Il n'eft pas douteux qu'elle doit augmenter accidentellement la quantité de férofité ; mais comme je crois que les excrétions augmentent toujours chez les perfonnes faines en proportion de la quantité de liquide qui fe trouve dans les vaiffeaux fanguins, je fuppofe également que toute quantité de liquide plus confidérable que de coutume, introduite dans le corps, fe diffipera promptement par les fecrétions, & ne pourra occafionner de différence permanente dans la proportion de férofité chez différens individus qui jouiront de la fanté.

Il nous faut en conféquence chercher quelque autre caufe capable de produire la différente proportion de férofité. L'on peut, dans cette vue, obferver que les puiffances digeftives & affimilatrices de l'économie animale font conformées de manière à extraire des alimens que nous prenons, un fluide propre à remplir les objets de cette économie, &, en particulier, à la nourriture des parties folides ; & tant que ce fluide jouit des qualités qui lui font néceffaires pour remplir les objets auxquels il eft deftiné, nous préfumons qu'il eft doux, fans âcreté, & nullement nuifible ou pernicieux.

Il eft en même temps probable que ces mêmes fluides ne reftent pas long-temps dans cet état fans éprouver d'altération ; mais ils fe changent en conféquence d'un certain mouvement progreffif continuel en un état tel, qu'ils peuvent devenir extrêmement nuifibles, & même pernicieux, lorfque le changement eft porté trop loin, & que les fluides

altérés reſtent dans le corps. C'eſt, à ce que je crois,
le changement dont je viens de parler.qui produit la
féroſité ; il faut abſolument que cette dernière,
quoique propre à remplir quelques objets de l'économie, ſoit conſtamment chaſſee au dehors, & c'eſt
ce qui produit les excrétions ordinaires. La féroſité étant donc toujours de nature à être entraînée
par les ſecrétions en proportion de ſa quantité,
nous préſumons que ſa proportion excède rarement
long-temps à un degré quelconque celle de la maſſe
totale. Cette proportion peut néanmoins varier,
ſuivant les individus ; & cette variété peut contribuer à produire une différence dans les tempéramens.
L'on objectera peut-être que le mouvement pro-
greſſif animal qui produit la féroſité, peut avoir
différens degrés de force, ſelon les différens individus, & que la féroſité peut par conféquent s'engendrer plus ou moins promptement, & avoir une
qualité plus ſaline chez les uns que chez les autres,
de manière que cette différence dans la quantité &
dans la qualité de la féroſité peut produire une différence dans les tempéramens. L'on ne peut nier que
cela ſoit poſſible ; mais je ne ſais dans quelles circonſtances cette différence a lieu, & je ne connois pas les
apparences externes qui peuvent la faire reconnoître.

L'on ſuppoſe aſſez communément que le ſang eſt
dans un état plus ſalin chez certaines perſonnes que
chez d'autres : cela peut être ; mais nous n'avons pas
d'expériences propres à déterminer la quantité ou
la condition de matière ſaline contenue dans le ſang.
L'on s'eſt imaginé pouvoir découvrir l'état ſalin de
la féroſité par certains changemens qui ſe manifeſtent
ſur la ſurface du corps : mais le réſultat que l'on en
a tiré eſt trompeur, parce que l'on peut prouver que
ſouvent ces changemens dépendent plutôt de l'état
de la peau même, que de l'état des fluides auxquels
elle livre paſſage.

D'après cette recherche fur l'état du fang, relativement à fon aggrégation, ou relativement à l'état & à
la proportion des différentes parties qui le compofent
comme aggrégat, il paroît que non-feulement l'on ne
peut décider jufqu'à quel point ces circonftances peuvent faire varier les tempéramens; mais il eft au contraire probable qu'elles n'y influent jamais beaucoup.

Malgré les obfervations que je viens de faire,
depuis que l'on a admis les raifonnemens chymiques
dans la phyfiologie du corps humain, c'eft-à-dire,
depuis PARACELSE, les médecins ont penfé que nos
fluides pouvoient fe diftinguer par l'état de leur
mêlange chymique, dans toute la maffe du fang, ou
dans les différentes parties qui le compofent comme
aggrégat hétérogène: néanmoins, on ne peut le confidérer chymiquement, que fous le dernier point de
vue, c'eft-à-dire, relativement à chaque partie; &
l'on reconnoîtra facilement ici que jufqu'à nos jours,
l'on a admis beaucoup de raifonnemens frivoles,
hypothétiques & faux, dans les explications chymiques que l'on a données fur la nature & l'état
de nos fluides. Les médecins n'évitent pas même
encore, autant qu'ils le devroient, ces explications
hypothétiques; & quelque affurance qu'ils paroiffent
mettre dans leurs raifonnemens chymiques, je ne
trouve rien de clair ou de certain dans tout ce qu'ils
ont avancé fur cet objet. Je ne dirai pas combien
l'analyfe chymique nous a peu appris de chofes fur
la nature des fubftances végétales ou animales; il
me fuffira d'obferver, relativement à quelques parties
de la maffe du fang, que l'on n'a pas encore décidé
fi leur mêlange chymique change dans différentes
occafions, ni quelle eft la nature du changement qui
en réfulte, ni de quelle manière ce même changement fe fait. C'eft ce que l'on peut affurer hardiment
à l'égard des globules rouges, dont l'on ne connoît
pas encore bien les propriétés chymiques ou méca-

niques ; nous ne favons pas même comment ils font formés ou produits, ni de quelle manière ils peuvent être chymiquement changés.

Je fuis difpofé à faire la même affertion relativement au gluten ; car il me paroît que nous ne favons pas comment il eft formé par les végétaux dont nous nous nourriffons, ni quel eft précifément l'état de fon mélange : nous ne pouvons en conféquence dire clairement *à priori*, comment il peut être chymiquement changé. Je ne connois aucune obfervation qui prouve que les qualités fenfibles du gluten changent dans aucun cas. Il y a des circonftances où fa vifcofité & fa force de cohéfion paroiffent confidérablement diminuées ; mais l'on peut donner différentes explications de ces phénomènes ; &, de quelque manière qu'on les explique, ils ne paroiffent avoir lieu que dans les cas les plus évidemment morbifiques ; de forte que nous ne fommes pas fondés à affurer qu'il exifte aucune différence de ce genre dans les tempéramens des différens hommes qui jouiffent de la fanté. L'on fuppofe communément que la denfité & la vifcofité de la maffe du fang varient, fuivant les individus, dans l'état de fanté même, & encore plus certainement dans l'état de maladie ; l'on a attribué cette variété à la plus grande proportion de gluten contenu dans la maffe du fang, ou à la plus grande vifcofité ou force de cohéfion du gluten lorfqu'il fe trouve dans une proportion convenable : mais aucune de ces hypothèfes n'eft prouvée par des expériences concluantes. L'on en a tenté quelques-unes dans cette vue ; telles font celles du docteur Browne Laugrish : mais ces expériences font évidemment inutiles & propres à induire en erreur.

J'ai dit plus haut que la proportion du gluten contenu dans le fang pouvoit être augmentée par la quantité des alimens, & par la vigueur dont jouit le fyftême pour les préparer & les affimiler ; mais

il eſt aſſez probable que la quantité de gluten eſt proportionnée à la vigueur du ſyſtême, & qu'elle ne
peut produire d'état morbifique : elle peut bien avoir
quelque part dans la différence des tempéramens,
non par elle-même, mais uniquement en ce qu'elle
accompagne d'autres circonſtances qui agiſſent plus
puiſſamment ſur le ſyſtême.

Je ne puis quitter ce ſujet ſans obſerver que
l'épaiſſiſſement contre nature, ou la lenteur de la
maſſe du ſang, que l'on a regardé comme une cauſe
fréquente de maladie, a influé beaucoup ſur la plupart des ſyſtêmes de pathologie moderne; mais je
prétends que cette cauſe eſt en général purement hypothétique, & je ne connois aucune obſervation qui
en démontre l'exiſtence réelle. Je ſuis diſpoſé à ſoutenir que cette hypothèſe eſt généralement dépourvue
de probabilité. Les fonctions de l'économie animale,
qui dépendent du mouvement conſtant des fluides à
travers une infinité de canaux étroits, exigent que
ces fluides aient un degré très-conſidérable de fluidité :
c'eſt pour remplir cet objet, que la nature a eu ſoin
qu'une eau pure fût toujours la plus grande partie
des fluides animaux. Il eſt auſſi certain que les parties
dont les molécules ſont diſpoſées à s'unir & à former
des maſſes imperméables, ſe trouvent le plus ſouvent dans un état de diſſolution, & dans un état
très-fluide; ou, s'il y a quelques parties qui ne ſont
que diſperſées, leur proportion eſt très-petite, en
comparaiſon de celles qui ſont entiérement fluides;
& tant que la chaleur & le mouvement du tout continuent, les matières qui pourroient s'unir ſont en-
tretenues dans un état de diviſion extrême, & diſperſées parmi les parties les plus fluides; & il n'eſt
nullement démontré qu'elles puiſſent ſe ſéparer de
ces fluides dans d'autres cas que quand elles ſont en
ſtagnation. L'on eſt en conſéquence peu fondé à
admettre un épaiſſiſſement contre nature qui domine

dans la maſſe du ſang, ou qui eſt communément une cauſe de maladie : ce que je viens de dire ne tend pas directement à l'objet que je me propoſe préſentement, qui eſt de rendre raiſon de la différence des tempéramens ; il y tient néanmoins juſqu'à un certain point, & ne peut être étranger dans une introduction ſur la manière d'agir des médicamens.

Pour revenir à mon objet, j'ai tenté de prouver, à l'égard des globules rouges ou du gluten, que l'examen de leur mêlange chymique ne pouvoit nous donner que très-peu de lumières pour diſtinguer les tempéramens. L'on pouvoit cependant croire que la chymie nous donneroit des connoiſſances plus étendues ſur la ſéroſité ; mais il me paroît qu'il eſt encore très-difficile de déterminer juſqu'à quel point nous pouvons avancer ſur cet objet. Il eſt aujourd'hui généralement reconnu que la ſéroſité du ſang humain eſt un fluide aqueux, qui tient en diſſolution, outre une quantité de gluten, un ſel particulier qui eſt à peine connu, ou au moins qu'on n'apperçoit pas diſtinctement ailleurs que dans le corps des animaux. Nous ſavons auſſi, par les excrétions fournies, à ce que l'on préſume, par la ſéroſité, qu'il exiſte dans cette dernière une certaine quantité de matière huileuſe ; mais nous ne connoiſſons pas préciſément la nature particulière de cette matière, ni la proportion dans laquelle elle ſe trouve, ni la manière dont elle eſt combinée avec les autres parties ; nous ne pouvons par conſéquent dire juſqu'à quel point l'examen de cette partie huileuſe peut ſervir à déterminer les différens états des fluides chez les différens individus qui ſont dans un état de ſanté.

L'on peut, je crois, négliger l'examen de la partie huileuſe du ſang ; mais la partie ſaline ſemble mériter plus d'attention. Il y a lieu de croire que, outre la matière ſaline particulière dont j'ai parlé plus haut, il exiſte pluſieurs autres matières ſalines dans la ſéro-

fité ; mais l’on n’en connoît pas précifément la nature ni la proportion. Nous favons, par exemple,
qu’il y a dans l’urine de tous les hommes, qui
eft probablement le produit de la férofité, un acide
qui occafionne, dans certains cas, une concrétion
dans les voies urinaires, & qui, étant féparé de
l’urine, prend l’apparence d’une fubftance terreufe
ou pierreufe. Néanmoins, cela n’a été reconnu que
depuis peu de temps, par l’analyfe des concrétions
urinaires qui étoient morbifiques : cette déouverte
nous met à même de corriger quelques parties de notre
fyftême, & nous prouve en même temps combien
nous fommes ignorans fur l’état des fluides humains.

Ce que nous venons de dire fur les différentes
matières dont nous pouvons reconnoître l’exiftence
dans la maffe du fang, prouve que l’on eft peu fondé
à diftinguer les tempéramens par l’état différent de
la maffe de leur fang. Il eft très-poffible qu’il y ait
des variétés à l’égard de cet état, fuivant les hommes ;
mais les médecins ont fait jufqu’ici peu de progrès
pour déterminer les degrés de ces variétés, ou les
marques externes auxquelles on peut les reconnoître.

Sans nous occuper de confidérer ici les différens
états de la férofité, l’on pourroit s’en former une
idée groffière pour diftinguer l’état des fluides chez les
différens individus.

Il exifte dans le corps humain, qui eft toujours
en partie nourri de végétaux, une puiffance en vertu
de laquelle les fubftances végétales, après être reftées
quelque temps dans le corps, changent confidérablement de nature & de qualité, & fe transforment en
fluides animaux, lefquels diffèrent beaucoup, à plufieurs égards, des matières végétales qui ont fervi de
nourriture. Nous ne connoiffons pas exactement la
manière dont ce changement s’opère ; une feule circonftance paroît y jetter une foible lumière : les matières végétales foumifes à la putréfaction fubiffent

un changement à-peu-près analogue à celui qui se fait dans le corps humain : nous ne pouvons pas, il est vrai, appercevoir dans quelle portion de fluide se fait ce changement dans le corps ; nous connoissons encore moins de quelle manière il s'opère, ou à quel degré il parvient : néanmoins, nous pouvons en général en conclure, avec assez de certitude, que l'action animale est une partie de la fermentation putride. L'on observe aussi que, quand l'action animale a réduit les alimens dans l'état propre à remplir les objets de l'économie animale, ou plutôt dans l'état de fluides animaux, ils ne restent pas long-temps dans cette condition ; mais ils font constamment des progrès vers l'état putride ; & ces parties, qui font dans un état de dégénérescence & dégénérées, forment principalement les ingrédiens salins ou terreux de la sérosité, & sortent constamment du corps, par le moyen des différentes excrétions, avec une partie du fluide.

Il est aisé de concevoir, d'après ces observations, que les parties qui constituent le fluide animal peuvent être plus ou moins disposées & plus ou moins avancées vers l'état de putréfaction, & que ces circonstances peuvent occasionner des diversités dans les fluides, relativement à la consistance de la masse totale, ou aux qualités chymiques de la sérosité : mais tant que les changemens de cette nature ne font pas parvenus à l'état morbifique, nous ne pouvons guère les distinguer, quand ils font à un moindre degré, ou dire jusqu'à quel point ils peuvent contribuer, ou combien ils contribuent réellement à distinguer les tempéramens des hommes dans l'état de santé.

Les différentes remarques que nous venons de faire sur la sérosité, prouvent assez clairement qu'il y a toujours une portion de la masse du sang qui est dans un état salin ou d'acrimonie ; & il n'y a rien de si commun, que de voir les médecins fuppofer que l’acrimonie des fluides eft une caufe fréquente de maladie.

Il eft très-poffible que cette caufe ait lieu , & elle exifte certainement dans plufieurs cas ; mais il me paroît qu’on l’a fuppofée trop inconfidérément & trop fréquemment , & le plus fouvent très-gratuitement , fans en avoir dans le fait aucune preuve évidente. L’on a peu connu les différens genres poffibles d’acrimonie ; il y en a plufieurs que l’on a eu tort d’admettre, & d’autres qui peuvent exifter ; mais l’on n’a pas démontré qu’elles puiffent réellement devenir exceffives par leur quantité : les phénomènes que l’on a rapporté pour prouver ces acrimonies, peuvent communément s’expliquer par d’autres caufes ; il n’eft pas même douteux qu’elles font fouvent produites par des caufes d’une nature différente , & même oppofée.

Il eft probable que les différentes acrimonies dont nous admettons l’exiftence conftante dans la férofité, peuvent fe trouver en plus ou moins grande quantité, fuivant les différentes circonftances ; mais nous devons conclure, en raifon même de ce qu’elles y exiftent conf-_ tamment, qu’elles ne ftimulent pas fort vivement le fyftême. Plufieurs caufes s’y oppofent ; ces acrimonies font toujours répandues dans d’autres fluides doux ; le fyftême artériel n’eft pas fenfible aux ftimulans de ce genre, & ces mêmes acrimonies, en ftimulant les organes fecrétoires & excrétoires , y excitent une excrétion plus confidérable , qui les entraîne fur le champ hors du corps par quelques-uns des émunctoires. Je conclus de ces obfervations , qu’il ne s’engendre pas fréquemment une acrimonie fpontanée & nuifible ; car la plus grande partie du genre humain paffe fa vie fans éprouver aucun des effets que l’on pourroit attribuer à cette acrimonie. Les exemples de fon action font très-rares , & font communément la conféquence de quelques circonftances extraordinaires & violentes dans lesquelles le corps s'eſt trouvé.

Quant aux matières âcres introduites du dehors dans le corps, il n'y a pas de doute que pluſieurs ſont aſſez puiſſantes pour porter le déſordre dans le ſyſtéme ; mais il y en a auſſi un grand nombre qui peuvent y être introduites ſans produire aucun effet : je ne parlerai pas des différentes précautions que la nature a priſes pour empêcher ces matières de paſſer dans la maſſe du ſang ; je penſe qu'il ſuffit d'obſerver que lors même qu'elles y paſſent, elles perdent entiérement leur action, parce qu'elles s'uniſſent avec la ſéroſité, ſe répandent dans toute ſa maſſe, & ſont promptement entraînées avec elle par quelquesunes des excrétions ; de manière que pluſieurs ſubſtances très-âcres, telles que le mercure & les cantharides, ne produiſent leurs effets que ſur les organes ſecrétoires ou excrétoires.

Je conclurai, en conſéquence de tout ce que j'ai dit ſur cet objet, que l'on a trop ſouvent admis, dans la pathologie moderne, l'acrimonie comme cauſe de maladie, & qu'on ne devroit l'admettre que quand ſes cauſes & ſon exiſtence ſont bien reconnues.

Je ne nie point que l'état des fluides peut contribuer à diſtinguer les différens états du corps, tant en ſanté qu'en maladie ; mais je prétends en même temps que nous connoiſſons peu la manière dont il peut produire cet effet ; que notre théorie des fluides humains eſt encore fort incomplète & fort imparfaite ; qu'en raiſon de cet état d'imperfection, l'on en a fait un uſage trop inconſidéré & trop général dans chaque partie de la médecine ; & je ne ſuis guère tenté d'en agir de même, parce qu'il eſt très-probable que l'état des fluides dépend beaucoup d'autres circonſtances de la conſtitution, leſquelles ſont plus importantes & contribuent plus puiſſamment à en déterminer les différens états.

Article III.

De la distribution des fluides.

La troisième circonstance qui peut, à ce que nous supposons, servir à distinguer les tempéramens, c'est le différent état de la distribution des fluides, & même le différent état d'équilibre à cet égard entre les différentes parties du systême.

Il est d'abord évident que c'est particuliérement par l'action du cœur que le sang est poussé dans les différens vaisseaux : l'action des artères contribue, il est vrai, à favoriser le mouvement du sang, & cette action peut, dans certains cas, augmenter ou diminuer dans quelques parties, de manière que la force du mouvement du sang y est accélérée ou modérée, sans qu'il survienne aucun changement dans l'action du cœur ; mais l'on doit présumer que dans l'état ordinaire de santé, l'action des artères est exactement proportionnée à la force avec laquelle le cœur les distend. Nous devons par conséquent regarder l'action des artères comme passive, & considérer le cœur seul comme la puissance motrice.

Par conséquent, dès que le cœur entre en action, le sang doit se distribuer dans les differentes parties en proportion de la capacité des vaisseaux & de leur densité, ou de la résistance qui se trouve dans chaque partie. Nous en avons un exemple évident dans la formation graduelle du corps depuis le premier instant de son existence jusqu'à son accroissement parfait. Les parties se développant successivement pendant ce temps, quelques-unes parviennent plus promptement que les autres à leur accroissement complet ; ce qui me paroît dû aux différens degrés de capacité & de résistance dont jouissent les vaisseaux aux différens périodes de la vie ; & cette différence eſt probablement déterminée par l'état des fibres primitives.

Ceci conſtitue une grande différence dans l'état de l'homme, aux différens âges, pendant l'accroiſſement graduel du corps ; cette différence eſt particuliérement ſenſible à l'égard de la tête, qui, en raiſon de ſes différens uſages dans l'économie animale, eſt développée la première, & acquiert, avant toutes les autres parties, le volume qu'elle doit avoir ; ce qui vient certainement de ce que les vaiſſeaux de la tête ſont, par leur capacité & leur denſité, conformés de manière à remplir cet objet ; & tout égal d'ailleurs, le ſang eſt en conſéquence, dans la première partie de la vie, pouſſé en plus grande quantité dans les vaiſſeaux de la tête, que dans les autres parties du ſyſtéme : il eſt même aſſez probable que cette quantité de ſang eſt plus grande, en raiſon de la jeuneſſe de l'animal, & qu'elle continue à l'être, juſqu'à ce que le corps ſoit parvenu à ſon accroiſſement complet ; néanmoins elle diminue enſuite continuellement, à meſure que l'animal avance vers le période où l'on peut ſuppoſer qu'il ceſſe de croître.

Lorſque le corps eſt arrivé à ſon accroiſſement parfait, l'on trouve très-communément une ſymmétrie & une exacte proportion dans le volume & la maſſe des différentes parties expoſées à la vue ; d'où l'on peut ſuppoſer que la diſtribution du ſang ſuit exactement la même proportion. L'on obſerve une grande uniformité à cet égard dans la plupart des hommes : je penſe néanmoins qu'il eſt poſſible qu'il ſe trouve une diſproportion de capacité dans certaines parties chez quelques individus, & que cette diſproportion ſubſiſte toute la vie. C'eſt pourquoi l'on remarque communément que les hommes dont la tête eſt groſſe & proportionnée par ſa groſ-ſeur à la grandeur du corps, ſont moins ſujets à l'état de pléthore des vaiſſeaux de la tête, & aux

maladies

maladies qui en dépendent. J’ai auffi remarqué quelquefois que les hommes qui avoient les mains & les pieds plus courts qu’ils ne le font communément en proportion du refte du corps, étoient plus expofés à l’état de pléthore des poumons.

Ceci me conduit à obferver que de toutes les proportions de capacités des différentes parties du corps qui influent fur la diftribution des fluides, il n’y en a pas de plus confidérable que la différence de capacité qui fe trouve entre les vaiffeaux du poumon & ceux du fyftême de l’aorte : cette différence fe reconnoît fpécialement par l’étendue du thorax, relativement aux autres parties du corps, & on peut croire qu’elle établit une grande différence dans la conftitution des hommes. Les médecins favent combien elle peut contribuer à produire certaines maladies.

Il faut fur-tout obferver, à l’égard de la diftribution du fang, qu’il y a un certain équilibre entre la force du cœur & la réfiftance qu’oppofent les derniers vaiffeaux par où paffe la tranfpiration infenfible. Il eft probable que la quantité de cette excrétion chez les différentes perfonnes, dépend beaucoup de cet équilibre ; on pourroit même le prouver jufqu’à un certain point, en obfervant que dans certains cas la réfiftance des extrémités des vaiffeaux paroît être fi confidérable, qu’elle diminue la tranfpiration, & en conféquence l’appétit : d’où l’on voit pourquoi des hommes dont le corps eft volumineux, & qui paroiffent avoir affez d’embonpoint, ont moins d’appétit & prennent habituellement moins de nourriture, que d’autres dont la corporance eft la même ; on peut, je crois, rendre raifon de cette circonftance, en l’attribuant à la foibleffe du cœur en proportion de la réfiftance qu’oppofent les extrémités des vaiffeaux. Nous voyons, au contraire, des hommes d’une corpulence médiocre & maigres, qui prennent beaucoup de nourriture ; ce qui eft dû, felon ma

Tome I.   F

manière de voir, à ce que la force du cœur est chez eux considerable, en proportion de la résistance qu'opposent les extremités des vaisseaux.

Je ne puis me dispenser de remarquer, relativement à l'equilibre qui existe entre le cœur & les derniers vaisseaux, que l'interruption ou la diminution de la transpiration est souvent due au froid, qui resserre les vaisseaux, & augmente la résistance qu'ils opposent à l'action du cœur; mais il est en même temps évident que le même effet peut être frequemment produit par la foiblesse du cœur, qui ne pousse pas le sang avec une force convenable vers la surface du corps; ce qui rend le dernier plus sensible à l'impression du froid. Cette disposition à être affecte par le froid peut avoir lieu, non-seulement accidentellement, comme il arrive chez la plupart des hommes, mais elle paroit exister chez quelques-uns pendant une grande partie de la vie, & l'on peut par conséquent la considérer comme propre à distinguer les différentes dispositions & les différens temperamens des individus.

De toutes les différences relatives à la distribution du sang, il n'y en a pas de plus remarquable que celle que l'on observe entre la quantité des artères & des veines. Il est aujourd'hui démontré que leur proportion varie à différens périodes de la vie, en raison de la différence que produisent certains changemens des artères & des veines à ces différens périodes; car l'on sait que les tuniques des veines ont une densité proportionnelle, plus grande chez les jeunes animaux que chez les vieux; les veines opposant en conséquence une résistance plus forte dans un âge que dans un autre, elles recevront moins de sang, & les artères en conserveront une plus grande quantité. Cette différence de la quantité de sang contenu dans les artères & dans les veines a évidemment lieu pendant l'accroissement ordinaire

de la vie ; mais il eſt probable qu'elle ſubſiſte également chez quelques perſonnes, juſqu'à un certain
point, pendant tout le cours de la vie, & qu'elle
conſtitue une différence conſtante & conſidérable
dans les tempéramens, comme je le dirai plus amplement par la ſuite.

Article IV.

De la différente proportion du ſolide & du fluide dans le corps.

La quatrième circonſtance qui produit une différence de tempérament, eſt la différente proportion
du ſolide & du fluide ſuivant les individus. Il n'eſt
pas douteux que cette proportion varie à différens
périodes de la vie ; que les ſolides ſont moins denſes,
& le nombre des vaiſſeaux plus grands chez les jeunes
gens, & que par conſéquent la proportion du fluide
au ſolide eſt plus grande chez ces derniers que chez
les vieillards : mais, d'une autre part, la quantité
du ſolide augmente conſtamment, & le nombre des
vaiſſeaux diminue pendant le reſte du cours de la
vie ; de manière que ces circonſtances ſont toutes
entiérement oppoſées dans la vieilleſſe. Ces états
varient donc continuellement à meſure que l'on
avance en âge, & l'on peut ſuppoſer qu'ils ſont
adaptés à l'économie animale, ſuivant les différens
périodes de la vie : il y a néanmoins des circonſtances qui produiſent des variétés dans ces états,
indépendamment de l'âge.

Premiérement, comme nous avons déjà remarqué
que la denſité du ſolide ſimple eſt déterminée par
l'état des fibrilles primitives, l'on peut ſuppoſer
que les diſpoſitions du ſyſtême qui produiſent les
changemens dont nous avons parlé ſont, juſqu'à un
certain point, déterminées par la même circonſtance.

Les folides peuvent en conféquence avoir plus de denfité pendant tout le cours de la vie, en proportion de la capacité des vaiffeaux, de manière que la proportion du fluide au folide peut varier chez différentes perfonnes du même âge, & produire, à cet égard, une différence de tempérament pendant toute la vie.

Il eft néceffaire, en examinant cet objet, de faire attention, non-feulement à la quantité générale de folide & de fluide comparés enfemble, mais de confidérer auffi la manière dont ils agiffent l'un fur l'autre. Les folides formant des tubes creux ou vaiffeaux, à travers lefquels paffent les fluides qui font dans un mouvement continuel, il faut voir jufqu'à quel point ces vaiffeaux font remplis par les fluides qui y coulent.

En confidérant les chofes fous ce point de vue, il eft évident que le mouvement du fang devenant plus lent à mefure qu'il s'éloigne du cœur, les vaiffeaux qui contiennent le fang rouge font continuellement diftendus ou dilatés, fuivant toute forte de dimenfion, au-delà du volume qu'ils auroient s'ils n'éprouvoient pas l'action d'une puiffance capable de les dilater : cette puiffance peut s'appeller l'état pléthorique du fyftême. Cet état eft non-feulement néceffaire pour le développement du fyftême pendant l'accroiffement du corps, mais il eft même effentiel qu'il exifte dans tout le cours de la vie, pour entretenir l'action des vaiffeaux & la tenfion convenable, ainfi que l'action néceffaire, peut-être, de chaque fibre du fyftême. Cela peut néanmoins varier, fuivant les individus, au même période de la vie, de manière que les vaiffeaux peuvent être plus ou moins dilatés au-delà de leur capacité naturelle. Dans l'enfance, les folides font lâches, & cèdent facilement, & les vaiffeaux fupportent une dilatation plus confiderable que celle qu'ils éprouvent communément :

mais passé ce période, la densité & la résistance des solides augmentent perpétuellement, la tension du système artériel s'accroît constamment, & parvient au plus haut degré dont elle est susceptible ; la force du cœur ne peut plus enfin dilater davantage les artères, & il passe dans les veines une plus grande quantité de sang. Les choses subsistent dans cet état tout le reste de la vie; mais en même temps ces deux espèces de vaisseaux restent dans un état de pléthore.

Il paroît, d'après la manière dont j'ai considéré cet objet, qu'il faut, pour que le corps humain jouisse de la santé, & qu'il exerce convenablement ses fonctions, qu'il soit constamment dans un état de pléthore : l'on peut néanmoins supposer que cet état peut être porté à un degré plus ou moins considérable dans certains cas, & parvenir à un tel excès, qu'il produise une maladie, ou une forte disposition à la maladie. Il est en effet possible que, pendant tout le cours de la vie, la quantité du sang, & par conséquent la plénitude & la tension des vaisseaux, soient, chez quelques personnes, en plus grande proportion que chez d'autres, & qu'elles contribuent en cela à distinguer les tempéramens des différens individus.

Cette dernière supposition a été universellement admise, & il est probable qu'elle est bien fondée; néanmoins je trouve qu'il est difficile de déterminer avec certitude les cas où elle a réellement lieu. L'on peut peut-être en juger en général par la plénitude du pouls, par le volume apparent des vaisseaux de la surface du corps, par la rougeur du visage, & par l'embonpoint général de la constitution. Mais la dernière circonstance peut fréquemment nous induire en erreur, parce que dans beaucoup de cas nous ne pouvons distinguer si l'embonpoint est dû à la pléni-tude des vaisseaux sanguins, ou à la quantité d'huile contenue dans la membrane adipeuſe. Ces deux effets ſont produits par des cauſes qui ſe reſſemblent beaucoup ; & ce n'eſt que quand l'embonpoint eſt porté à un degré conſidérable, que nous pouvons avec quelque certitude l'attribuer à l'obéſité, plutôt qu'à la pléthore ou à la plénitude des vaiſſeaux ſanguins.

Ceci me conduit néceſſairement à parler des différens états de la membrane adipeuſe, qui établiſſent une différence conſidérable dans la conſtitution des hommes. Les différens états de la membrane adipeuſe ſont le plus communément fort ſenſibles, & les effets de l'obéſité ſont ſouvent aſſez faciles à obſerver : mais il n'eſt pas aiſé de déterminer quel eſt l'état interne du corps, ou quelle eſt la modification de l'économie, dont dépend toujours l'obéſité : l'on peut ſuppoſer en général qu'elle dépend de la quantité de nourriture, & en particulier de la qualité huileuſe des alimens dont l'on fait uſage : il n'eſt pas douteux que, tout égal d'ailleurs, l'obéſité eſt ſouvent due à ces cauſes ; mais nous ſommes en même temps certains qu'elles ne ſont pas toujours les ſeules, & que pluſieurs autres circonſtances peuvent contribuer à la produire.

Il me paroît très-poſſible que, quels que ſoient les alimens dont l'on fait uſage, les puiſſances digeſtives & aſſimilatrices produiſent ſouvent des fluides plus ou moins diſpoſés à admettre une ſéparation plus ou moins prompte de l'huile, & à favoriſer par conſéquent ſon dépôt dans la membrane adipeuſe : les mêmes puiſſances peuvent auſſi produire, au contraire, des fluides plus ſalins, & parmi leſquels les parties huileuſes ſeront mêlées de manière à les rendre plus propres à être entraînées avec les excrétions. L'on ſait que la circulation active qui ſoutient puiſſamment les excrétions, peut auſſi empêcher l'huile de s'accumuler dans la membrane adipeuſe, & cela arrive en effet chez pluſieurs perfonnes, quoiqu’elles ne faffent aucun exercice du corps ; mais l’on fait auffi que les exercices de ce genre s’oppofent particuliérement à l’accumulation de l’huile, parce que non - feulement cet exercice entretient & augmente les fecrétions, mais donne auffi lieu à l’abforption conftante de l’huile qui étoit dépofée dans la membrane adipeufe.

Je ne puis déterminer d’une manière pofitive fi, la maffe du fang étant dans un état qui la rend propre à produire une grande quantité de férofité, ce même état n’eft pas un moyen d’augmenter l’abforption de l’huile pour émouffer l’acrimonie augmentée : cela me paroît néanmoins très-probable ; car nous voyons que l’émaciation eft l’effet de l’acrimonie morbifique qui domine dans les fluides, comme il eft évident dans les cas de fcorbut, de maladie vénérienne & de cancer.

Ces caufes augmentent ou diminuent la quantité d’huile contenue dans la membrane adipeufe, & peuvent, dans les cas d’obéfité ou de maigreur, nous mettre en général à même de juger de l’etat du fyftème, & en particulier de l’état des fluides ; mais il faut, outre ces caufes, confidérer les fonctions particulières à chaque partie. La manière dont fe fait la fecrétion de l’huile ne me paroit pas encore être clairement développée : mais l’on peut fuppofer en général qu’elle dépend de l’organifation particulière de l’organe fecrétoire, ou du tiffu cellulaire qui la reçoit, parce qu’elle fe trouve évidemment en plus grande quantité dans certaines parties du corps que dans d’autres. Elle s’accumule par exemple davantage dans l’épiploon que dans le méfentère ; on en trouve fouvent une quantité extraordinaire, ou plus confidérable, toute proportion gardée, dans certaines parties que dans d’autres ; de manière que l’on doit fuppofer qu’elle eft produite par quelques circonftances particulières à ces parties ; d’où l’on peut

préfumer que les organes propres à remplir cette
fonction, qui font répandus dans tout le corps, ont
une conftitution particulière, qui, indépendamment
de toutes les autres caufes dont nous avons fait
mention, contribue beaucoup à produire cet état
d'obéfité ou de maigreur, qui indique fouvent une
différence de tempérament ; mais la caufe de cette
conftitution particulière n'eft pas encore bien connue.

Avant de terminer ce fujet, il eft bon d'obferver
que, quoique la pléthore ou la plénitude des vaiffeaux fanguins, & l'obéfité ou la plénitude de la
membrane adipeufe, foient des circonftances très-
différentes, il eft cependant probable que la plénitude de la membrane adipeufe, en comprimant toujours, & diminuant le volume des vaiffeaux fanguins, produit la pléthore *ad fpatium*, qui eft fouvent l'effet de la pléthore *ad volumen* : & j'ai remarqué fréquemment que les perfonnes graffes auxquelles
les faignées peuvent être néceffaires, fupportoient
cependant plus difficilement ces évacuations que les
perfonnes maigres.

A R T I C L E V.

De l'état de la puiffance nerveufe.

La cinquième circonftance qui peut fervir à diftinguer les différens tempéramens, eft l'état différent de la puiffance nerveufe. Nous avons déjà dit
que les mouvemens du corps humain commençoient
très-généralement par les mouvemens de cette puiffance, & que les mouvemens qui en font communément l'effet, dépendoient de l'action & de l'état
de cette même puiffance dans les autres parties du
fyftême : l'on peut en conféquence confidérer cette
puiffance comme le premier moteur de l'économie
animale, & il n'y a pas de doute que fes différens

états doivent particuliérement contribuer à diſtinguer les tempéramens des différens hommes.

Néanmoins l'on avoit fait très-peu d'attention juſqu'ici aux effets de cette puiſſance, conſidérés ſous ce point de vue. Pluſieurs auteurs ont penſé, il eſt vrai, que la connoiſſance générale des tempéramens dépendoit de l'état des puiſſances motrices ; mais aucun n'a pouſſé ſes recherches aſſez loin pour déterminer quels ſont les différens états des puiſ-ſances motrices qui peuvent ſpécialement donner lieu à la différence des tempéramens. Je vais m'occuper préſentement de cet objet ; mais, pleinement convaincu des difficultés qui s'y rencontrent, je ne propoſe ce que j'ai à en dire qu'avec beaucoup de méfiance.

L'on peut, je crois, rapporter à trois chefs les différens états du ſyſtême nerveux, ſuivant le degré différent de ſenſibilité, d'irritabilité & de force dont il jouit.

Les mouvemens du ſyſtême nerveux ſont communément excités par les corps qui agiſſent ſur les parties ſentantes ; je vais en conſéquence commencer par conſidérer la ſenſibilité du ſyſtême.

De la ſenſibilité.

Nous avons défini plus haut la ſenſibilité, cette condition du corps vivant qui le rend capable d'être affecté d'une manière particulière par l'impulſion des autres corps ſur certaines parties de ſon ſyſtême nerveux, que l'on a en conſéquence convenablement nommées *parties ſentantes*.

Quoique l'étendue des parties ſentantes ne ſoit peut-être pas entiérement déterminée, elle l'eſt néanmoins aſſez complétement ; & l'on ſait que les parties ſentantes en général ſont les nerfs, & chaque partie dans la compoſition de laquelle entrent les

nerfs, de manière qu'elles font expofées à l'impul-
fion des autres corps. Nous n'entrerons cependant
ici dans aucune difcuffion fur cet objet ; nous ne
confidérerons que le degré de fenfibilité qui peut être
commun aux parties fentantes en général, & nous
examinerons jufqu'à quel point il peut différer fuivant les individus.

Il eft aifé de s'appercevoir, en s'occupant de cet
objet, que la fenfibilité de chaque individu varie à différens périodes de la vie, & qu'elle peut même varier
accidentellement par le degré de chaleur ou de froid
auquel l'on eft expofé, par l'application des ftimulans ou des narcotiques, par l'état du fommeil & de
la veille, & par quelques autres difpofitions du
corps. Toutes ces caufes qui changent accidentellement l'état de la fenfibilité, meritent beaucoup
d'attention dans la pathologie ; mais je les abandonne
donne ici, pour ne m'occuper que de l'examen de
ces états permanens qui peuvent produire différens
degrés de fenfibilité chez les differens hommes au
même période de la vie, & modifier l'action des
caufes occafionnelles pendant tout fon cours.

Je confidérerai, dans ces recherches, la fenfibilité fuivant qu'elle peut dépendre de l'état des extrémités fentantes, ou de l'état du fenforium.

La fenfibilité des premières, confidérées comme
organes d'un fentiment particulier, peut paroître
différente, fuivant l'état de l'organe qui reçoit &
tranfmet les impulfions des corps externes aux extrémités médullaires particuliérement douées de la fenfation ; & la fenfibilité des differens organes peut,
de cette manière, beaucoup varier chez la même
perfonne. Mais nous négligeons préfentement ces
différences, pour ne nous occuper que des différens
états de la fenfibilité dans les extrémités médullaires
proprement fentantes : ces états peuvent être communs à toutes les parties fentantes de la même

perſonne , mais différer ſuivant les individus. Cette
différence peut dépendre , à ce que je crois , de la
mobilité de la puiſſance nerveuſe , ou du degré de
tenſion des extrémités nerveuſes.

Je préſume ici , avec quelque confiance , que les
mouvemens excités dans le ſyſtême nerveux ſont
ceux d'un fluide ſubtil , élaſtique , uni , d'une façon
ou d'autre , avec la ſubſtance médullaire des nerfs ;
je ſuppoſe que ce fluide a ſa denſité & ſon élaſticité,
qui ſont dans une certaine proportion entre elles ,
mais que cette proportion varie chez les différens
hommes , & chez le même homme , à différens
périodes de la vie : d'où il réſulte que lorſque l'élaſticité eſt proportionnellement plus grande que la
denſité, la mobilité du fluide doit être plus conſidérable , & le corps où elle a lieu jouir d'un plus
grand degré de ſenſibilité. Au contraire, la ſenſibilité
diminuera, lorſque la denſité ſera en plus grande
proportion que l'élaſticité.

L'on peut aiſément croire que cette différente
proportion d'élaſticité & de denſité a réellement lieu
par ce qui arrive dans le cours de la vie ; car l'on
apperçoit ſenſiblement que la ſenſibilité diminue par
degrés , à meſure que la denſité du ſolide ſimple
augmente : & ſi, comme nous l'avons dit plus haut,
les fibres primitives produiſent un état différent de
denſité du ſolide ſimple chez les différens individus ,
& ſi cet état ſubſiſte dans la même proportion pendant toute la vie, il eſt aiſé de ſuppoſer que cet état
cauſe une différence dans la denſité & l'élaſticité
proportionnelle du fluide nerveux ; d'où il réſulte
que ſa ſenſibilité doit être différente. Ce qui contribue beaucoup à éclaircir ce que je viens de dire ,
c'eſt que la ſenſibilité diminue évidemment , ſelon
que la force du ſyſtême, qui ſuit la denſité du ſolide
ſimple, eſt plus grande chez les différens individus ,
ainſi qu'à différens périodes de la vie.

La différence de fenfibilité peut donc dépendre de l'état différent du fluide nerveux inhérent dans la fubftance medullaire ; & il eft évident que cet état peut varier par les différentes caufes qui produifent la différence de fenfibilité dont nous avons fait mention plus haut ; quelques-unes, telles que les puiffances narcotiques, ou le froid & le chaud, affectent la fenfibilité des nerfs, lorfqu'ils font même entiérement féparés des autres parties du fyftême.

La feconde circonftance qui détermine l'état de fenfibilité, paroît être le degré de tenfion dont jouiffent les extrémités des fibres médullaires dans tous les différens organes des fens. Pour éclaircir ceci, je fuppofe que le mouvement du fluide nerveux eft un mouvement ofcillatoire qui fe fait dans un fluide élaftique, & que la plupart des impreffions que reçoivent les organes des fens font produites par les impulfions des mouvemens ofcillatoires des autres fluides élaftiques ; & fi tout ceci eft exact, il eft évident que les mouvemens excités dans les nerfs par les impulfions que reçoivent leurs extrémités, feront plus ou moins confidérables, felon que ces extrémités feront dans un degré plus ou moins grand de tenfion. La nature femble avoir pris les précautions convenables pour donner cette tenfion néceffaire, en diftribuant des ramifications de vaiffeaux fanguins très-nombreufes parmi les fibres médullaires qui conftituent proprement le fenforium dans chaque organe des fens. Cela n'eft nulle part plus remarquable que dans la rétine ; & il eft affez probable que la tenfion des vaiffeaux fanguins doit occafionner une tenfion des fibres médullaires qui font ainfi entremêlées & cohérentes avec eux. Lorfque la tenfion des vaiffeaux fanguins eft augmentée, il en réfulte une augmentation de fenfibilité de l'œil, comme on le voit très-fréquemment dans l'ophthalmie, où, pour exprimer la même chofe d'une autre manière ;

dans les cas où il y a une affluence exceffive de fang dans les vaiffeaux de l'œil, la fenfibilité de la rétine augmente à un degré prodigieux. Il eft aifé d'expliquer de la même manière l'augmentation de fenfibilité de l'œil & de l'oreille, qui accompagne communément la phrénéfie ; & je pourrois citer d'autres exemples propres à éclaircir cet objet.

J'ai vu un cas où la main avoit perdu le fentiment ; & l'on reconnut enfuite évidemment que la perte du fentiment étoit due à la paralyfie de l'artère brachiale, dont les pulfations avoient ceffé par degrés depuis le poignet jufqu'à l'aiffelle ; d'où je jugeai que la perte du fentiment devoit s'attribuer à ce que les papilles de la peau, dans chacune defquelles pénètre une petite artère, ne recevoient pas fuffifamment de fang, & ne jouiffoient pas de la tenfion convenable.

Il paroît donc que la fenfibilité des extrémités des nerfs dépend, jufqu'à un certain point, de la tenfion qu'ils reçoivent des vaiffeaux fanguins qui les accompagnent conftamment : ainfi, de même que la conftitution des hommes varie, comme nous l'avons dit, fuivant leur différent état de pléthore, leur fenfibilité doit auffi varier, & être plus ou moins grande par cette feule raifon.

J'ai déjà obfervé que la conftitution du fluide nerveux correfpond, jufqu'à un certain point, avec les autres marques de force ou de foibleffe du fyftême ; & je penfe que cela a lieu chez chaque individu dans tout le cours de la vie ; ce qui prouve que cette conftitution dépend de l'état de denfité du fluide nerveux.

Avant de quitter cet objet, je crois néceffaire d'expliquer un cas d'augmentation de fenfibilité qui peut avoir lieu chez tout homme, ou à quelque période que ce foit de la vie. Je peux parler de cette augmentation de fenfibilité que l'on obferve toutes les fois que la foibleffe eft extraordinairement

augmentée. Pour expliquer ce fait, je suppose que
l'ensemble des nerfs, ou l'ensemble de la substance
médullaire du système nerveux, est par-tout pénétré
du fluide subtil élastique dont j'ai parlé plus haut,
& que les différentes parties de ce fluide tendent
toujours à se mettre en équilibre entre elles, de manière que chacune acquiert la même densité. Il
est en même temps très-probable qu'il existe dans le
cerveau (qui est le siège principal de ce système,
& auquel toutes les autres parties sont en quelque
sorte unies) un centre commun de mouvement &
de puissance ; d'où il arrive que dans certaines circonstances le fluide nerveux est déterminé avec plus
de force, & peut-être en plus grande quantité que
de coutume, dans certaines parties que dans d'autres.
C'est ce que j'appellerai l'action ou l'énergie du cerveau ; & elle est sur-tout évidente dans les opérations de la puissance nerveuse, dans le cas de mouvemens volontaires. Il est très-probable qu'un certain
degré de cette énergie soutient constamment la plénitude de chaque partie du système nerveux ; il est
aussi assez évident que la même cause conserve la
puissance inhérente des fibres motrices. Il est également probable que la même énergie entretient la
plénitude & la densité du fluide nerveux dans les
extrémités sentantes. Il me paroît, d'après ce que je
viens de dire, qu'il est aisé de comprendre comment
l'énergie du cerveau étant affoiblie, de manière à
ne point soutenir la densité habituelle des extrémités
sentantes, elle doit produire un plus grand degré de
mobilité, & par conséquent de sensibilité.

C'est ainsi que je tenterois d'expliquer l'augmentation de sensibilité qui accompagne si fréquemment
la foiblesse ; mais il faut observer que dans certains
cas cet affoiblissement de la densité du fluide nerveux
dans les extrémités sentantes peut devenir excessif, &
détruire entièrement la sensibilité & le sentiment.

Cette doctrine sur l'énergie du cerveau, qui, dans l'état de santé, s'étend constamment par-tout aux extrémités sentantes, ainsi qu'aux extrémités motrices des nerfs, peut être éclaircie, en observant que toutes les fois que l'énergie du cerveau diminue par degrés, les effets de cette diminution sont par-tout sensibles, par la perte du sentiment & du mouvement, qui affecte d'abord les parties les plus éloignées du cerveau, pendant que celles qui en sont plus proches conservent plus long-temps leur intégrité.

Nous avons ainsi considéré l'état de sensibilité comme dépendant de l'état des extrémités sentantes ; mais j'ai ajouté qu'il pouvoit aussi dépendre de l'état du sensorium commun, dont il faut par conséquent que je m'occupe présentement.

Avant d'examiner particuliérement cet objet, l'on pourroit demander si l'état des cordes nerveuses qui transmettent les mouvemens des extrémités au sensorium, n'influe pas sur la sensibilité du système ? L'on pourroit supposer, à cet égard, que la transmission des mouvemens du fluide nerveux des extrémités au sensorium, devient plus ou moins libre, ou plus ou moins facile, suivant l'état des membranes qui enveloppent les fibres nerveuses dans leur cours, ainsi que suivant l'état du tissu cellulaire & des vaisseaux sanguins renfermés dans ces enveloppes, lesquels vaisseaux paroissent par-tout interposés entre les différentes cordes nerveuses, & dont la distribution varie selon les circonstances. Il est en effet assez probable que ces circonstances peuvent avoir ici quelque influence ; mais nous ne connoissons guère les cas dans lesquels elles agissent, & encore moins jusqu'à quel point elles diffèrent constamment chez les différens individus.

En supposant néanmoins que les mouvemens se propagent des extrémités au sensorium, sans être

nullement altérés dans le cours des nerfs, la queſtion ſe réduit alors à ſavoir juſqu'à quel point l'état
du ſenſorium même influe ſur les effets de ces mouvemens quand ils produiſent la ſenſation? L'on peut
d'abord préſumer, pour répondre à cette queſtion,
que la conſtitution du fluide nerveux eſt la même,
relativement à la denſité & à l'élaſticité, dans le
ſenſorium que dans les extrémités, & que par conſéquent la ſenſibilité, en tant qu'elle dépend de cette
conſtitution, eſt au même degré dans les uns que
dans les autres. Il eſt également probable que, s'il
y a un certain degré de tenſion dans la ſubſtance
médullaire du cerveau occaſionné par la plénitude
des vaiſſeaux ſanguins qui s'y trouvent, ce degré de
tenſion produira ſur la ſenſibilité les effets dont j'ai
parlé à l'égard des extrémités.

Néanmoins, de même que l'état de tenſion des
vaiſſeaux du cerveau peut, dans certaines occaſions,
être plus grand que celui des extrémités ſentantes
des nerfs, cet état du ſenſorium peut auſſi être une
cauſe d'une plus grande ſenſibilité, tandis que la
force des mouvemens qui ſe propagent des extrémités ſentantes eſt la même qu'avant.

Rien n'eſt en effet plus évident que l'énergie du cerveau, c'eſt-à-dire, l'action par laquelle il détermine la
puiſſance nerveuſe dans le reſte du ſyſtême, dépend
beaucoup de la plénitude & de la tenſion de ſes
vaiſſeaux ſanguins; il me paroît en conſéquence
probable que le degré de ſenſibilité du ſenſorium
dépend, juſqu'à un certain point, de la même circonſtance. L'on objectera peut-être qu'un certain
excès de plénitude des vaiſſeaux du cerveau ſemble
devoir détruire entiérement le ſentiment; & que
toute plénitude extraordinaire peut, juſqu'à un certain point, affoiblir la ſenſibilité du ſenſorium. La
première partie de cette objection eſt vraie; & je
n'oſe pas aſſurer qu'un certain degré de plénitude ne
rendé

rende pas les mouvemens de la puiffance nerveufe moins libres, & ne diminue pas en conféquence la fenfibilité du fenforium : mais ceci ne détruira pas l'opinion, qui paroît d'ailleurs bien fondée, que tant que le mouvement de la puiffance nerveufe refte jufqu'à un certain point libre, il faut un certain degré de plénitude pour foutenir l'énergie du cerveau ; d'où il réfulte qu'un certain état de pléthore des vaiffeaux de ce viicère peut augmenter la fenfibilité.

Nous avons ainfi prouvé que la fenfibilité, en tant qu'elle dépend de la conftitution des nerfs & du fluide nerveux, étoit la même dans le fenforium que dans les extrémités fentantes. Nous avons également prouvé que l'accroiffement de fenfibilité du fyftême pouvoit être l'effet de l'accroiffement de tenfion des vaiffeaux fanguins du cerveau, comme on le voit évidemment dans la phrénéfie & dans quelques autres maladies : mais il me refte encore à parler d'un état du fenforium, qui influe d'une autre manière fur la fenfibilité du fyftême.

L'on fait que là plupart des fenfations qui tirent leur origine du fenforium font accompagnées de ce que l'on appelle une fenfation réfléchie, c'eft-à-dire, d'un fentiment agréable ou défagréable qui réfide dans la fimple fenfation, & les circonftances de ce fentiment contribuent beaucoup à déterminer les effets de la fenfation fur le fyftême. Je regarde ce fentiment comme une fonction abfolument dépendante du fenforium ; & ce dernier peut, fuivant fes différentes difpofitions, augmenter ou diminuer l'état de la fenfation réfléchie. Il eft affez évident que la difpofition du fenforium varie, dans différentes occafions, chez la même perfonne ; & il ne me paroît pas moins évident que quoique cette difpofition varie dans différentes occafions, il y a dans ces cas un caractère ou un ton qui fubfifte pendant

Tome I. G

BIBLIOTHÈQUE R.F. IMPRIMÉE

toute la vie, & cette circonstance distingue beau‑
coup les différens tempéramens. Il est certainement
difficile de déterminer l'état qui dispose le sensorium
à recevoir plus ou moins facilement, ou à des degrés
différens, des sensations agréables ou désagréables.
Néanmoins, malgré notre impuissance à cet égard,
il est très-convenable d'en faire mention comme d'une
cause qui modifie la sensibilité du système, & qui
influe par conséquent beaucoup sur la pathologie
médicale, & sur la distinction des caractères moraux
des hommes.

Après avoir parlé de la sensibilité du système
nerveux, je vais considérer son irritabilité, qui peut
beaucoup contribuer à distinguer les tempéramens.

J'ai déjà donné une idée générale de l'irritabilité;
j'ai aussi observé que cette propriété n'appartenoit
qu'à certaines fibres d'une structure & d'une conformation particulière qui les rendoit propres à cet objet.

De l'irritabilité.

Dans ce que je vais dire sur cet objet, je fais
abstraction de la force avec laquelle s'exécutent les
contractions des fibres motrices; cette force peut
être désignée, avec quelques auteurs, sous le titre
d'irritabilité; mais je ne considérerai ici que la
promptitude ou la facilité avec laquelle les contractions des fibres motrices sont produites. Il est très-
probable que leur conformation varie tellement dans
différens cas, qu'il en résulte différens degrés d'irritabilité; mais j'ignore entièrement leur structure générale, & les variétés qui peuvent s'y rencontrer
dans certains cas.

Nos physiologistes modernes ont supposé qu'il y
avoit un plus grand degré d'irritabilité dans certains
muscles & dans certaines fibres motrices que dans

d'autres ; ce qui s'observe particuliérement à l'égard
du cœur, du canal alimentaire & du diaphragme,
dont les fibres font plus irritables que celles des
autres parties du corps : mais l'on peut demander,
avec raison, si cela est dû a quelque structure particulière des fibres qui se trouvent dans ces parties plus
irritables, ou si cela est uniquement l'effet du pouvoir de l'habitude, lequel étant souvent réiteré,
semble donner une plus grande irritabilité a chaque
fibre du système. Il ne me paroit pas que nous
ayons des preuves évidentes que les fibres du cœur,
ou des autres parties que l'on suppose plus irritables,
jouissent d'une structure particulière ; & comme nous
savons en même temps qu'elles font plus exposées
à des contractions très-frequemment réitérées, je
suis persuadé que leur plus grande irritabilité apparente, ou plutôt la constance de leur irritabilité,
est due entierement à la puissance de l'habitude.

Il est donc a présumer que nous ne connoissons
pas les circonstances des fibres motrices même, qui
peuvent leur donner, dans certains cas, un plus grand
degre d'irritabilite, & il faut en chercher les causes
dans quelques circonstances genérales du système. La
conjecture la plus probable sur cet objet, est que
l'irritabilité des fibres motrices dépend des mêmes
causes que la sensibilité du système. Plusieurs observations prouvent que ces deux qualités ou ces deux
conditions font communement au même degré chez
différentes personnes ; & il est probable que la densité moins grande de la puissance nerveuse, qui rend
cette dernière plus mobile dans les organes des sens,
peut aussi la rendre telle dans les organes du mouvement. C'est ce que l'on observe en conséquence
chez les jeunes personnes, chez les femmes, & chez
tous ceux qui sont foibles naturellement ou accidentellement.

Cela me porte à supposer que l'irritabilité & la

senfibilité font au même degré, & dépendent de caules femblables chez chaque individu ; & comme les contractions qui furviennent dans les fibres motrices paroiffent communément proportionnées à l'irritation qui les a produites, qui eft fi fréquemment une fenfation particulière, il y a lieu de fuppofer que l'irritabilité générale étant donnée, l'on peut négliger fon état, relativement aux contractions particulières, & rapporter entiérement ces dernières à l'état de fenfibilité.

L'on peut certainement juger que cela arrive fouvent ; mais il me paroît que nous ne devons pas le fuppofer dans tous les cas, parce qu'il femble évident que la fenfibilité & l'irritabilité ne font pas toujours les mêmes chez la même perfonne. Je crois pouvoir porter cette conclufion, en ce que l'on obferve que ces deux qualités font fouvent foumifes à différentes loix. L'on fait, à l'égard de la fenfibilité, que la force des impreffions qui produifent une fenfation diminue conftamment lorfque ces impreffions font réitérées, tandis qu'une femblable répétition de mouvemens augmente toujours la facilité avec laquelle ces mouvemens font réitérés, ou, ce que l'on peut appeller l'irritabilité des parties. Ainfi, dans certains cas où les mouvemens font fréquemment réitérés par la même impreffion, l'une de ces loix a tantôt lieu, & d'autres fois l'autre, de manière qu'il arrive quelquefois que pour réitérer le même mouvement, la force de l'impreffion doit être conftamment augmentée ; & d'autres fois le mouvement peut être réitéré, quoique la force de l'impreffion diminue conftamment. Les médecins connoiffent très-bien ces cas ; mais je ne puis déterminer avec certitude dans quelles circonftances l'une ou l'autre de ces loix ont lieu.

De quelque manière que cela arrive, l'enfemble de ces phénomènes me paroît prouver que la fenfi-

bilité & l'irritabilité de tout le fyftême, ou de quelques-unes de fes parties, peuvent, dans certaines
occafions, être dans différens états; & quiconque a
étudié les puiffans effets de l'habitude, doit connoître l'étendue que peut avoir cette confidération
dans l'économie animale.

L'on peut ajouter à ces caufes de la différence
d'irritabilité un autre état, dans lequel l'irritabilité
eft affectée par d'autres circonftances que l'état général du fyftême nerveux, & peut par conféquent être
indépendante de l'état de la fenfibilité dans la même
perfonne. Nous ne pouvons dire d'où dépend l'état
particulier d'irritabilité de la fibre mufculaire même :
néanmoins il paroît qu'il exifte dans tout le mufcle,
& peut-être dans chaque faifceau de fibres motrices, une circonftance dont l'effet eft confidérable.

L'on voit évidemment qu'il eft néceffaire que les
fibres de chaque mufcle foient dans un certain degré
de tenfion, pour que le mufcle exerce l'action qui lui eft
propre; l'on conviendra au moins qu'une certaine
tenfion eft néceffaire pour produire une forte action de
quelques-uns de ces organes; & les phyfiologiftes
ont obfervé les moyens qu'emploient la nature &
l'art pour produire cette tenfion. Il faut non-feulement que les mufcles s'étendent plus ou moins dans
toute leur longueur, fuivant les cas; mais il paroît
qu'il eft encore néceffaire que chaque portion particulière de leurs fibres refte, jufqu'à un certain point,
dans un état d'extenfion. Je fuppofe que c'eft ce que
produifent les artères qui fe trouvent par-tout en-
trelacées avec les fibres motrices, de manière qu'elles
font pofées tranfverfalement fur la longueur de ces
fibres; d'où il réfulte que ces artères, en raifon de
leur état conftant de pléthore & de leur dilatation
accidentelle, doivent néceffairement s'étendre jufqu'aux fibres qui paffent au-deffus.

G 3

L'on a généralement abandonné les théories que
l'on avoit autrefois admifes pour expliquer le but
que s'eft propofe la nature , en entrelaçant d'un fi
grand nombre de vaiffeaux fanguins les fibres motrices : il femble , & cette théorie eft la feule admiffible aujourd hui , que l'objet de la nature a été
de donner, par ce moyen , de la chaleur & de la
tenfion aux fibres motrices ; précaution qui étoit
néceffaire pour l'objet que je viens d'indiquer ; & il
eft en même temps probable qu'un certain degré de
tenfion donne non-feulement la vigueur, mais même
un plus grand degré d irritabilité aux fibres mufculaires , de manière que le plus ou moins grand degré
de pléthore des artères peut produire un état d'irritabilité indépendant de l'état de fenfibilité du fyftême , comme on l'obferve évidenment dans tous
les cas de pléthore que l'on peut diftinguer de
l'obéfité.

Après avoir ainfi confidéré l'irritabilité comme
réfidante proprement dans les fibres motrices, ou
dans les folides vivans feulement, & avoir examiné
les différens états dans lefquels elle peut s'y trouver ,
je crois néceffaire d'envifager cet objet fous un point
de vue plus étendu , & de comprendre , fous le
terme d'irritabilité , l'état de ces mouvemens , qui
commencent dans le fenforium , fe portent de-là ,
en fuivant le cours des nerfs , aux différentes fibres
motrices , & deviennent très-généralement l'origine de tous les mouvemens qui ont lieu dans les
fibres mufculaires ou motrices du corps. Je défi-
gnerai le plus ou moins grand degré de facilité ou
de promptitude avec lequel s'exercent ces mouvemens qui commencent dans le fenforium , fous le
nom de fenfibilité du cerveau ou du fenforium, qui
eft l'objet dont je vais m'occuper.

Ce commencement de mouvement dans le fenforium eft fur-tout remarquable dans les cas où il eft

accompagné de la volition, ou bien où il paroît déterminé par cette cause. Excepté ces cas, les physiologistes considèrent communément le cerveau comme un organe sans action & passif, dans lequel il ne s'engendre aucuns mouvemens, qu'en proportion des impulsions produites par les portions sentantes des nerfs, & par les sensations qui en résultent. Je suis néanmoins disposé à croire que, en conséquence des impulsions qui procèdent très-constamment des portions sentantes des nerfs, & indépendamment même de toute sensation produite dans le même temps, il s'engendre une nouvelle puissance & une nouvelle force de mouvement dans le cerveau, qui de-là est très-constamment dirigée dans chaque partie du systême nerveux. C'est ce que j'ai appellé l'énergie du cerveau ; & j'ai prétendu que cette énergie étoit évidemment mise en action, & déterminoit avec plus ou moins de force les contractions des fibres motrices, non-seulement par une suite de la sensation & de la volition, mais même indépendamment de ces dernières, en conséquence de quelques autres impulsions : j'ai de plus prétendu que les impulsions qui procèdent très-constamment des parties sentantes, & qui néanmoins ne produisent ni sensation ni volition, mettoient cette même énergie en action, & lui donnoient assez de force pour soutenir la plénitude des nerfs destinés à la sensation, & de la puissance inhérente aux fibres motrices. Il est aisé de voir, par tout ce que je viens de dire, que sous la dénomination d'irritabilité du cerveau, je comprends le plus ou moins grand degré de facilité avec laquelle l'énergie du cerveau exerce ses différentes opérations sur les fibres motrices.

Après avoir ainsi développé l'idée que je me suis formé de l'irritabilité du cerveau, je vais considérer ses différens états, & parler d'abord des cas où le commencement du mouvement est accompagné de

la volition , ou produit par la volition ; car ces cas
font toujours ceux que l'on obferve le plus diftinctement.

La volition eft produite de deux manières ; premiérement, lorfque les fenfations excitées avec point
ou très-peu de fenfation réfléchie , donnent lieu à
l'exercice du jugement qui marque leurs diverfes
relations, & leur plus ou moins de convenance pour
les affaires humaines , qui eft en raifon de ces relations : ces fenfations excitent ainfi différens defirs ,
& par conféquent des volitions propres à produire les
mouvemens du corps adaptés aux fins propofées. Ces
volitions font excitées avec plus ou moins de force ,
fuivant la manière dont les puiffances intellectuelles
marquent la convenance ou la difconvenance des
objets : les différens états de ces puiffances , & la
perception plus ou moins prompte des relations, diftinguent certainement les tempéramens. Nous en connoiffons néanmoins peu les caufes phyfiques ; & il
eft rare que la différence des puiffances intellectuelles
produife une différence de tempérament affez grande
pour influer particuliérement fur l'état phyfique du
corps humain , & par conféquent fur l'action des
médicamens. C'eft pourquoi nous ne nous occuperons point davantage de l'irritabilité qui peut avoir
lieu dans les cas de volitions produites par les opérations intellectuelles , avec d'autant plus de raifon ,
que je penfe qu'on ne peut jamais la reconnoître
que quand la conclufion intellectuelle excite un degré
confidérable de fenfation réfléchie, & que par conféquent l'irritabilité eft dans l'état dont nous allons
parler en fecond lieu.

Le fecond cas de volition paffive & active, eft
celui où les fenfations ne font nullement, ou que
très-peu accompagnées de l'opération intellectuelle ,
& produifent ces différens modes de volition que l'on
diftingue par les noms d'appétit, de penchans , &

d'émotions ou de paffions. Nous penfons, relativement aux deux premiers modes, que la volition &
les mouvemens qu'elle produit font toujours pro-
portionnés au ftimulus appliqué fur les parties dont
naiffent les penchans ou l'appétit ; & je ne puis clairement m'appercevoir que l'irritabilité du cerveau contribue aucunement à les modifier.

· Ce n'eft que dans le cas des émotions ou des
paffions, c'eft-à-dire, dans les modes les plus forts
de defir & d'averfion, que nous pouvons foupçonner
qu'il furvient un différent degré d'irritabilité du fenforium. L'on fuppofe très-généralement qu'il y a à
cet égard un différent degré d'irritabilité chez les
différens hommes ; & comme l'enfemble des mouvemens qui ont lieu ici font dans le fenforium même,
l'irritabilité doit auffi y réfider fpécialement. Je ne
doute nullement qu'il exifte une telle irritabilité ;
mais, autant que je puis en juger, elle doit dépendre
des mêmes caufes que la fenfibilité du fenforium,
relativement à la production des fenfations réfléchies.
Il faut remarquer, à cet égard, que les fenfations
doivent, felon qu'elles font agréables ou défagréables,
exciter le defir ou l'averfion à différens degrés, &
par conféquent l'irritabilité du cerveau dans la proportion de ces derniers ; & comme l'irritabilité dépend des mêmes caufes, elle doit auffi être exactement proportionnée à la fenfibilité, lorfqu'elle produit les fenfations réfléchies : mais toute cette matière eft enveloppée de la même obfcurité, & renferme
autant de difficultés que le cas particulier de la fenfibilité du fenforium ; c'eft pourquoi je m'arrêterai ici :
je ne puis néanmoins entiérement abandonner cet
objet, fans parler d'une queftion intéreffante qui
fe préfente à fon fujet.

J'ai obfervé que la fenfibilité & l'irritabilité fui-
voient, à certains égards, différentes loix, que la
répétition diminuoit la première & augmentoit la

dernière. J'ai dit auſſi que ces deux facultés avoient différens états, de manière que l'irritabilité pouvoit augmenter indépendamment de la ſenſibilité : comme cela eſt évident dans les organes particuliers, on peut également ſuppoſer que la même choſe a lieu dans le ſenſorium. Je penſe que cela eſt réellement ainſi, & que dans pluſieurs cas l'irritabilité du cerveau eſt indépendante de ſa ſenſibilité, relativement à la ſenſation réfléchie.

De la force & de la foibleſſe.

Il y a une autre circonſtance du ſyſtême nerveux qui mérite attention, en ce qu'elle diſtingue les tempéramens des hommes ; je veux parler de la force du corps, qui dépend toujours, à ce que je crois, de l'état du ſyſtême nerveux. La force du corps paroît toujours conſiſter dans la force de contraction des fibres muſculaires ou motrices : ces fibres jouiſſent conſtamment dans le corps vivant d'une force *innée*, ou d'une *puiſſance inhérente*, en vertu de laquelle elles tendent continuellement à ſe contracter ou à diminuer de longueur ; & l'on peut croire que la force de cette puiſſance, chez les différens individus, donne plus ou moins de vigueur au ſyſtême. Il eſt difficile de dire d'où dépend cette puiſſance inhérente ; il eſt cependant probable qu'elle tient à l'état de la fibre muſculaire, qui eſt ſi intimément unie avec les autres parties du ſyſtême nerveux ; cette fibre eſt diſpoſée à recevoir & à retenir une grande portion du fluide nerveux, qui, étant élaſtique, doit tendre continuellement à ſe contracter, & à produire la contraction de la fibre à laquelle il eſt inhérent ; & la force de cette contraction ſera probablement en raiſon de la denſité du fluide qui donne la puiſſance inhérente. Si j'ai raiſon de ſuppoſer que l'état du

folide fimple modifie l'état de la fibre médullaire,
cette dernière doit contenir un fluide plus denfe, en
ce que l'on obferve communément que la puiffance
inhérente de la fibre médullaire des mufcles correfpond à l'augmentation de denfité du folide fimple.

Cette force de la puiffance inhérente eft en conféquence une des caufes de la vigueur du fyftême;
mais la contraction des fibres mufculaires dépend
communément, peut-être même toujours, de la
force nerveufe qui dérive du cerveau ; ce qui eft fur-
tout évident dans tous les cas de mouvement volon-
taire, lequel étant toujours une action du cerveau,
paroît être un mouvement excité dans ce vifcère, &
déterminé avec plus de force, peut-être même en
plus grande quantité, par le moyen des nerfs, dans
les fibres mufculaires. La force qui met cette puiffance en action eft, dans les cas de mouvemens
volontaires, réglée par la volonté, & a par conféquent différens degrés ; mais elle ne peut avoir le
même degré de vigueur chez chacun des différens
individus ; & l'on doit regarder comme les plus forts,
ceux chez lefquels cette puiffance eft mife en action
avec plus de force que chez d'autres.

L'on peut naturellement conclure, à l'égard de cet
objet, que la vigueur de chaque individu dépend
toujours de la force avec laquelle l'énergie du cerveau peut être mife en action ; car, quoiqu'elle puiffe
avoir des degrés de force fort variés, fuivant la
volonté, l'on peut fuppofer que la volition étant
donnée, l'énergie du cerveau peut être mife plus
fortement en action chez une perfonne que chez
l'autre ; & l'état de cette énergie réuni à celui de la
puiffance inhérente, déterminera par conféquent la
vigueur de chaque individu, ou plutôt, comme je
penfe, qu'il eft poffible de prouver que l'état de la
puiffance inhérente dépend auffi de l'énergie du cerveau : l'on peut, à ce que je crois, regarder égale-

ment cette dernière comme la cause qui détermine la vigueur de chaque syftême individuel.

L'on demandera peut-être, d'après ce que je viens d'avancer, quelle eft la caufe qui rend l'énergie du cerveau plus forte chez une perfonne que chez l'autre? L'on peut répondre que cela dépend probablement de l'état de la fibre médullaire, qui, chez l'un, contient un fluide nerveux plus denfe que chez l'autre. Cela eft au moins très-probable, en ce que dans certaines maladies du cerveau, la force du fyftême eft communément augmentée à un dègré extraordinaire; & l'on obferve en même temps qu'il fe fait dans ces cas un changement confidérable dans la fubftance médullaire du cerveau, qui devient alors plus denfe que de coutume.

Après avoir ainfi expliqué la caufe de la force en général, il eft néceffaire en outre de dire comment il arrive, d'après ces principes, que le degré de force diffère à un point confidérable à différens périodes de la vie.

La force du corps augmente conftamment depuis le commencement de la vie jufqu'à un certain période, & il eft aifé d'en rendre raifon par l'accroiffement de la denfité du folide fimple, ainfi que de celle du fluide nerveux contenu dans la fibre médullaire.

Cet accroiffement a néanmoins un période limité; car la denfité du folide peut être confidérable, & même augmenter, quoique la force du fyftême n'excède pas un certain degré; cette dernière diminue au contraire conftamment à une certaine époque.

C'eft ce qui nous refte à expliquer, & on peut tenter de le faire de la manière fuivante. Nous avons dit que le fluide nerveux avoit les propriétés de l'élafticité & de la denfité combinées dans une certaine proportion, mais que cette proportion varioit conftamment dans le cours de la vie. Dans les premiers temps, l'élasticité est considérable, en proportion de la densité ; mais quoique la cause de l'augmentation d'elasticité soit inconnue, l'accroissement de densité est, d'après ce que nous avons dit, évident & certain ; & la force du système s'accroît en conséquence constamment en même temps que la densité. Néanmoins s'il arrive, à un certain période, que la densité augmente à un degré tel qu'il ne puisse plus être changé par les mêmes impressions qui agissent sur son élasticité, & qui sont nécessaires pour exciter une forte vibration, la vigueur du système ne peut plus alors augmenter : mais au contraire, la densité augmentant constamment, la force de l'énergie du cerveau doit perpétuellement diminuer, dans la même raison, & la vigueur du système décliner en même temps continuellement.

Ceci s'accorde avec les phénomènes que l'on observe aux différens âges. Dans le commencement de la vie, la sensibilité qui dépend de la mobilité du fluide nerveux est considérable ; elle diminue constamment à mesure que l'homme croît, tandis que la force du système s'accroît encore ; mais passé un certain période, l'élasticité continuant à diminuer, & la densité à augmenter, le degré de force doit diminuer constamment.

On pourroit encore éclaircir ce que je viens de dire par quelques autres observations. Dans le commencement de la vie, la force du cœur est considérable, relativement au système artériel ; le dernier se dilate en conséquence, & le corps augmente de volume. Nous savons néanmoins qu'à mesure que la densité des artères augmente, l'accroissement de volume diminue par degrés insensibles, jusqu'à ce qu'il cesse entiérement.

Tant que la force du cœur remplit constamment & dilate le système artériel, l'on peut supposer que l'élasticité du fluide nerveux est entretenue dans chaque partie du fyftème; & tant que la denfité augmente en même temps, la force du corps eft foutenue & augmentée, comme nous l'avons expliqué plus haut, par la tenfion & la plénitude des artères.

Mais nous avons encore obfervé plus haut, que l'activité de l'énergie du cerveau exigeoit la plénitude & la tenfion des vaiffeaux de cet organe, & que fon énergie étoit foutenue & augmentée par la pléthore générale du fyftème artériel : néanmoins l'accroiffement de cette pléthore eft limité par la denfité des artères, qui devient trop confidérable pour la force du cœur, & par la diminution graduelle de la réfiftance des veines. Il faut, pour rendre raifon de cette dernière circonftance, remarquer que, fuivant les expériences de CLIFTON WINTRINGHAM, il paroît que dans les premiers temps de la vie, la denfité des tuniques des veines, & par conféquent la réfiftance qu'elles oppofent au fang qui vient des artères, eft, à l'égard de celle des artères, proportionnellement plus grande chez les jeunes animaux que chez ceux qui font avancés en âge : mais la denfité des artères augmente conftamment par l'action du cœur, qui les dilate & les comprime ; cette même puiffance n'agiffant pas en même temps fur les veines, leur denfité n'augmente pas dans la même proportion ; d'où il réfulte que la denfité des artères, en augmentant conftamment, doit devenir à la fin proportionnellement plus confidérable que celle des veines, & pouffer par conféquent une plus grande quantité de fang dans les dernières. Au bout d'un certain période, la denfité des artères continuant à augmenter, & à pouffer une plus grande quantité de fang dans les veines, la pléthore des artères même n'augmentera pas davantage, mais diminuera plutôt de plus en plus : de même que, comme nous l'avons dit plus haut, la vigueur du fyftème dépend beaucoup de la pléthore du syftême artériel : ainfi, dès que cette dernière ceffe, la première ne peut plus augmenter davantage, & diminue plutôt par degrés.

Voici donc une autre caufe de la ceffation de l'accroiffement de la vigueur du fyftême, & une caufe qui peut fervir à expliquer pourquoi cette vigueur décline enfuite conftamment. Il eft fuffifamment probable que ces deux caufes fe trouvent réunies au même période de la vie ; & l'on peut, avec beaucoup de raifon, fuppofer que cela arrive vers l'âge de trente-cinq ans.

L'on pourroit encore éclaircir tout ce que je viens de dire fur cet objet, en prouvant que les phénomènes que l'on obferve dans le déclin de la vie & dans la vieilleffe peuvent s'expliquer par les principes que j'ai établis ; mais de telles difcuffions feroient déplacées dans cet ouvrage.

J'ai confidéré fous cinq chefs les principales circonftances de l'économie animale, & j'ai indiqué les différens états que l'on peut y obferver dans différentes occafions ; & en tentant d'en affigner les caufes, j'ai prouvé de quelle manière, & dans quels cas ces états pouvoient varier, fuivant les individus.

Des tempéramens particuliers.

J'ai ainfi tenté d'établir une bafe qui pût fervir à diftinguer les tempéramens ; mais l'on ne peut les diftinguer, comme je l'ai déjà obfervé, en faifant uniquement attention à l'une de ces circonftances principales ; car l'état de chaque eft communément combiné avec un état particulier de toutes les autres ; & l'on ne peut bien diftinguer les tempéramens, qu'en connoiffant la combinaifon des états particuliers des circonftances principales qui fe rencontrent chez la même perfonne. Pour expliquer ceci, nous préfumons qu'il exifte dans tout homme un état particulier du folide fimple affez conftamment combiné avec un état particulier des fluides, dont la diftribution & la proportion varient, & que le fyftême nerveux eft auffi en même temps dans un état particulier; & comme ces combinaifons peuvent fe rencontrer dans un autre individu, mais différer par les états particuliers de chacune de ces circonftances principales, cela conftituera un tempérament différent chez ces deux individus; en conféquence, lorfque nous pourrons obferver la réunion conftante de ces combinaifons dans une perfonne quelconque, nous ferons en état de déterminer quel eft fon tempérament particulier.

Il faut néanmoins avouer que nous ne favons pas jufqu'à quel point certains états particuliers des circonftances principales de l'économie animale peuvent être conftamment combinés enfemble; nous ignorons par conféquent fi notre doctrine des tempéramens peut s'étendre à un grand nombre d'individus différens; mais c'eft uniquement par la *préfomption* que ces combinaifons fe trouvent réunies affez conftamment, que nous pouvons parvenir à expliquer, jufqu'à un certain point, la différence des tempéramens.

Il y a déjà fort long-temps que les anciens ont établi une diftinction des tempéramens, qui a été depuis prefque univerfellement adoptée dans les écoles de médecine, & qui me paroît être fondée fur l'obfervation. Je fuis très-convaincu que nous pouvons appercevoir qu'il y a une combinaifon de l'état particulier des principales circonftances de l'économie qui fe rencontre très-conftamment chez certaines perfonnes, & qui forme au moins deux des tempéramens défignés par les anciens. Nous allons en conféquence tâcher d'expofer les circonftances qui femblent conftituer ces deux tempéramens, & confidérer sidérer ensuite jusqu'à quel point nous pouvons pousser nos recherches.

En m'occupant de cet objet, il est convenable de désigner d'abord les diverses apparences externes qui se rencontrent chez la même personne ; & nous pouvons présumer de la réunion de ces apparences chez plusieurs personnes différentes, qu'il n'existe chez elles qu'une seule & même combinaison, c'est-à-dire, un seul tempérament.

Le tempérament qui mérite particuliérement notre attention, est celui que les anciens, & tous les médecins qui ont paru depuis, ont désigné par l'épithète de sanguin ; on le reconnoît aux apparences externes suivantes : les cheveux sont mols, & jamais fort crépus, d'une couleur blonde, ou ils passent de cette couleur par différentes nuances, jusqu'à la couleur rouge ; la peau est unie & blanche ; le visage rouge ; les yeux communément bleus ; le corps d'une complexion molle & replète ; passé le période de la virilité, il est disposé à l'obésité, & sue facilement en tout temps, dès qu'il fait de l'exercice ; la force de tout le corps est modérée, & l'esprit sensible, irritable, gai & inconstant.

J'observerai, avant d'aller plus loin, que comme l'on ne peut donner de mesure exacte des différens degrés auxquels parviennent les qualités dont nous parlons, je suppose que l'on a, à très-peu de chose près, déterminé par l'observation un état mitoyen ; & il ne m'est guère possible de donner d'autre mesure de ces qualités, qu'en les désignant simplement comme au-dessus ou au-dessous de l'état mitoyen.

Je voudrois, d'après ce que je viens de dire, regarder le tempérament sanguin comme le résultat de l'état suivant des différentes circonstances qui influent principalement sur l'économie. Je suppose les solides simples lâches ; la masse du sang d'une consistance modérée ; les globules rouges, & le sérum

en grande quantité ; & la férofité douée d'une acrimonie médiocre. Je préfume le cœur actif, & même
fort, relativement au fyftème des vaifleaux fanguins ;
la quantité de fang artériel confidérable, en comparaifon de celle qui eft contenue dans les veines, &
la maffe des fluides répandus dans tout le corps trèsgrande, en proportion des folides ; l'état du fyftême
nerveux fenfible & irritable, mais très-fufceptible de
changement dans chacun de fes états. Ce tempérament n'eft jamais mieux marqué que depuis le temps
de la puberté jufqu'à celui de la virilité ; mais fon
caractère fubfifte, jufqu'à un certain point, pendant
tout le cours de la vie. Il eft fujet aux hémorrhagies,
à l'inflammation, & à l'affection hyftérique ; c'eft
celui que les anciens ont défigné par le *temperamentum
calidum & humidum*.

Le fecond tempérament admis par les anciens,
que je puis caractérifer très-diftinctement, & expliquer avec beaucoup de clarté, eft celui que l'on a
très-conftamment nommé le tempérament mélancolique ; il fe reconnoît aux apparences externes fuivantes : les cheveux font durs, noirs & crépus ; la
peau eft épaiffe, & d'une couleur brune, & le vifage
répond à cette couleur ; les yeux font très-conftamment noirs ; l'habitude du corps eft en quelque forte
dure & maigre ; la force eft confidérable ; l'efprit
lent, difpofé à la pefanteur, à la circonfpection &
à la timidité, & doué en même temps de peu de
fenfibilité ou d'irritabilité ; mais il tient fortement à
toutes les paffions qui l'ont une fois ému, & eft par
conféquent très-conftant. Je crois que dans ce tempérament les folides fimples font fermes & denfes ;
la maffe du fang eft d'une confiftance plus épaiffe ;
le gluten eft abondant ; les globules rouges & le férum
en une quantité modérée, & la férofité plus âcre ;
le cœur eft peu actif, mais fort ; la quantité de fang
contenue dans les veines eft confidérable, en raifon

de celle que renferment les artères ; & la quantité de fluides répandus dans tout le fyftème eft moderée en proportion de celle des folides ; l'etat du fyftème nerveux eft le même que celui de l'ame, que j'ai décrit plus haut, c'eft-à-dire, moins fenfible & moins irritable, mais fort & conftant, & difpofé à admettre les fenfations réfléchies de trifteffe & de crainte. Ce temperament n'eft jamais plus complétement formé que dans un âge avancé, néanmoins fes fignes caractériftiques fe manifeftent fouvent de très-bonne heure. Il eft fujet à la mélancolie, à l'hypocondriacifme, à la maladie noire, & aux hemorrhoïdes ; c'eft le *temperamentum frigidum & ficcum* des anciens.

Tels font les tempéramens que l'on peut diftinguer avec le plus de facilité, parce qu'ils font prefque en tout oppofés l'un à l'autre.

Les changemens, tant du corps que de l'ame, qui furviennent à chaque individu à mefure qu'il avance en âge, peuvent, à ce que je crois, jetter quelque lumière fur ces deux tempéramens. J'ai déjà parlé affez au long de ces changemens, en traitant de la force & de la foibleffe du fyftème nerveux. Il eft évident, par les circonftances que j'ai indiquées alors, que celles qui difpofent particuliérement au tempérament fanguin, fe rencontrent fpécialement dans la première partie de la vie, & que celles qui difpofent au tempérament mélancolique fe rencontrent auffi certainement dans les dernières parties de la vie. Nous pouvons en conféquence juger par les effets des caufes qui y donnent lieu, fur-tout lorfque l'exiftence de ces caufes eft en même temps clairement démontrée ; & l'on pourroit affurer que les changemens qui arrivent dans le cours de la vie font très-propres à éclaircir la doctrine que j'ai admife fur ces deux tempéramens, le fanguin & le mélancolique.

H 2

La comparaison des deux sexes est encore très-propre à éclaircir cet objet ; car il est évident que les circonstances du tempérament sanguin, tant pour le corps que pour l'ame, dominent davantage chez le sexe féminin ; tandis qu'un plus grand degré de densité & moins de flexibilité du solide simple, réunis à une densité proportionnelle plus grande, & à moins de mobilité de la puissance nerveuse, rapprochent davantage le caractère du sexe masculin de celui du tempérament mélancolique.

J'ai ainsi tâché d'expliquer les différens états du corps humain, en les rapportant à deux états ou tempéramens généraux, qui contribuent non-seulement à distinguer la plupart des hommes dans tout le cours de la vie, mais même les différens sexes, & l'état des individus en particulier, à mesure qu'ils parcourent les différens âges. Notre doctrine peut en conséquence s'étendre fort loin ; mais il ne paroîtra peut-être pas fort aisé d'en faire l'application à cette variété étonnante qui paroît avoir lieu dans la constitution humaine.

Je vais tenter de rendre raison de cette variété ; &, pour cet effet, je remarquerai, en premier lieu, qu'elle peut dépendre en quelque sorte de ce que les deux tempéramens, que nous avons supposé particuliérement dominer, sont rarement parfaitement formés, ou, pour me servir d'autres termes, l'état particulier des circonstances qui constituent ces tempéramens se rencontre rarement au degré le plus parfait : par exemple, il est rare que dans le tempérament sanguin le solide simple se trouve dans le plus grand état de relâchement, ou que dans le mélancolique, il soit porté au plus haut degré de rigidité, qui est compatible avec la santé. L'on peut supposer qu'il y a, de l'état mitoyen de densité & de fermeté du solide, différens degrés intermédiaires entre l'état de relâchement le plus complet d'une part, & l'état

de rigidité le plus grand de l'autre ; & en suppofant
que chacun de ces degrés intermédiaires fe trouve
réuni à un état correfpondant de la puiffance nerveufe, il peut exifter alors un nombre égal de tempéramens intermédiaires & variables en apparence,
qui ne font ni complétement fanguins, ni complète-
ment mélancoliques, quoiqu'ils approchent toujours
de l'un ou de l'autre. On peut ainfi expliquer jufqu'à un certain point les variétés des tempéramens
des hommes ; mais l'on eft fondé à douter que cela
fuffife pour rendre compte de tous en général.

Il eft donc convenable d'obferver, en fecond lieu,
qu'il eft douteux que les principales circonftances de
l'économie foient toujours entre elles dans la même
proportion qu'on l'a fuppofé plus haut. Nous avons,
par exemple, fuppofé que la denfité & la mobilité
de la puiffance nerveufe étoient toujours dans une
certaine proportion entre elles : mais ce n'eft très-cer-
tainement pas-là le cas ; & fi nous fuppofons, comme
on peut le faire, que, la denfité étant égale chez deux
perfonnes, la mobilité foit plus grande chez l'une
que chez l'autre, il eft évident que dans un tel cas
cela pourra produire un tempérament fanguin plus
parfait, ou un état plus modéré du tempérament
mélancolique. Ainfi il eft poffible qu'un certain degré
de denfité plus grand qu'il ne l'eft communément
dans le tempérament fanguin, fe trouve réuni à une
mobilité plus grande en proportion que ne l'eft ce
degré de denfité ; l'on aura alors un tempérament mitoyen entre le fanguin & le mélancolique ; ce qui conftitue peut-être ce que les anciens ont voulu défigner
fous le nom de *cholérique* ou *bilieux*, c'eft-à-dire,
un tempérament plus fort que le fanguin, & plus
irritable que le mélancolique. Il eft auffi poffible qu'il
fe rencontre un folide fimple plus denfe que de coutume dans le tempérament fanguin, & en même
temps plus flexible que ne l'eft le mélancolique, en

H 3

raison d'une plus grande humidité ; & s'il se trouvoit avec ces circonstances un état analogue de la
fibre médullaire, dont la mobilité & l'élasticité soient
en proportion moindres que la densité, nous aurions
alors le tempérament que les anciens ont désigné
sous le nom de phlegmatique, c'est-à-dire, qui aura
moins de sensibilité & d'irritabilité, mais plus de
force & de fermeté que le tempérament sanguin,
& qui sera en même temps plus lâche & plus sujet
aux changemens que le mélancolique.

Nous avons considéré, dans toute cette discussion,
l'état de la puissance nerveuse comme la cause qui
modifie particuliérement les tempéramens ; & nous
admettons d'autant plus facilement cette supposition,
que nous présumons que l'état de la puissance nerveuse est presque toujours accompagné d'un état
correspondant du solide simple, & que ces deux
causes réunies modifient très-constamment l'état des
fluides, tant relativement à leur qualité qu'à leur
proportion & leur distribution.

Cependant je ne suis nullement certain que ces
dernières circonstances suivent constamment l'état
des solides simples & de la puissance nerveuse : de
même que l'on observe, à différens périodes de la
vie, une différence entre la densité & la capacité
des artères & des veines, il est possible qu'il existe
aussi dans les fibres originelles une différence à ces
égards, qui subsiste en conséquence à un certain
degré dans tout le cours de la vie, & qui occasionne
ainsi des variétés dans l'état des fluides : il se peut
même que les fibres originelles soient constituées de
manière à établir une différence dans la force &
l'activité du cœur, relativement à la capacité des
vaisseaux sanguins ; ou que d'une autre part, l'état
du cœur étant donné, il se trouve une différence
dans la densité & la résistance du système sanguin.
Il peut, dans tous ces cas, survenir une différence

dans la qualité, la proportion & la diftribution des fluides ; d'où il réfulte d'autres variétés dans les tempéramens : il eft peut-être poffible de rendre raifon de cette manière de la différence de ftature, d'embonpoint, & de la proportion des diverfes parties du corps, fuivant les individus.

L'on pourroit développer davantage cette matière ; mais j'ai peut-être déjà infifté trop long-temps fur un fujet que l'on pourra regarder comme trop rempli de raifonnemens conjecturals. Il n'y a pas de doute que ce reproche eft fondé à certains égards ; mais j'ai tout lieu d'efpérer que ce que j'ai dit pourra fervir de bafe aux fpéculations dont l'on doit s'occuper avant d'expliquer la doctrine importante & par conféquent néceffaire des tempéramens.

Il eft encore effentiel de remarquer à ce fujet, que pour juger de l'action des médicamens, il faut non-feulement connoître l'état·général de la conftitution humaine, ou les tempéramens, mais même les difpofitions particulières qui fe rencontrent dans les individus en particulier, ou dans certaines parties du corps, parce que ces difpofitions ont auffi beaucoup de part à l'action des médicamens, quoiqu'elles ne paroiffent point dépendre des tempéramens généraux, ni même avoir néceffairement aucune connexion avec eux.

Des Idiofyncrafies.

Ces difpofitions particulières ont été appellées par les médecins *idiofyncrafies*. L'on a confondu ce terme avec celui de tempéramens ; mais je ne m'en fervirai ici que pour défigner ces difpofitions particulières à quelques. perfonnes, d'où il réfulte que certaines fonctions générales, ou propres à quelques parties du corps, font très-différemment affectées par les objets que l'on y applique, qu'on ne l'obferve communé-

H 4

ment chez ceux même qui paroissent avoir le même
tempérament général.

La plus grande partie de ces idiosyncrasies me
paroît consister dans un degré extraordinaire de sensibilité ou d'irritabilité de certaines parties du système, ou dans un degré de sensibilité ou d'irritabilité
particulière de tout le corps, ou de quelques-unes
de ses parties, relativement à certaines applications,
& à celles-là uniquement.

Les idiosyncrasies de ce genre dont on a le plus
parlé, sont relatives aux effets du goût & des odeurs.
Les goûts varient beaucoup; mais on les a réduits
à certaines classes & certains ordres, dont la plupart
des hommes conviennent tellement, que l'on peut
en conclure que la manière d'agir des substances qui
ont du goût est à-peu-près la même chez tous. Ceci
arrive certainement à l'égard de la sensation simple;
mais quant à la sensation réfléchie, agréable ou
désagréable, elle diffère souvent beaucoup suivant
les hommes, & prouve qu'il y a ici lieu à l'idiosyncrasie, & qu'elle existe en conséquence réellement;
l'on en trouve en effet plusieurs exemples dans les
annales de la médecine.

Néanmoins les exemples d'aversions particulières
pour certaines odeurs sont beaucoup plus fréquens.
Les annales de médecine en sont remplies, & ces
exemples sont connus de presque tout le monde. Les
sensations produites par les odeurs paroissent plus
variées chez les différens individus, que celles qui
sont produites par le goût; c'est pourquoi l'on n'a
guère établi d'autre distinction des premières, que
suivant qu'elles sont agréables ou désagréables; l'on
a tenté des subdivisions, mais elles n'ont jamais été
admises d'un consentement général, de manière à
pouvoir être exprimées avec précision dans le langage
commun : d'où il est probable que cette sensation
varie beaucoup chez les différens hommes, & qu'elle

donne lieu à des idiosyncrasies qui se manifestent, sans qu’on puisse les rapporter à aucunes classes particulières d’odeurs ; & ses effets ne sont pas moins remarquables par la manière d’agir de la même odeur sur différentes personnes, que par son degré, qui est si actif, qu’il produit la syncope, l’hystéricisme & l’épilepsie.

Ces effets particuliers des sensations s’étendent évidemment sur le canal alimentaire ; la sensibilité de ce canal, & de l’estomac en particulier, ne correspond pas à la sensibilité & à l’irritabilité générales de tout le système ; car l’on voit des personnes trèsfortes chez lesquelles de très-petites doses d’émétique agissent vivement, tandis que d’autres personnes foibles en apparence ne sont pas émues par de trèsfortes doses du même remède.

Il y a des exemples de sensibilité de l’estomac qui sont particuliers à certaines personnes, & qui se voient chez un très-petit nombre d’autres. Mais je suis obligé d’avouer, à l’égard de plusieurs idiosyncrasies de ce genre, qu’il n’est pas aisé de déterminer si leurs effets dépendent de l’impression qu’éprouvent les nerfs de l’estomac, ou de la manière dont ces substances modifient les fermentations & les solutions qui ont lieu dans ce viscère. Par exemple, si le miel récent cause des douleurs d’estomac à certaines personnes, & que l’on prévienne cet effet en faisant bouillir le miel avant de le prendre, l’on peut douter que cette partie volatile du miel nouveau agisse par l’impression qu’elle produit sur les nerfs de l’estomac, ou en y excitant une fermentation plus active. La fermentation acide qui s’y fait toujours à un degré plus ou moins fort, y est évidemment excitée avec plus ou moins de facilité, suivant les individus ; car nous voyons des personnes qui prennent des substances acides & acescentes en grande quantité, sans qu’il en résulte une acidité plus considérable ; j’en ai

au contraire connu d'autres chez lefquelles une très-
petite quantité de fubftances acefcentes ont produit
fur le champ les marques les plus fortes d'une acidité
morbifique.

Nous connoiffons fi peu le fluide gaftrique, & fa
manière d'agir fur différentes fubftances, qu'il eft
très-difficile d'expliquer les idiofyncrafies qui ont lieu
chez certaines perfonnes uniquement à l'égard du lait,
des huiles, des poiffons à coquille, & de quelques
autres fubftances. La fuivante eft une des plus remarquables : le jaune d'œuf, qui eft une des plus douces
fubftances de la nature, & que la plupart des eftomacs digèrent facilement, ne peut être mangé, même
en petite quantité, par certaines perfonnes, fans produire fur le champ beaucoup de douleurs & de mal-aife.

En effayant d'expliquer ces effets particuliers, il
ne faut pas perdre de vue que l'eftomac eft non-feulement affecté par les fenfations qui dépendent de
l'impreffion, mais même par celles qui dépendent
de fon fentiment intime, ou de la perception de l'état
de fa propre action ; & il n'eft pas douteux que plufieurs fenfations de ce vifcère font du dernier genre.

Il ne me paroît pas néceffaire d'examiner ici les
idiofyncrafies du canal inteftinal, parce qu'on peut
les expliquer par le même degré de fenfibilité qui
lui eft propre, de même qu'à l'eftomac. Quant aux
effets particuliers qui peuvent réfulter de l'état de
la bile ou des autres fluides qui coulent dans les
inteftins, je ne puis rien décider. Les différens
états de l'excrétion alvine dépendent de plufieurs
caufes différentes, dont la confidération feroit dé-
placée ici ; mais il eft très-vraifemblable que quelques-unes de ces caufes peuvent être plus fortes &
plus marquées chez certaines perfonnes que chez
d'autres, & produire une idiofyncrafie à cet égard ;
l'on doit fur-tout foupçonner un état d'engourdiffement ou un mouvement plus lent du canal inteftinal.

Nous avons ainsi tenté d'indiquer les différens cas d'idiosyncrasies ; & quoique nous ne l'ayons peut-être pas fait complétement, il y a lieu de croire que ce que nous avons dit suffit pour prouver que le médecin doit être dirigé dans l'usage des remèdes par la considération des idiosyncrasies, de même que par le tempérament général.

Il faut en conséquence, quand un médecin voit pour la première fois une personne comme malade, qu'il s'informe particuliérement des idiosyncrasies qui pourroient dominer dans sa constitution ; & si le malade même n'a éprouvé aucun effet des applications particulières, il faut s'informer ensuite des idiosyncrasies de ses parens ; car les idiosyncrasies sont très-souvent héréditaires.

Nous avons ainsi tenté d'indiquer les différens états de la constitution humaine qui peuvent le plus constamment différer, suivant les individus ; mais il est bon de remarquer ici que ces constitutions peuvent être diversement modifiées par le climat, le régime, l'exercice, & autres circonstances semblables auxquelles les hommes sont exposés dans le cours de la vie, & qui, comme l'on sait, ont une grande influence pour changer la constitution naturelle, non-seulement en une autre très-differente, mais peut-être même opposée. L'on sait en conséquence qu'un médecin, dont l'art a pour objet la constitution humaine, doit, pour conserver la santé ou guérir les maladies, non-seulement considérer les tempéramens & les idiosyncrasies dont la nature a originairement doué la constitution, mais en étudier les états accidentels qui peuvent être l'effet des circonstances & de la manière de vivre.

Ce seroit m'écarter de mon objet, que d'expliquer ici ces différens états accidentels, ou que d'assigner leurs causes ; cela pourroit, il est vrai, servir de base pour expliquer la puissance de la coutume & de l'habitude en général, comme j'ai tâché de le faire autrefois dans mes leçons sur la matière médicale. Néanmoins il ne me paroît pas néceſſaire aujourd'hui de m'occuper de cet objet, parce que je peux renvoyer ceux qui voudront s'en inſtruire à fond, à une diſſertation *de conſuetudine*, publiée il y a quelques années par mon fils HENRY CULLEN, dont il doit donner dans peu une édition plus complète en Anglois.

Pour conclure ce que j'avois à offrir ſur l'action des médicamens, il faut remarquer ici, comme je l'ai dit plus haut, qu'il eſt très-eſſentiel, en s'occupant de cet objet, de faire attention à la ſympathie & à la correſpondance qui a lieu entre les différentes parties du ſyſtéme de l'homme. Il ne nous eſt pas poſſible de ſuivre ici complétement cet objet; mais nous ne pouvons paſſer ſous ſilence un cas très-général, qui a une très-grande influence ſur preſque toute la matière médicale, en ce que cette ſympathie particulière a lieu dans l'action de la plupart des médicamens, & explique la manière d'agir de pluſieurs, qu'il eſt difficile de concevoir autrement.

Je veux parler de l'action des médicamens ſur l'eſtomac, d'où les mouvemens ſe propagent ſouvent preſque à chaque partie du corps éloignée de ce viſcère, & y produit des effets particuliers, quoique le médicament même ne ſoit qu'en contact avec l'eſtomac.

L'eſtomac eſt la partie par où paſſent généralement la plupart des ſubſtances que l'on introduit dans l'intérieur du corps; la ſenſibilité particulière dont il eſt doué le rend ſuſceptible d'être facilement affecté par toute ſubſtance capable d'agir ſur le corps humain. Toutes les ſubſtances de ce genre agiſſent en conſéquence preſque toujours, & le plus communément même uniquement, ſur l'eſtomac, dès qu'elles y ſont introduites. Les médecins ſavent aujourd'hui très-bien que ce viſcère donne l'exemple le plus remarquable de la sympathie dont j'ai parlé plus haut ; il est tellement uni avec toutes les autres parties du système, que les mouvemens qui y sont excités se communiquent presque à chaque partie du corps, & y produisent des effets particuliers, quelque éloignées que soient ces parties de l'estomac même. Cela est très-connu ; mais il n'y a que très-peu de temps que l'on sait que les effets de plusieurs médicamens qui se manifestent dans d'autres parties du corps sont uniquement dus à l'action de ces médicamens sur l'estomac, & que la plupart de ceux qui agissent sur le système exercent immédiatement leur action sur l'estomac seul : il paroît même que ceux qui ont écrit sur la matière médicale, ne conçoivent pas encore fort généralement ni fort complétement cette doctrine ; il est donc convenable de dire ici de quelle manière on peut l'établir.

Premiérement, les médicamens qui produisent des effets considérables sur tout le système, agissent spécialement ou uniquement sur l'estomac, comme le prouvent tous les cas où ces effets se manifestent immédiatement après que les substances ont été reçues dans l'estomac, & avant que l'on puisse supposer qu'elles ont pénétré plus loin, ou qu'elles soient passées dans la masse du sang. Ainsi, JEAN PRINGLE observant l'action subite avec laquelle le quinquina arrête le paroxysme des fièvres intermittentes, en conclut avec raison, que ce ne peut être par la vertu antiseptique qu'il exerce sur les fluides, mais par la manière particulière dont il agit sur l'estomac. *Voyez* son traité des maladies des armées, appendix.

Deuxiémement, comme les médicamens sont communément appliqués d'abord sur l'estomac, tous ceux dont les parties sont volatiles, actives & pénétrantes, doivent agir immédiatement & spécialement sur ce viscère : d'après cette considération, & la manière subite dont se manifestent communément leurs effets,

nous pouvons croire que ces remèdes agiffent uniquement fur l'eftomac. D'où je conclus que l'action
de l'alkali volatil, & de quelques autres fubftances
falines, eft bornée à l'eftomac uniquement, & qu'il
eft très-rare que ces fubftances exercent aucune vertu
antifeptique fur les fluides.

Troifièmement, lorfque l'on ne découvre au goût
ou à l'odorat aucunes parties volatiles ou actives
dans les médicamens, & que leurs effets dépendent
du changement qu'ils produifent dans l'état de la
puiffance nerveufe, l'on ne peut guère douter qu'ils
agiffent uniquement fur les parties fenfibles & irritables de l'eftomac. Je crois que c'eft ce qui arrive
aux préparations d'opium, & a la plupart des autres
narcotiques, qui, comme l'on fait, reftent en fubftance dans l'eftomac long-temps après que leurs effets
fe font manifeftés dans les parties les plus éloignées
du fyftême.

Quatriémement; fi l'on admet des médicamens
dont l'action exige qu'ils foient en contact avec les
parties fur lefquelles on fuppofe qu'ils agiffent, &
qu'il foit néceffaire d'en appliquer une certaine quantité fur ces parties; fi, de plus, les médicamens de
ce genre manifeftent leurs effets, quoique introduits
dans l'eftomac en petite quantité, ou quoiqu'ils
foient de nature à s'y diffoudre lentement, de manière que l'on ne puiffe fuppofer qu'ils foient en
quantité fuffifante pour fe porter jufqu'aux parties
fur lefquelles ils doivent agir & être en contact avec
elles, l'on doit en conclure que ces effets dépendent
uniquement de la manière d'agir de ces médicamens
fur l'eftomac. C'eft, fi je ne me trompe, le cas de
la plupart des végétaux aftringens, & même des minéraux, dont les effets fur les parties éloignées du
fyftême, fur-tout lorfqu'ils font fubits, ne peuvent
s'expliquer que par leur manière d'agir fur l'eftomac.

Cinquiémement: ce qui peut encore nous déter-

miner à suppofer que les médicamens agiffent immédiatement fur l'eftomac, & que ce n'eft que par leur
action fur ce vifcère qu'ils affectent le refte du fyftême, c'eft que dans beaucoup de cas en affectant
très-généralement le fyftéme, ils agiffent fi fubite-
ment & à fi petite dofe, que l'on ne peut fuppofer
qu'ils parviennent en fubftance jufqu'aux parties où
fe manifeftent leurs effets. Ainfi, comme je l'ai obfervé plus haut, l'on ne peut fuppofer que les médicamens qui agiffent très-généralement fur le fyftême nerveux, ou fur quelques-unes de fes parties
éloignées de l'eftomac, puiffent être tranfportés en
fubftance dans tout le fyftéme, ou à quelques-unes
de fes parties ; l'on eft en conféquence obligé de
convenir qu'ils n'agiffent que fur l'eftomac feul. Les
effets les plus généraux qui fe manifeftent non-feulement fur le fyftéme nerveux, mais même fur le fyftême fanguin, tels, par exemple, qu'une fueur univerfelle répandue par tout le corps, ne peuvent être
produits par aucuns médicamens internes, qu'autant
qu'ils agiffent fur l'eftomac, & communiquent de-là
un ftimulus au cœur & aux artères. Dans beaucoup
de cas d'évacuations augmentées, il eft très-évident
que les médicamens qui produifent ces évacuations
font réellement portés & appliqués aux organes fecrétoires ou excrétoires des parties intéreffées ; mais cela
n'eft nullement admiffible à l'égard des fueurs, non-
feulement en raifon de la petite quantité du médicament que l'on emploie, mais peut-être même en raifon
de la nature de l'excrétion, qui ne dépend certainement point des glandes & de leurs conduits excréteurs.

Sixiémement : une autre circonftance qui nous
porte à croire que les médicamens n'agiffent que fur
l'eftomac, c'eft qu'ils peuvent être changés par les
puiffances affimilatrices de l'eftomac & des inteftins;
car fi ces médicamens exercent une action quelconque, ils doivent agir dès l'inftant qu'ils font in-

troduits dans l'eſtomac, ou avant d'être changés par
la digeſtion.

Il eſt vrai qu'il n'y a qu'une certaine portion des
végétaux, & même de quelques ſubſtances animales
ſur laquelle nos puiſſances digeſtives puiſſent agir,
tandis que leur partie médicinale en eſt à peine
affectée ; l'on pourroit en conséquence objecter que
les puiſſances digeſtives ne peuvent empêcher l'action
de ces ſubſtances ſur les parties internes. Il eſt certain que cela arrive quelquefois : mais comme la
digeſtion rompt entiérement le tiſſu des végétaux,
& développe leurs différentes parties plus complétement qu'elles ne l'étoient dans le végétal entier, elle
les met par-là à même d'agir immédiatement ſur
l'eſtomac, & peut même empêcher leur activité de
s'étendre au-delà de cet organe.

Septiémement : une autre circonſtance qui borne
l'action de pluſieurs médicamens à l'eſtomac, eſt le
changement qu'ils y éprouvent, au moins par le
mélange, ſi ce n'eſt par la digeſtion.

Il me paroît très-évident qu'il ſe trouve conſtamment un acide, communément même en grande quantité, dans l'eſtomac de tous les animaux qui vivent de
beaucoup de végétaux, & par conſéquent dans celui de
l'homme. Il eſt donc probable que toutes les ſubſtances alkalines y ſont plus ou moins neutraliſées,
& que ſi elles agiſſent jamais comme des alkalis purs,
ce ne peut être que ſur l'eſtomac, avant d'y être
neutraliſées. Il paroît néanmoins que les alkalis
agiſſent ſouvent comme de puiſſans médicamens ſur
les parties éloignées du ſyſtéme ; d'où je penſe que
l'on doit en conclure que l'effet de ces ſubſtances eſt
dû à ce qu'elles ſont changées en ſels neutres dans
l'eſtomac, & qu'elles n'agiſſent ſur les autres parties
du ſyſtême que comme ſels neutres ; peut-être même
leur action n'eſt-elle due qu'à ce qu'elles changent la
nature de nos fluides, en leur enlevant une portion

conſidérable

considérable de l’acide qui feroit entré dans la com-position de ces fluides.

Quant aux changemens que les substances subissent dans l’estomac, il faut observer que l’acide qui se trouve dans ce viscère agit à cet égard de deux manières.

Premièrement, l’acide peut rencontrer un com-posé d’alkali, & une autre partie qui a une plus foible affinité avec l’alkali que l’acide de l’estomac. Dans ce cas, l’acide de l’estomac s’unit à l’alkali, & dégage la substance qui étoit jointe à ce dernier, de manière que le composé ne peut plus agir dans la forme sous laquelle il avoit été introduit dans l’estomac; & je crois que c’est ce qui arrive à tous les savons que l’on fait prendre intérieurement, lesquels ne peuvent en conséquence produire sur nos fluides aucun des effets que l’on a attribué à leur forme saponacée.

L’on a un autre exemple d’une semblable réso-lution produite par l’acide de l’estomac, dans le cas des sels neutres formés d’un alkali uni à l’acide du tartre; car ce dernier semble avoir moins d’affinité avec l’alkali que l’acide de l’estomac. C’est pourquoi nous sommes si souvent trompés à l’égard de l’action du tartre soluble; & lorsque nous ne le sommes pas, on doit l’attribuer à ce que le sel neutre formé de l’alkali avec l’acide qui se rencontre dans l’esto-mac, est un laxatif aussi puissant que celui qui est formé de l’acide du tartre.

Deuxièmement, l’acide de l’estomac peut encore agir dans le cas où il rencontre certaines substances terrestres & métalliques, qui ne sont pas solubles dans nos fluides, & qui sont par conséquent abso-lument sans action, relativement a notre corps; mais l’acide de l’estomac, en s’unissant à ces subs-tances, les change souvent en médicamens très-actifs, comme il arrive à la magnésie blanche & à plusieurs préparations d’antimoine & de mercure.

CHAPITRE II.

Des différens moyens de connoître les vertus des médicamens.

Nous avons déjà observé que les hommes avoient connu, dès la plus haute antiquité, les vertus médicinales de quelques substances qui n'étoient pas usitées comme alimens : il est aisé de concevoir de quelle manière ces connoissances peuvent s'acquérir, quoique nous ne puissions appliquer nos conjectures aux objets particuliers, & que cela ne soit pas même possible à l'égard de plusieurs substances particulières qui ont été très-anciennement usitées par les médecins. Il est naturel de supposer que les médecins, occupés d'augmenter le nombre des remèdes, auront pu, par des observations accidentelles, par des essais faits au hasard, ou guidés par quelques analogies, découvrir quelques remèdes nouveaux, en augmenter ainsi le nombre, & conserver particuliérement ceux qui sembloient confirmés par l'expérience.

L'on a en conséquence prétendu que les remèdes nombreux dont parlent Dioscoride & les autres anciens, étoient entiérement le fruit de l'expérience. Mais, d'après ce que nous avons dit dans notre histoire, & ce que nous dirons par la suite des erreurs dans lesquelle peut induire l'expérience, il est très-évident qu'elle a très-peu contribué à constater les vertus attribuées communément à la plupart des remèdes usités. Le défaut de succès que l'on a si fréquemment rencontré dans la pratique, en suivant les anciens, a engagé avec beaucoup de raison les médecins modernes à chercher les moyens non-seulement de déterminer plus exactement les vertus des médicamens qui sont en usage, mais même de découvrir les vertus des substances que l'on n'avoit pas encore essayées.

Les chymistes ont fait les premières tentatives de ce genre ; PARACELSE introduisit les notions absurdes de l'influence des astres & des signatures ; & les chymistes qui lui ont succédé ont cru que l'on pourroit tirer quelque utilité de l'analyse chymique. Il y a long-temps que les deux premiers moyens ont été absolument rejettés ; néanmoins les effets qui en sont résultés n'ont pas entièrement disparu des traités de matière médicale. Le troisième moyen, qui a pour objet l'analyse chymique, n'est pas entièrement inutile, mais ne peut conduire fort loin relativement à l'objet de nos recherches.

Les moyens auxquels on a aujourd'hui spécialement recours, & qui sont particuliérement usités, sont l'examen chymique, l'affinité botanique, les qualités sensibles & l'expérience : je vais examiner avec toute l'attention possible l'application que l'on peut faire de chacun de ces moyens.

ARTICLE PREMIER.

De l'usage de la résolution chymique pour s'assurer des vertus des différentes substances.

LORSQUE les remèdes chymiques commencèrent à être mis en vogue par PARACELSE & ses sectateurs, leur usage fut accompagné de tant de théories chimériques & absurdes, que les connoissances relatives à la matière médicale en furent totalement embrouillées & fort corrompues ; mais avec le temps la chymie a corrigé ses propres erreurs, & est devenue enfin de la plus grande utilité pour perfectionner la matière médicale ; elle a déterminé plus exactement les qualités des médicamens déjà connus & usités ;

& elle a en particulier non-feulement débarraffé la matière médicale d'un grand nombre de remèdes fans action & fuperflus dont elle étoit furchargée, & indiqué le degré des qualités des fubftances femblables, mais elle a de plus appris à en faire un choix plus judicieux : outre qu'elle a ainfi corrigé & perfectionné l'ancienne matière médicale, elle en a créé une beaucoup plus eftimable, par les nouvelles productions qu'elle a découvertes, & par les préparations qu'elle a inventées ou perfectionnées. Prefque toutes les fubftances falines tirées des trois règnes font le fruit de la chymie ; & les matières inflammables, excepté les huiles par expreffion, & un petit nombre de fubftances foffiles, font auffi des productions du même art.

L'on doit donc à la chymie l'avantage d'avoir enrichi la matière médicale de plufieurs remèdes particuliers, & de quelques-uns même des plus efficaces ; & pour pouvoir faire un choix & un ufage convenable de ces remèdes en général, il eft abfolument néceffaire de bien connoître la chymie.

L'on a encore penfé que cet art avoit été réellement, ou pouvoit être, utile pour découvrir les vertus des fubftances végétales & animales ; il ne me paroît pas cependant qu'il ait réuffi en cela. Ce que l'on appelle l'analyfe chymique, ou la diftillation des fubftances fans addition, n'a pas répondu aux efpérances que l'on en avoit conçues. Après beaucoup d'effais faits avec tout le foin poffible, l'on convient aujourd'hui que cette analyfe ne peut donner aucune connoiffance exacte ni certaine des parties conftitutives des mixtes ; c'eft pourquoi l'on a entiérement abandonné, ou au moins très-négligé l'application de cette efpèce de réfolution.

L'analyfe chymique adoptée aujourd'hui, eft celle par laquelle on fe propofe de féparer les parties des mixtes fans en changer ou en altérer beaucoup la nature. Ainfi, en diftillant les plantes avec l'eau, l'on obtient leur huile abfolument féparée des autres parties, & dans un état tel que l'on croit qu'elle exiftoit dans les plantes en nature : en employant différens menftrues à différens degrés de chaleur, l'on croit pouvoir féparer, fans aucune altération, les parties des plantes qui font folubles dans ces menftrues ; mais il eft, dans beaucoup de cas, douteux que ces fubftances ne fubiffent aucune altération, comme nous aurons occafion de le remarquer par la fuite. Quoi qu'il en foit, je dois obferver ici que ces moyens nous mettent rarement à même de découvrir dans les plantes des vertus inconnues avant, & en général l'on découvre uniquement dans quelle partie de la plante réfide fpécialement la vertu qui étoit d'ailleurs connue. Cette analyfe peut fans doute nous faire rencontrer, dans quelques cas, des vertus qui font plus confidérables dans l'état concentré fous lequel on les obtient, qu'elles ne l'étoient lorfqu'elles fe trouvoient répandues dans la plante entière ; ce qui fait que l'on croit quelquefois trouver un médicament abfolument nouveau ; mais je n'en connois guère d'exemple, ou plutôt je ne fache pas que l'on ait, par ce moyen, découvert des vertus inconnues avant. Il eft fans doute poffible qu'en trouvant que quelques vertus réfident très-conftamment dans des parties féparées par des menftrues particuliers, l'on juge par analogie qu'il exifte des vertus femblables dans les fubftances que l'on peut extraire par de pareils menftrues ; mais il eft très-rare que l'on puiffe faire l'application de cette analogie. L'on obferve, par exemple, que la vertu purgative des plantes réfide communément dans leurs parties réfineufes ; néanmoins l'on ne peut pas en conclure qu'une plante qui fournit une réfine à un menftrue fpiritueux, jouiffe d'une qualité purgative ; j'ofe même affurer que l'analogie fondée fur l'analyfe chymique contribue très-peu à reconnoître les vertus des médicamens.

Je dois néanmoins convenir ici que l'on a retiré de grands avantages des travaux de ceux qui se sont occupés d'examiner les différentes substances qui sont l'objet de la matière médicale, en les dissolvant dans différens menstrues. Ces travaux ont certainement déterminé les préparations pharmaceutiques les plus convenables pour plusieurs substances, & ont par-là beaucoup perfectionné nos connoissances sur la matière médicale, sur-tout relativement aux préparations & aux compositions qui en forment une partie si considérable.

C'est ainsi que je reconnois l'utilité générale de ces travaux, & j'aurai occasion de dire, dans une autre lieu, jusqu'où peut plus particuliérement s'étendre leur utilité.

Article II.

De l'usage des affinités botaniques pour déterminer les vertus médicales des plantes.

LES botanistes se sont imaginés malheureusement, à ce que je pense, pour la matière médicale, qu'ils devoient non-seulement distinguer les plantes les unes des autres, ce qui étoit leur propre objet, mais même indiquer leurs vertus médicales; & ils ont souvent prouvé que cette tâche étoit au-dessus de leurs forces : néanmoins ils s'en sont communément occupés, & ils l'ont fait de la manière la plus imparfaite ; car ils n'ont généralement que copié, avec très-peu de soin ou de jugement, ce que les auteurs précédens avoient dit, & ils ont ainsi multiplié des écrits inutiles & remplis d'erreurs.

Telle est réellement l'idée que l'on doit avoir de leurs travaux sur les objets particuliers ; mais les derniers botanistes ont cru pouvoir faire une application beaucoup plus étendue de leur science ; ils ont tenté de déterminer, par son moyen, d'une manière très-générale les vertus des végétaux.

Lorsque les botanistes eurent remarqué que les ressemblances des parties de la fructification pouvoient servir à ranger les végétaux suivant certains genres, certains ordres & certaines classes, cet arrangement donna lieu à l'établissement de ce que j'appelle leurs affinités botaniques. L'on a prouvé que ces affinités étoient, jusqu'à un certain point, applicables à un grand nombre de végétaux, sans pouvoir néanmoins les comprendre encore tous : mais toutes les fois qu'on a pu les appliquer aux ordres & aux classes, de manière à prouver qu'il y avoit beaucoup de ressemblance & d'affinité entre les différentes espèces qui y étoient comprises, l'on a avec raison considéré ces ordres & ces classes comme naturels.

Dès que les botanistes eurent convenablement établi ces ordres naturels, ils s'apperçurent que dans les cas où il y avoit une affinité botanique considérable, il se trouvoit aussi une ressemblance & une affinité entre les vertus médicales des différentes espèces.

Ces vues étoient en général bien fondées : l'on trouve en effet une semblable affinité médicale, non-seulement dans les espèces du même genre, mais elle est même considérable dans les espèces renfermées dans les ordres & les classes que l'on peut réellement considérer comme naturels ; ce qui établit une analogie qui donne souvent lieu de présumer qu'un végétal, sur lequel on n'a fait aucune épreuve, est de la même nature, & jouit des mêmes qualités que ceux du même genre & du même ordre avec lesquels il a une affinité botanique.

Cela est vrai jusqu'à un certain point, & l'on peut en faire l'application avec quelque avantage ;

mais il s'en faut de beaucoup que cette application puisse être aussi générale que semblent le prétendre les botanistes ; car l'on y trouve de toutes parts un grand nombre d'exceptions.

Les différentes espèces du même genre possèdent même souvent des qualités fort différentes : ainsi le *cucumis meio* differe beaucoup du *cucumis colocynthis.*

Les exceptions sont encore beaucoup plus considérables & plus multipliées à l'égard des différens ordres naturels. L'on rencontre plusieurs plantes très-pernicieuses dans quelques-uns de ces ordres, qui ne renferment en grande partie que les végétaux les plus doux ; l'on trouve des substances absolument dépourvues d'action, & très-douces dans d'autres ordres qui renferment des substances très-actives & très-puissantes. Le *lolium temulentum*, que l'on trouve parmi les gramen, est un exemple de la première assertion, & le *verbascum*, qui est de la classe des *lurida* ou des *solanacea*, est un exemple de la seconde.

Il faut observer en second lieu, lorsque l'on a recours à l'analogie générale, que les plantes du même genre peuvent se ressembler beaucoup par leurs qualités générales, & néanmoins posséder ces qualités à des degrés si différens, que leur choix ne peut nullement être indifférent, lorsque l'on s'en sert comme médicamens.

Une troisième observation encore plus importante, c'est que les plantes qui appartiennent au même ordre peuvent avoir quelque ressemblance dans leurs qualités : néanmoins il est non-seulement rare que cette ressemblance soit exacte dans ces différentes espèces, mais même il y a communément une modification particulière dans chaque ; & très-souvent, outre la qualité qui appartient à l'ordre, il s'en trouve une autre totalement differente de celle-là, ou de toute autre du même ordre, qui est quelquefois même pernicieuse ; de manière que le praticien peu attentif pourroit tomber dans des erreurs très-grossières, en s'en rapportant uniquement à l'affinité botanique.

Il faut de plus faire attention que, quoique les plantes qui se trouvent dans le même ordre naturel aient communément, dans toutes leurs différentes parties, des qualités semblables à celles de tout l'ordre, néanmoins cela n'est nullement universel. Les différentes parties des plantes ont en général des qualités très-différentes, de manière que la qualité de la racine differe beaucoup de celle des feuilles ou des semences ; & la ressemblance des parties de la fructification qui établit leur affinité botanique, ne s'étend nullement à toutes les parties des plantes qui se rapprochent par cette affinité. La qualité générale differe non-seulement beaucoup par ses degrés, suivant les parties de la plante, mais il y a même quelques-unes de ces parties dont les qualités sont extrêmement différentes & même opposées.

Il est aisé de voir, d'après ces observations, que l'affinité botanique des plantes peut être de quelque utilité pour en reconnoître les qualités médicales, mais que l'on ne doit en faire usage qu'avec beaucoup de précaution pour déterminer leurs vertus, & que l'on ne peut en rien conclure de certain, sans examiner en même temps leurs qualités sensibles ; il faut même, dans ce dernier cas, que la vertu médicale qu'on leur suppose soit réellement confirmée par l'expérience sur le corps humain.

Article III.

Observations sur les qualités sensibles des substances qui peuvent en indiquer les vertus médicales.

L'on a proposé un autre moyen de juger des vertus des différentes substances, qui consiste à faire attention à leurs qualités sensibles, telles que le goût,

l'odeur & la couleur. De même que les médicamens
agiſſent particuliérement ſur le ſyſtême nerveux ,
comme nous l'avons déjà remarqué, de manière que
les ſenſations du goût & de l'odorat dépendent de
l'action qu'exercent certaines ſubſtances ſur les nerfs
de la langue & du nez., & que leurs effets ſe communiquent très-ſouvent de ces parties au reſte du
corps ; l'on peut auſſi préſumer, juſqu'à un certain
point, que l'action de ces ſubſtances ſur les organes
du goût & de l'odorat peut ſe communiquer à tout
le ſyſtême nerveux , ou montrer une puiſſance analogue relativement à tout le ſyſtême, lorſqu'elles ſont
appliquées ſur les autres parties nerveuſes.

Je regarde ceci comme tellement démontré, que
je crois pouvoir établir avec beaucoup de confiance ,
comme une règle très-générale , que les ſubſtances
qui n'affectent nullement le goût ou l'odorat, &
que celles même qui n'affectent ces organes qu'à un
degré léger, peuvent être conſidérées comme dépourvues d'action & inutiles ; & je penſe que l'on
doit rejetter de la liſte des médicamens toutes les
ſubſtances de ce genre, excepté un très-petit nombre ,
qui, n'ayant aucune qualité ſenſible , peuvent, par
cette raiſon même, jouir d'une vertu émolliente ,
nourriſſante , ou adouciſſante.

Quoique les médecins n'aient pas ſuffiſamment fait
attention à cette règle générale, ils ont néanmoins
préſumé de tout temps que l'activité des ſubſtances
ſur le corps humain dépendoit des qualités ſenſibles
dont elles étoient douées , & ils ont jugé de leurs
vertus médicales par l'état de ces qualités. Il eſt en
effet preſque toujours arrivé que les médecins ont
été diſpoſés à admettre des vertus ſemblables dans
différentes ſubſtances qui ſe reſſembloient par le goût
& l'odeur.

Il y a beaucoup de cas où cette ſuppoſition eſt
bien fondée ; mais on l'a portée trop loin, en s'ima-

ginant que la ressemblance de goût & d’odeur dans différentes plantes, indiquoit assez exactement qu’elles jouissoient des mêmes vertus médicales. Jean Floyer, David Abercrombie, Hoffman, & plusieurs autres depuis, ont établi un système général de matière médicale sur ce plan.

J’aurai occasion par la suite de faire plusieurs applications de cette doctrine générale, & je tâcherai de prouver jusqu’à quel point on peut justement l’étendre ; mais il est en même temps très-convenable de faire ici quelques efforts pour indiquer l’erreur qui résulte de l’application universelle de cette règle.

Il est d’abord très-difficile de déterminer les différens goûts des différentes substances : il y en a quelques-uns, tels que ceux qui sont acides, sucrés, amers & astringens, qui peuvent très-bien se distinguer les uns des autres, & dont l’on convient généralement ; mais il y a beaucoup d’autres goûts que l’on ne peut comprendre sous aucune dénomination. Il me paroît que les titres généraux que l’on a tenté d’établir sont au moins très-peu utiles, s’ils ne sont pas impropres. Ainsi l’on fait communément une classe générale des goûts sous le titre d’âcreté ; mais ce terme exprime la force de l’impression plutôt qu’aucune sensation particulière, & l’on a toujours compris sous cette dénomination des substances qui jouissoient d’ailleurs de qualités très-différentes, que nous examinerons plus particuliérement sous le titre des stimulans.

L’on a fait usage, avec aussi peu de succès, des goûts nauséabonds pour former une classe ; il est évident que cette classe est trop générale, en ce qu’elle comprend beaucoup de substances qui ont en général un goût désagréable, mais en même temps particulier, c’est-à-dire, des goûts différens les uns des autres, que l’on ne peut en conséquence rapporter à aucun titre général. Il est également évident que la classe

des goûts nauséabonds comprend beaucoup de substances qui diffèrent extrêmement par leurs vertus ; ce
qui produira toujours une difficulté insurmontable,
lorsque l'on voudra ranger les vertus des plantes
suivant leur goût.

Outre les goûts généraux que nous convenons
être assez bien déterminés, il y en a plusieurs combinaisons qui produisent des goûts variés, que l'on
ne peut exactement déterminer, ni même toujours
admettre, autant que je sache, comme un signe qui
indique des vertus particulières.

Mais de plus, lorsque l'on a rassemblé un nombre
de substances sous l'une des classes générales des
goûts, l'on trouve que les individus possedent la
même qualité à des degrés très-différens, & que
leurs vertus sont en conséquence très-différentes.
Dans beaucoup de cas, en effet, où la qualité de la
classe domine dans une plante, cette plante possede
en même temps d'autres qualités, qui lui donnent
une vertu différente de celles de la classe générale.
Il est inutile d'insister davantage ici sur les erreurs
que peut produire cette doctrine générale, nous
aurons par la suite des occasions assez fréquentes d'en
parler, & d'indiquer les nombreuses exceptions dont
elle est susceptible.

Les corps qui exhalent une forte odeur, agréable
ou désagréable, semblent particuliérement propres
à agir sur le systéme nerveux, & il y a quelques
médicamens très-actifs qui sont remarquables par
cette qualité. Néanmoins Linné va trop loin, lorsqu'il prétend que les corps odorans n'agissent que
sur les nerfs, tandis que les corps sapides agissent
uniquement sur les fibres musculaires ; car il est évident que les corps sapides agissent aussi, & quelquefois même très-puissamment sur les nerfs.

Quoi qu'il en soit, j'observerai que l'on est plus
exposé à tomber dans l'erreur, en jugeant des vertus

des plantes par leur odeur particulière, qu'en prenant leur goût pour guide. Les odeurs varient beaucoup plus que les goûts, & il eſt encore plus difficile de les réduire à des claſſes générales : il ne paroît pas, en effet, que l'on puiſſe les diviſer autrement qu'en agréables ou déſagréables. Il eſt vrai que ces deux diviſions générales renferment un grand nombre de variétés, mais il n'eſt pas poſſible de les rapporter avec quelque préciſion à des titres généraux. Linné a néanmoins tenté de le faire ; mais il ſuffit de jetter un coup-d'œil ſur ſes titres généraux, ·& ſur l'énumération des plantes qu'il a rapportées à chacun de ces titres, pour reconnoître qu'ils ne donnent aucune idée préciſe, & qu'ils n'indiquent aucunes qualités communes, ſi ce n'eſt celles qui peuvent réſulter des termes généraux d'agréable ou de déſagréable : les plantes renfermées ſous ces titres varient auſſi beaucoup relativement à leurs vertus, & produiſent ſouvent des effets différens, ſuivant les perſonnes expoſées à leur odeur. L'analogie qu'offrent les odeurs eſt donc on ne peut moins utile pour éclaircir la matière médicale.

Lorſque Linné prétend que les qualités ſenſibles des médicamens peuvent en faire reconnoître les vertus, il ſuppoſe que, outre le goût & l'odeur, la couleur peut auſſi fournir quelque indication de ces vertus ; & il donne en conſéquence le paragraphe ſuivant : « Color pallidus *inſipidum*, viridis *crudum*, » luteus *amarum*, ruber *acidum*, albus *dulce*, niger » *ingratum* indicat ». Mais quiconque a la moindre connoiſſance des plantes peut faire un ſi grand nombre d'exceptions à chacune de ces règles générales, qu'il s'appercevra facilement qu'il eſt extrêmement frivole & inutile de faire aucune tentative pour établir de ſemblables règles générales.

ARTICLE IV.

De la manière de s'assurer des vertus des médicamens.

CE n'est qu'en observant les effets que produisent les substances sur le corps humain vivant, que l'on peut déterminer leurs vertus médicales ; mais l'usage de l'expérience est extrêmement trompeur & incertain ; & l'on trouve dans ceux qui ont écrit sur la matière médicale un nombre infini de faux résultats, que l'on suppose, ou que l'on prétend être déduits de l'expérience. La chose est au point que l'on ne peut pas consulter ces écrivains avec fruit ou avec sûreté, à moins que d'être muni d'un scepticisme considérable sur cet objet : c'est faute de discernement à cet égard, que ceux qui ont écrit sur la matière médicale ont copié, les uns après les autres, un si grand nombre d'observations particulières, qui sont frivoles & fausses. Il sera par conséquent utile d'indiquer ici aux étudians les fautes & les erreurs nombreuses qui paroissent avoir été adoptées d'après l'expérience prétendue.

L'on peut citer d'abord pour exemple ces prétendus remèdes que l'on ne peut supposer avoir aucune action sur le corps humain, tant parce qu'ils en sont fort éloignés, qu'en raison de leur nature ; tels sont les charmes, les pratiques superstitieuses, les poudres de sympathie, & les amulètes sans odeur dont l'on a autrefois fait usage. Ces remèdes sont, il est vrai, très-généralement méprisés aujourd'hui ; mais il suffit qu'il y ait eu autrefois beaucoup de témoignages en leur faveur, pour prouver combien l'expérience induit en erreur. M. BOYLE a cru voir de ses propres yeux l'action de la poudre de sympathie, & il a eu en faveur de cette poudre le témoignage de divers médecins & d'autres per-

fonnes graves. Il n'eft pas néceffaire de donner ici
d'autres exemples de ce que j'ai avancé; mais s'il
étoit convenable de le faire, je pourrois renvoyer au
fecond volume des *Acta naturæ curioforum* (obfervation 195), que l'on peut regarder comme une
collection de contes de bonnes femmes, qui n'a de
crédit que parce qu'elle a été publiée depuis quarante
ans par une fociété de perfonnes inftruites. En voici
un échantillon, art. XXI : *lactis abundantia &*
defectus. « Pro certo affirmarunt mihi nuper matronæ
» binæ prudentes & honeftæ, fe in feipfis efficaciam
» feminis nigellæ multoties expertas effe, quod
» nempe retro appenfum lac abundans difcufferit,
» antrorfum autem auxerit ». Il eft fâcheux que de
femblables remèdes ne foient pas encore fuffifamment rejettés par-tout, puifque l'on voit un médecin auffi célèbre que M. de Haen, ajouter quelque
confiance à la verveine employée comme amulète.
Mais quiconque a pu, de même que lui, ajouter
foi à la magie, devoit être expofé à adopter toutes
efpèces de chimères fuperftitieufes.

Je pourrois donner pour fecond exemple de fauffe
expérience, les vertus que l'on a attribuées a différentes
fubftances, qui, quoique prifes intérieurement,
paffent dans le corps fans fubir aucun changement,
& font abfolument fans action, en ce qu'elles re
font pas folubles dans nos fluides, & qu'elles ne
font douées d'aucunes qualités capables d'agir fur les
folides ou les fluides de notre corps ; telles font les
différentes efpèces de *filex*, depuis le cryftal de montagne jufqu'aux pierres précieufes, autrefois adoptées
dans nos difpenfaires, & qui, quoique rejettées aujourd'hui en Angleterre, fe trouvent encore dans
plufieurs pharmacopées étrangères. Les auteurs de
matière médicale parlent encore des vertus de ces
fubftances, & même les admettent ; & lorfque je
vois M. Vogel, mort depuis peu, défendre la vertu

du cryſtal de montagne par ſa propre expérience ; je ne puis douter qu'il n'ait été trompé en obſervant.

Je donnerai pour troiſième exemple, des erreurs dans leſquelles peut induire l'expérience, les effets conſidérables que l'on attribue à des ſubſtances évidemment dépourvues d'action, ou qui ſont telles, qu'elles ne peuvent produire que peu de changement dans le corps humain, & que l'on peut en prendre tous les jours une grande quantité, ſans qu'elles occaſionnent aucune altération ſenſible. Ainſi, lorſque l'eſtimable LINNÉ nous dit qu'il s'eſt préſervé lui-même de la goutte en mangeant tous les ans une grande quantité de fraiſes, je ſuis perſuadé que l'expérience l'a trompé. Il eſt même étonnant qu'un homme ſi célèbre ait pu tomber dans une telle erreur; mais l'on trouve dans les traités de matière médicale des centaines d'erreurs ſemblables, ſous des noms très-reſpectables.

L'on attribue, dans preſque tous les traités que l'on a donnés ſur cet objet, beaucoup de vertus à des ſubſtances abſolument dépourvues d'action, ou dont les qualités ſenſibles ſont très-foibles; il eſt vrai que ſouvent l'on admet ces vertus d'après une prétendue expérience; mais les médecins en ont ſi évidemment reconnu la fauſſeté, qu'ils ont depuis long - temps négligé de plus en plus ces ſubſtances dépourvues d'action & de vertu. L'on a conſtamment diminué le catalogue des médicamens dans les éditions ſucceſſives que l'on a données de nos pharmacopées, particuliérement en rejettant les ſubſtances inutiles. Néanmoins l'on n'a peut-être pas encore été auſſi loin qu'on le devoit dans la plupart de ces pharmacopées, & je pourrois donner ici une longue liſte des remèdes que l'on a eu tort de conſerver ; mais je m'en abſtiens, parce que j'aurai occaſion de le faire plus convenablement par la ſuite à l'égard

de

de la plupart des objets particuliers dont je m’occuperai.

Le quatrième exemple de fauſſe expérience ſont les cas où l’on croit que les médicamens ont guéri des maladies, ou corrigé certaines affections du corps, qui n’ont jamais exiſté. Les remèdes que l’on regarde comme propres à corriger l’atrabile ſont de ce genre; car tous les raiſonnemens de Boerhaave ne peuvent me perſuader que cet état des fluides puiſſe jamais ſe rencontrer dans le corps humain. Il me paroît que l’idée de l’atrabile n’eſt qu’une pure hypothèſe des anciens, qui n’étoient nullement en état de juger convenablement de ces objets.

Je ſuis enclin à porter le même jugement ſur la lenteur ou l’épaiſſiſſement contre nature des fluides ſi communément adopté des modernes. Je n’aſſurerai pas poſitivement qu’il ne ſurvienne jamais un pareil épaiſſiſſement morbifique; mais à peine peut-on citer un exemple où il ſoit évident qu’il ait réellement lieu; & il eſt probable que ſur cent cas où l’on a admis cet épaiſſiſſement, il y en a quatre-vingt-dix-neuf où il n’exiſte pas. Cette conſidération réunie à la fauſſe théorie que l’on a admiſe pour expliquer la manière d’agir des remèdes que l’on a ſuppoſé guérir cet épaiſſiſſement, ſuffit pour nous déterminer à aſſurer que cette opinion a donné lieu à un grand nombre d’obſervations fauſſes qui ſont répandues dans les traités de matière médicale.

L’on a encore un exemple du même genre à l’égard des *alexipharmaques*, dont il eſt ſi ſouvent fait mention. Je ne parlerai pas ici des doutes que l’on peut élever, dans beaucoup de fièvres, ſur l’exiſtence d’une matière morbifique, ni de ceux que l’on peut avoir à l’égard de la guériſon des fièvres que l’on attribue à l’expulſion d’une pareille matière; mais l’on peut objecter que non-ſeulement l’exiſtence douteuſe de l’objet de ces remèdes, mais même le

Tome I.   K

défaut d'évidence de leur action, donnent tout lieu
de croire que les vertus alexipharmaques dont parlent
les auteurs, font au moins en général des exemples
d'une fauſſe expérience.

L'on a un cinquième exemple d'une fauſſe expérience dans pluſieurs cas où la maladie exiſte réellement, mais où l'action des remèdes que l'on ſuppoſe
propres à la guérir, paroît, autant que nous pouvons
en juger, abſolument dépourvue de probabilité. La
prétendue diſſolution de la pierre contenue dans la
veſſie, par les médicamens pris intérieurement,
ſemble en être un exemple. Il eſt encore très-douteux que les médecins connoiſſent aucun remède de
ce genre : mais, pour ne pas entrer dans les diſcuſ-
ſions qui ſe ſont élevées, & qui ſubſiſtent encore
ſur cet objet, il eſt très-probable que les obſervations relatives à cette vertu, rapportées par les anciens & les modernes, ſont autant d'exemples des
erreurs conſidérables dans leſquelles peut induire
l'expérience.

L'on pourroit rapporter à cet article les obſervations relatives à des médicamens auxquels on attribue des effets qui ne paroiſſent pas impoſſibles, mais
qui ſont très-peu probables d'après nos dernières
expériences, au moins dans pluſieurs des exemples
que l'on en a donnés. Je pourrois citer comme un
exemple de ce genre, les médicamens que l'on a
ſuppoſé favoriſer l'écoulement des règles chez les
femmes. L'on ne peut guère nier qu'il exiſte des
remèdes doués de cette vertu ; mais les médecins ont
ſouvent été trompés dans leur attente, lorſqu'ils ont
fait uſage des médicamens auxquels les auteurs de
matière médicale ont attribué une ſemblable vertu ;
& j'ai connu pluſieurs praticiens des plus célèbres
qui m'ont confirmé ce que j'avance. Il y a néanmoins
peu de vertus que les auteurs de matière médicale
attribuent plus fréquemment aux ſubſtances dont ils

traitent; l'on peut en conséquence assurer qu'ils ont, dans peu de cas, déterminé ces vertus par des expériences convenables.

L'on peut encore donner un exemple du même genre relativement aux médicamens qui passent pour favoriser l'écoulement des urines. Tout le monde sait qu'il existe des substances qui jouissent de cette vertu; mais tout praticien conviendra en même temps que souvent l'on n'obtient pas cet effet, quoique l'on emploie les remèdes qui ont été recommandés par les auteurs de matière médicale, pour remplir cette indication; & l'on peut soupçonner qu'ils ont attribué souvent ces vertus à plusieurs substances, d'après de fausses expériences, ou peut-être même sans en avoir tenté aucune.

Mais si l'on a si souvent attribué de fausses vertus emménagogues & diurétiques aux médicamens, l'on conviendra avec plus de facilité que la même chose est arrivée à l'égard des moyens que l'on a prétendu favoriser l'accouchement; & ces erreurs sont encore plus certaines relativement aux remèdes que l'on a dit chasser l'arrière-faix ou l'enfant mort. Ces médicamens ont absolument perdu leur crédit parmi les praticiens modernes; & si une partialité outrée pour les anciens, qui citent souvent ces vertus, nous portoit à croire qu'ils étoient guidés par l'expérience, l'on peut répondre, sans hésiter, qu'ils nous ont donné des exemples nombreux d'une fausse expérience.

Un sixième exemple, qui est une source très-féconde de fausse expérience, est celui où l'on attribue aux médicamens dont l'on a fait usage, des effets qui ont réellement lieu, mais qui sont vraiment dus à une autre cause; ce qui arrive sur-tout quand les effets attribués aux médicamens sont réellement les suites des opérations spontanées de l'économie animale, ou, suivant l'expression ordinaire, l'effet de la nature. Il est à peine nécessaire de citer pour exemple l'opinion abandonnée fur la réunion des os fracturés : l'on croyoit autrefois que certains médicamens pouvoient favorifer cette réunion ; mais cette opinion eft aujourd'hui univerfellement rejettée comme un exemple de fauffe expérience, & l'on reconnoît que cet effet eft produit uniquement par la nature.

J'aurois pu paffer fous filence cet exemple ; mais il ne feroit peut-être pas auffi convenable d'en omettre un du même genre que l'on rencontre dans prefque toutes les matières médicales, qui confifte à attribuer aux médicamens pris intérieurement, la puiffance de favorifer la guérifon des plaies : l'on trouve en conféquence un nombre étonnant de végétaux que l'on range encore fous le titre de vulnéraires. Il paroît que l'on attribue très-fouvent cette vertu à des médicamens, lorfqu'on ne peut guère leur en accorder d'autre.

Il femble que l'on convient aujourd'hui très-généralement que la guérifon des plaies eft entiérement ou principalement l'ouvrage de la nature ; & que quand des circonftances accidentelles ne troublent pas cette dernière, elle parvient conftamment à fon but. Les médecins anglois en font tellement perfuadés, qu'il eft extrêmement rare de leur voir employer aucun médicament interne fous le titre de *vulnéraire*, ou de les voir agir d'après l'idée qu'aucun médicament interne puiffe être de quelque utilité pour guérir en général les plaies. Il eft poffible qu'un certain état de flaccidité de la partie malade retarde la fuppuration des plaies, ou les difpofe à la gangrène ; & l'on a alors recours à l'ufage interne du quinquina, qui eft l'unique vulnéraire que l'on emploie. Il eft poffible que dans la lifte des vulnéraires donnée par les auteurs, il fe trouve plufieurs médicamens dont l'action foit analogue à celle du quinquina ; mais je ne crois pas que les médecins qui les ont autrefois employés fe foient apperçus de cette vertu.

& il eft très-probable que la plupart des fubftances particulières que l'on a mifes au rang des vulné-raires, la poffedent à un degré très-médiocre : cer-tainement l'on ne peut attendre aucun effet des com-pofitions abfurdes & dépourvues de jugement, que l'on a données fous ce titre.

A peine eft-il néceffaire de dire dans combien de cas l'on a fauffement attribué à l'action des médi-camens les effets des opérations de la nature. Depuis la naiffance de la médecine jufqu'à notre fiècle, l'on a généralement penfé que beaucoup de maladies fe guériffoient entiérement, ou principalement par l'opération de la nature, & que plufieurs guéri-fons, que l'on croyoit être l'effet des médicamens, étoient fouvent produites par la nature feule, ou peut-être par des rencontres accidentelles furvenues dans l'économie animale, ou par certaines circonf-tances externes qui étoient l'effet du hafard : l'on a donc été convaincu de tout temps qu'il y avoit des exemples fans nombre où les effets que l'on a attri-bués aux médicamens, d'après une prétendue expé-rience, étoient fouvent erronés & faux.

Il eft inutile de dire ici combien cela eft arrivé fréquemment, & combien il en eft réfulté d'erreurs dans les traités de matière médicale : l'on me per-mettra cependant d'en citer un exemple, qui fe ren-contre, à ce que je crois, dans prefque tous les écrits que l'on a publiés fur cet objet. Cet exemple concerne la jauniffe, qui eft une maladie dont on a parlé dans tous les fiècles, mais dont la nature n'a été connue que depuis très-peu de temps, & même fi récemment, que Boerhaave même n'en a eu qu'une idée très-imparfaite. Il paroît que l'on convient au-jourd'hui très-généralement que cette maladie n'eft jamais due à l'interruption de la fecrétion de la bile, mais qu'elle furvient toutes les fois que cette liqueur ne peut paffer librement du foie dans le ducdénum.

Je n'ofe pofitivement déterminer fi la jauniffe peut, comme quelques médecins le penfent, être produite par l'abforption de la bile qui a coulé en grande quantité dans les inteftins ; mais je fuis porté à croire que l'interruption du paffage dont je viens de parler eft la caufe la plus univerfelle de la jauniffe ; car il fe fait alors une abforption ou une régurgitation de la bile accumulée dans les conduits biliaires, qui la force de paffer dans les vaiffeaux fanguins. L'interruption dont je viens de parler peut être produite par différentes caufes : mais il fuffit, pour l'objet dont il s'agit, de remarquer que fur cent jauniffes il y en a quatre-vingt-dix neuf où le paffage de la bile eft interrompu par des concrétions biliaires qui fe forment dans la véficule du fiel, & tombent enfuite dans le conduit commun : c'eft fur-tout dans les cas de ce genre que l'on a fuppofé que différens remèdes guériffoient la jauniffe ; mais l'on peut confidérer peut-être tous ces remèdes comme des exemples d'une fauffe expérience. Nous ne connoiffons aucun médicament capable de diffoudre les concrétions biliaires, qui puiffe paffer dans la maffe du fang, & parvenir jufqu'à ces concrétions arrêtées dans le conduit cholédoque. Sur cent remèdes que l'on dit avoir guéri la jauniffe, il n'y en a pas un auquel l'on puiffe attribuer la vertu de diffoudre les concrétions biliaires, ou de faciliter leur paffage dans le duodénum. Les obfervations que l'on a données pour prouver que ces remèdes pouvoient guérir la maladie, doivent donc être regardées comme autant d'exemples de fauffe expérience : elles font communément dues à ce que l'on s'eft trompé fur la caufe qui a produit la guérifon. Les membranes du corps humain étant très-fufceptibles d'une extenfion graduelle & confidérable, les tuniques du conduit cholédoque doivent fouvent fe dilater, au point de permettre aux concrétions biliaires de paffer dans le duodénum. Lorsque cette dilatation a lieu , elle termine très-promptement la jaunisse : mais si dans le même temps le malade a fait un usage suivi d'un médicament recommandé pour cette affection , on attribue la guérison à ce remède , quoique par les raisons rapportées plus haut , il ne puisse réellement y avoir aucunement contribué.

Le septième exemple de fausse expérience est dû à l'erreur où l'on est sur la nature de quelques maladies qui se ressemblent par certaines circonstances , & qui néanmoins different beaucoup par leur nature. Ainsi , rien n'est plus commun que de trouver, dans les matières médicales , les mêmes remèdes recommandés pour la guérison de la diarrhée & de la dyssenterie. Les astringens qui peuvent être utiles dans la première , font cependant non-seulement inutiles dans la dernière , sur-tout dans ses commencemens , mais même peu convenables & pernicieux : c'est pourquoi, lorsqu'on assure , d'après l'expérience , que les astringens ont guéri cette dernière , il paroît que l'on a confondu la diarrhée avec la dyssenterie , ou au moins que l'on n'a pas fait une attention suffisante aux circonstances de la maladie , & que l'on a donné comme un remède général ce qui ne convenoit qu'à une circonstance particulière. Cette manière d'écrire sur la matière médicale a introduit une grande confusion & beaucoup d'erreurs funestes dans la pratique de médecine.

Le huitième & dernier exemple de fausse expérience dont je parlerai , est dû aux erreurs que l'on a commises à l'égard des médicamens. Ainsi les modernes ont attribué, d'après Dioscoride, des vertus à des médicamens qui different beaucoup de ceux auxquels les anciens ont attribué ces vertus, lesquelles font néanmoins attestées par l'expérience prétendue des modernes.

D'après cet exposé des exemples nombreux de

K 4

fauſſe expérience que l'on rencontre dans les traités de matière médicale , & dont il n'y a preſque aucun auteur d'exempt, il eſt évident que ces écrits ſont en général des compilations d'erreurs & de fauſſetés, contre leſquelles tout étudiant doit être extrême-ment en garde , pour ne pas s'en laiſſer impoſer. Comme cela exige plus de connoiſſances, de diſcerne-ment & d'expérience , que ne peut en avoir un étudiant dans le temps où il commence à s'occuper de cette étude , il eſt utile de lui inſpirer un doute & une méfiance générale ; & il y a lieu d'eſpérer que les remarques que j'ai pris la liberté de faire pourront être , juſqu'à un certain point, utiles, tant à ceux qui étudient la matière médicale , qu'à ceux qui ſont engagés dans la pratique de médecine.

Je dois , avant de quitter ce ſujet , obſerver que les écrivains ont rapporté les fauſſes expériences dont je viens de parler, particuliérement par erreur de jugement, & qu'ils en ont rarement connu la fauſſeté: je ſuis néanmoins obligé d'avouer que ce dernier cas a auſſi eu malheureuſement lieu , & qu'il y a plu-ſieurs faits qui ont été donnés au public par des per-ſonnes qui étoient intimement perſuadées de leur fauſſeté : cela eſt arrivé quelquefois par attachement à des théories particulières , que leurs auteurs ont deſiré ſoutenir, & qu'ils ont en conſéquence appuyées par des obſervations & des expériences prétendues. Les mêmes effets ont ſouvent été produits par atta-chement à une méthode curative particulière , ou à certains remèdes, que ceux qui avoient cru les avoir découverts ou inventés ont tâché de ſoutenir par des faits que leurs préjugés leur ont peut-être fait regarder comme vrais , mais qu'ils ont admis ſans en examiner avec rigueur la vérité, quelquefois même lorſqu'ils en connoiſſoient intimement la fauſſeté.

Ceci me conduit à obſerver qu'une ſource très-fertile de faits faux, qui a lieu depuis quelque temps, est due à quelques jeunes médecins qui ont la vanité de vouloir passer pour auteurs d'observations, souvent faites trop à la hâte, & peut-être même quelquefois entiérement imaginées dans le cabinet : nous ne pouvons pas donner présentement des détails sur cet objet ; mais le siècle futur reconnoîtra plusieurs exemples peut-être de fausetés directes, & certainement plusieurs erreurs de faits commises dans ce siècle sur les vertus des médicamens.

J'ai parlé suffisamment des erreurs qui ont été adoptées, ou qui pourroient être adoptées par la suite dans les traités de matière médicale.

Quant à la manière de s'assurer des vertus médicinales des substances par l'expérience, je dois encore remarquer que l'on a employé pour cet objet différens moyens qui n'étoient pas fort convenables ; l'un consiste à faire prendre les substances dont on veut connoître les vertus, à des animaux, & à observer les effets qu'elles produisent sur ces derniers : ce moyen est très-propre pour rechercher les vertus de toutes les substances qui n'ont pas encore été examinées, & peut mettre à même d'user des précautions convenables relativement aux essais que l'on voudroit faire des mêmes substances sur le corps humain ; mais il ne peut conduire plus loin ; car l'on fait que les effets peuvent être fort différens sur les deux sujets, parce que quelques substances agissent beaucoup plus puissamment, & d'autres beaucoup plus foiblement sur le corps humain que sur les brutes : l'on ne peut donc rien conclure de certain des effets que produisent les substances inconnues sur ces derniers, avant d'en avoir fait réellement l'essai sur le corps humain.

L'on a encore tenté un autre genre d'expérience pour déterminer les vertus des médicamens, qui consiste à les mêler avec le sang dès qu'il est tiré des vaiſſeaux. Cela nous a donné quelques connoiſſances ſur la nature de nos fluides, & ſur les effets de pluſieurs ſubſtances que l'on a mélées de cette manière avec les derniers. Il eſt poſſible que l'on tire quelques conſéquences générales de ces expériences ; mais ceux qui ont écrit ſur la matière medicale ont ſouvent tiré ces conſéquences, ſans faire attention aux différences que peuvent produire les changemens que ſubiſſent pluſieurs ſubſtances dans les premières voies avant de ſe mêler avec le ſang ; ils n'ont pas non plus conſidéré la différence qui ſe trouvoit entre la quantité des ſubſtances ſoumiſes à ces expériences ſur une petite portion de ſang ; & la quantité qui, étant introduite par la bouche, pouvoit ſe répandre dans toute la maſſe du ſang ; d'où il eſt réſulté que ceux qui ont écrit ſur la matière médicale ont porté pluſieurs jugemens faux, comme je l'obſerverai par la ſuite, en parlant des médicamens particuliers qui ont été l'objet de leurs jugemens.

L'on a fait uſage d'un troiſième genre d'expérience pour s'aſſurer des vertus des médicamens, en les injeĉtant dans les veines des animaux vivans : l'on a ſouvent réitéré ces expériences ; mais l'on n'en a tiré qu'un petit nombre de conſéquences, ou que peu de lumières certaines. Quels que ſoient les effets des ſubſtances injeĉtées de cette manière, ils doivent beaucoup différer de ceux qui réſulteroient ſi elles étoient introduites par la bouche ; les changemens qu'elles ſubiſſent dans les premières voies, & ſur-tout la manière dont elles y ſont néceſſairement délayées & répandues, ſuffiſent pour qu'il ne ſoit pas poſſible qu'elles produiſent les mêmes effets que quand elles ſont injeĉtées dans les vaiſſeaux. Il eſt encore bon de remarquer que les effets qui ont généralement réſulté des injeĉtions faites dans les vaiſſeaux des brutes, & ſur-tout la coagulation produite par preſque toutes les ſubſtances que l'on a

injectées, doivent, à ce que je crois, nous empêcher d'essayer de si-tôt cette manière de faire usage
des médicamens sur le corps humain.

Il faut remarquer, relativement aux deux derniers
genres d'expériences dont je viens de parler, que les
résultats que l'on en a donnés sont souvent si contradictoires, & que l'on voit si fréquemment un tel
défaut de connoissances chymiques dans la manière
dont ces expériences ont été faites, que l'on ne peut
jusqu'à présent qu'en tirer très-peu de conséquences.

Je me suis occupé des différens objets dont l'examen paroissoit nécessaire pour servir d'introduction à
l'étude de la matière médicale : mais, avant d'entrer
dans les détails particuliers, je crois qu'il est encore
à propos d'ajouter quelques mots relatifs au plan
qui convient le mieux pour un traité de ce genre,
ou à l'ordre suivant lequel on doit ranger chaque
objet.

CHAPITRE III.

Du plan le plus convenable à un Traité de Matière médicale.

L'ON trouve de grandes différences dans l'ordre ſuivant lequel les différens auteurs ont claſſé les ſubſtances qui ſont l'objet de la matière médicale; & l'on a diſputé ſur celui qui étoit le plus convenable, tandis que pluſieurs ont regardé cet objet comme peu important. L'on a généralement crû que le plan le plus convenable étoit de raſſembler les objets en raiſon de l'affinité qui pouvoit ſe rencontrer entre eux, de manière que l'on pût en conſidérer un certain nombre ſous le même point de vue pour les uſages médicinaux. Ainſi BOERHAAVE les a claſſés ſelon le ſyſtême de botanique qu'il avoit établi, & LINNÉ, ſelon ſon propre ſyſtême; en quoi il a été ſuivi par BERGIUS. Néanmoins il eſt évident qu'aucun ſyſtême de botanique ne rapproche, dans chacune de ſes parties, les plantes ſuivant leur affinité naturelle : ainſi, ce ne doit être que quand ces ſyſtêmes ont pluſieurs claſſes & pluſieurs ordres naturels, qu'ils peuvent raſſembler les objets de la matière médicale qui ſe reſſemblent en même temps par leurs qualités médicinales : il n'y a donc aucun ſyſtême quelconque qui puiſſe remplir dans toute ſon étendue cet objet principal.

L'on a en conſéquence penſé qu'il étoit convenable de ne ſuivre les affinités botaniques, qu'autant que l'on pourroit les réduire à des ordres naturels; c'eſt ce qui a été tenté par le ſavant MURRAY dans ce qu'il a écrit juſqu'ici : mais d'après ce que nous avons dit plus haut de la manière imparfaite avec laquelle les affinités botaniques indiquent la ressemblance des vertus médicinales, il est évident que ce plan ne peut pas toujours réunir les objets sous le dernier point de vue ; & comme il y a plusieurs plantes que l'on ne peut faire entrer dans aucun ordre naturel, il est nécessaire de ranger celles-là d'une manière arbitraire, & probablement de les laisser seules. Il faut néanmoins convenir que le plan des affinités botaniques, sans répondre entièrement à l'objet que l'on se propose, est cependant admissible jusqu'à un certain point, & ne doit pas être négligé dans les subdivisions, quel que soit le plan général que l'on adopte.

Quelques auteurs ont cru qu'il valoit mieux rassembler les différentes substances selon le rapport qu'elles avoient entre elles par leurs qualités sensibles : CARTHEUSER & GLEDITSCH ont tenté de suivre cette méthode. Elle peut certainement avoir son utilité ; mais d'après ce que j'ai dit plus haut de l'imperfection de ce plan pour s'assurer des vertus médicales, il est évident qu'il ne peut pas toujours réunir des objets qui doivent se trouver rassemblés sous le même point de vue ; & l'on verra, par les auteurs que je viens de citer, que ce plan, quoique exécuté aussi bien qu'il étoit possible, n'a nullement produit l'effet que l'on en attendoit.

La difficulté de rendre ces plans suffisamment exacts & parfaits, a déterminé quelques écrivains à les abandonner tous, & à préférer l'ordre alphabétique comme le plus convenable ; c'est ce que NEWMANN & LEWIS ont fait. Mais s'il peut être avantageux de rassembler les objets qui ont quelque affinité, l'ordre alphabétique est le moins propre pour cet effet, parce qu'en séparant des substances semblables, il doit continuellement distraire l'attention du lecteur. Il ne peut en conséquence avoir d'autre avantage que celui que l'on retire d'un dictionnaire,

où l'on peut trouver facilement chaque objet dont
l'on a befoin : mais quelque plan que l'on adopte ,
il eſt aiſé de jouir de cet avantage , en ajoutant un
index , que l'on ne peut pas même éviter dans un
ouvrage alphabétique , parce que les différens noms
ſous leſquels une ſubſtance eſt connue exigent nécef-
ſairement un index qui renferme tous ces noms
différens.

Il n'y a pas de différence entre l'ordre alphabétique & les autres plans , ſuivant leſquels , après
avoir claſſé les différens articles de la matière médicale ſelon les parties de la plante qui ſont employées ,
telles que les racines , les feuilles , &c. on les range
enſuite de nouveau par ordre alphabétique , comme
ont fait ALSTON & VOGEL ; mais il eſt évident que
ce plan n'etablit aucune connexion entre les objets
qui ſe ſuivent , & qu'il ne peut avoir aucun avantage ſur l'ordre alphabétique. En outre , en conſi-
dérant ſéparément les différentes parties des végétaux , l'on ſépare des objets qui devroient être réunis ;
ce qui occaſionne des répétitions inutiles.

Après avoir rejetté ces différens plans , je crois
que l'on reconnoîtra que l'étude de la matière médicale étant vraiment l'étude des vertus médicinales,
l'on ne peut pas adopter de meilleur plan que de
réunir les différentes ſubſtances qui ſe rapprochent
par quelques vertus générales ; ce plan eſt le plus
propre pour faire connoître ces vertus , & apprendra
plus facilement au praticien quels ſont les différens
moyens dont il peut faire uſage pour remplir ſes
indications générales ; il lui indiquera auſſi juſqu'à
quel point des ſubſtances ſemblables different par
leurs degrés de force , ou juſqu'à quel point il pourra
ſe diriger ou ſe borner dans ſon choix par les qualités particulières aſſignées à chaque ſubſtance.

Si chaque médecin doit ſe diriger , autant qu'il
eſt poſſible , dans la pratique d'après les indications

générales, il est évident que son objet particulier, en étudiant la matière médicale, est de connoître les différens moyens de remplir ces indications. Ce plan doit par conséquent être le plus propre à instruire les étudians ; & si, en rangeant les médicamens suivant leurs indications générales, l'on rassemble aussi les objets particuliers, autant qu'il est possible, suivant leurs qualités sensibles & leurs affinités botaniques, ce plan aura sur les autres l'avantage de présenter sous un même point de vue les substances que l'on doit considérer en même temps, & ·sera le meilleur moyen de se rappeller tout qui y a rapport.

J'adopterai ce plan d'autant plus volontiers, que ce traité doit renfermer la thérapeutique, qui est une partie de la médecine dont on ne peut convenablement séparer la matière médicale. L'on objectera peut-être que la thérapeutique, qui a toujours pour base un système particulier de physiologie & de pathologie, doit être sujette aux mêmes erreurs que ces dernières ; mais l'on peut faire les mêmes objections contre tout traité de matière médicale dans lequel les vertus des médicamens sont rapportées à des indications générales. Je n'ose pas assurer que le plan que nous adoptons sera exempt d'erreurs à cet égard : néanmoins, comme notre plan général se rapproche beaucoup de la plupart des autres systêmes dans un grand nombre de parties, je pense que l'on n'y trouvera pas beaucoup d'erreurs. D'ailleurs il suffit, pour nous déterminer à adopter ce plan, que le principal but de ce traité soit de donner une thérapeutique, ou d'établir des indications générales plus exactes & mieux adaptées aux objets particuliers de la matière médicale qu'elles ne l'ont été jusqu'ici. Ce plan se rapproche en général beaucoup de celui que BOERHAAVE a adopté dans son traité *de viribus medicamentorum*, & de ceux qui ont été fuivis par plufieurs auteurs modernes, tels que SPIELMAN, LOESECKE & LIEUTAUD.

J'aurai occafion, en fuivant ce plan, d'employer quelques termes généraux dans un fens différent de celui que lui ont donné les autres auteurs : j'ai cru en conféquence qu'il étoit néceffaire, pour me faire entendre plus facilement par la fuite, de donner l'explication de ces termes ; & comme je ferai auffi fréquemment obligé de parler de quelques termes employés par les autres écrivains, il eft également néceffaire d'expliquer dans quel fens on doit prendre ces termes.

Pour remplir cet objet convenablement, je penfe qu'il fera utile, pour ceux qui étudient la matière médicale, d'expliquer ici tous les termes généraux dont ont fait ufage ceux qui ont écrit fur cette matière. Je tâcherai, en rempliffant cette tâche, de dire dans quel fens on a communément ou particuliérement employé chaque terme, jufqu'à quel point fon ufage convient, pourquoi je ne l'emploie pas, & très-fouvent pourquoi on doit abfolument le rejetter. Je rangerai pour cet effet tous les termes par ordre alphabétique, & je donnerai ainfi un dictionnaire qui pourra, à ce que j'efpère, être utile & convenir aux perfonnes qui commencent à étudier la matière médicale. Il me paroît convenable & néceffaire, pcur remplir cet objet, de donner les dénominations telles qu'elles ont été ufitées par les auteurs latins ; & fi l'on vouloit chercher la fignification d'un terme françois, il feroit aifé de la trouver par le fecours de l'index qui terminera l'ouvragé.

DICTIONNAIRE

Des Termes généraux ufités par ceux qui ont écrit fur la Matière médicale.

A.

ABLUENTIA, *Abluens.* Médicamens propres à enlever des furfaces internes & externes du corps les matières étrangères qui y adhèrent. L'on emploie pour cet effet l'eau ou les autres fluides qui peuvent agir par leur qualité de fluides, & on peut en faire ufage fous forme de lotion, de gargarifme, ou d'injection. L'on fe fert rarement du terme d'abluens; l'on adopte plus communément celui de *déterfifs*; & l'on comprend vulgairement fous cette dénomination non-feulement les médicamens qui enlèvent par leur fluidité les matières adhérentes à la furface du corps, mais même ceux que l'on fuppofe agir ainfi par la puiffance dont ils jouiffent de réfoudre & de détruire la cohéfion des matières adhérentes. Ce terme eft néanmoins trop général dans ce fens, & ne peut en conféquence être admis; & lorfqu'on s'en eft fervi à l'égard des parties internes, on l'a en général fait d'après l'idée fauffe que ces fubftances jouiffoient de la vertu de réfoudre les humeurs vifqueufes, & nous tâcherons de prouver par la fuite que l'on s'eft communément trompé en cela.

ABORTIVA, *Abortifs.* Médicamens capables de caufer l'avortement chez les femmes groffes. On les a auffi nommé *ambolica & ecbolica*; l'on fuppofe auffi communément qu'ils ont la puiffance de favorifer l'accouchement naturel, de faire fortir le placenta, & même d'expulfer le fœtus mort. Ces dernières vertus attribuées fréquemment par les anciens aux médicamens, me paroissent être imaginaires, & le paroissent peut-être aussi à la plupart des médecins de nos jours; c'est pourquoi il est extrêmement rare aujourd'hui de faire usage des médicamens de ce genre. L'on est peu fondé à croire qu'il existe des remèdes qui puissent agir spécialement sur l'utérus, & il paroît qu'il n'y a pas d'autres abortifs que ceux qui produisent leurs effets par une action générale violente.

ABSORBENTIA, *Absorbans*. Ce sont des corps secs propres à pomper les liquides dans les pores qui leur livrent passage. L'on emploie aujourd'hui très-rarement ce terme dans ce sens général, & il est presque strictement borné à désigner certaines terres propres à enlever les acides de leurs pores, & à détruire en même temps leur qualité acide. Nous en parlerons par la suite sous le titre d'*Antacida*.

ABSTERGENTIA, *Abstergeans*. Voyez *Abluentia*.

ACOPA. Ce sont des médicamens, & sur-tout des onguens, propres à enlever la lassitude produite par l'exercice & le travail. L'on peut employer ce terme pour désigner quelques moyens généraux dont l'on fait usage pour cet effet; mais je ne connois pas de médicamens auxquels il convienne, à moins que ce ne soit en raison de leurs qualités générales; je crois en conséquence que l'on ne peut appliquer cette dénomination à aucune substance médicinale.

ACOUSTICA, *Acoustiques*. Médicamens propres à guérir la surdité, ou d'autres défauts de l'ouïe. On peut citer ce terme comme un exemple des termes généraux qui ont jetté beaucoup de confusion dans la matière médicale & la pratique de médecine; car la surdité, ou toute autre maladie, dépend de différentes causes qui peuvent exiger des remèdes différens & même opposés; & on ne peut convenablement instruire les étudians, si on ne leur indique les remèdes convenables à la cause & aux

circonſtances particulières de la maladie. Il eſt cepen‑
dant poſſible qu’un médecin ait vu la ſurdité mo‑
dérée ou guérie par certains remèdes dans des cas où
il ne pouvoit déterminer ni la nature de la maladie ,
ni l’action du remède qui a produit des effets avan‑
tageux ; & je conviens que ces faits méritent d’être
obſervés : mais de ſemblables obſervations ne peu‑
vent conduire qu’à une pratique empirique &
haſardée , qui , comme on ſait, a ſouvent été non‑
ſeulement inutile , mais même fréquemment nuiſi‑
ble. Les termes généraux , tels que· celui dont il
s’agit ici, ſont en conſéquence plus propres à induire
en erreur qu’à inſtruire , & ne doivent jamais être
employés.

AGGLUTINANTIA, *Agglutinans.* Remèdes propres
à joindre & réunir la ſolution contre nature de con‑
tinuité dans les parties molles ; on les a en conſé‑
quence employés dans les plaies & les ulcères ; mais
nos chirurgiens anglois ne connoiſſent pas de médi‑
camens de ce genre , & ne font uſage d’aucuns dans
l’idée qu’ils jouiſſent de cette vertu. Ils croient que
cela eſt uniquement l’ouvrage de la nature , &
que leur art doit ſe borner uniquement à écarter
les obſtacles qui pourroient s’oppoſer à la réunion
naturelle des parties.

Le terme d’agglutinans a encore été employé par
QUINCY, & peut‑être par quelques autres, pour
déſigner des médicamens propres à remplir les vuides
formés par les parties ſolides qui ont été enlevées ,
ſoit par·le mouvement conſtant des fluides ſur ces
parties, ou peut‑être par le mouvement des parties
ſolides les unes ſur les autres ; mais l’on a admis
cette maladie d’après une théorie très‑douteuſe , &
l’action que l’on a attribuée aux médicamens propres
à la guériſon n’eſt pas moins incertaine. En ſuppo‑
ſant que l’on puiſſe admettre ce terme, il doit ſigni‑
fier la même choſe que celui de nutritif ; mais il ne

convient pas d'adopter un terme fondé fur une théorie douteufe.

• ALEXIPHARMACA, *Alexipharmaques*. Médicamens que l'on croit propres à préferver le corps de l'action des poifons, ou à corriger & expulfer ceux qui y ont été introduits. On a auffi défigné les mêmes médicamens fous les noms d'*Alexitaires* & d'*Antidotes* ; on les a auffi appellés *Theriaca*, d'après l'opinion où l'on étoit qu'ils pouvoient expulfer les poifons introduits par la morfure des animaux venimeux. Nous avons dit, dans notre hiftoire de la matière médicale, que l'étude des poifons & des antidotes avoit très-anciennement fixé l'attention des médecins de la Grèce & de Rome, & qu'ils avoient continué à en faire une grande partie de leur occupation, tant que la médecine grecque fubfifta : c'eft ce qui a donné lieu à l'introduction du grand nombre d'antidotes & de thériaques dont ces anciens auteurs font fi fréquemment mention. Nous avons auffi parlé dans le même endroit des compofitions fans jugement, dont les anciens ont fait ufage pour tâcher de corriger les poifons : perfonne ne doute aujourd'hui que ces compofitions n'aient été auffi peu utiles qu'elles étoient peu judicieufes ; l'on peut en conféquence affurer que la fignification que l'on a donnée à ces termes étoit très-impropre.

Néanmoins les médecins modernes, & fur-tout les galeniftes, en adoptant une grande partie des idées des anciens, ont continué de faire ufage de leurs remèdes ; ils ont de plus tranfporté l'idée prife des cas où un poifon avoit été évidemment introduit dans le corps, au cas où des puiffances nuifibles pouvoient être engendrées par la contagion, ou même d'une autre manière, comme il arrive fréquemment ; ils ont fuppofé en conféquence que la guérifon de la maladie, qui étoit produite par ces caufes, confiftoit à corriger & à chaffer la matière morbifique ;

& ils ont souvent désigné sous les noms d'*Alexiphar-maques* & d'*Alexitaires* les médicamens propres à remplir cette indication.

J'ai tâché de prouver ailleurs combien étoit peu fondée la plus grande partie de cette théorie. (Voyez *les Elémens de Médecine-pratique*). Et de telle manière que l'on considère ma doctrine générale , je ne vois pas que les médicamens que l'on donne sous les titres d'*Alexipharmaques* & d'*Alextaires* jouissent aucunement de la vertu particulière de chasser la matière morbifique : ils ne peuvent remplir cette indication que comme diaphorétiques ou sudorifiques ; ils sont en général stimulans & échauffans , & on ne doit par conséquent les employer qu'avec beaucoup de précaution. Il faut donc rayer les termes d'*Alexipharmaque* & d'*Alexitaires* des traités de matière médicale. Les médicamens désignés sous ces titres peuvent néanmoins être vraiment utiles ; mais comme on les prescrit d'après l'idée fausse que comportent ces termes , ils peuvent donner lieu à des erreurs dans la pratique : c'est eux qui ont autrefois contribué à faire adopter généralement cette pratique pernicieuse , que Sydenham a rectifiée avec tant de peines & de soins.

ALEXITERIA. *Voyez* plus haut *Alexipharmaca*.

ALLIOTICA, plus communément nommés ALTE-RANTIA , *Altérans*. Médicamens propres à changer l'état de la masse du sang , & sur-tout à la faire passer de l'état morbifique à l'état de santé : l'on désigne encore fréquemment sous cette dénomination des remèdes propres à corriger non-seulement la masse du sang , mais même à la débarrasser de certaines impuretés dont on la suppose chargée. Nous exposerons par la suite plus au long la propriété de ce terme , & nous dirons dans quel sens on doit le prendre.

ALOEDARIA & ALOETICA , *Aloétiques*. Médica-

mens compofés dont l'aloës eft le principal ingrédient.

ALOEPHANGINA. Médicamens compofés d'aloës &
d'aromates.

ALTERANTIA. *Voyez* plus haut *Alliotica*.

ALVIDUCA. Médicamens propres à aider l'évacuation naturelle qui fe fait par les felles ; on les a
auffi nommés LAXANTIA , *Laxatifs*. J'examinerai
plus au long par la fuite , dans mon traité de matière médicale , fous le titre de *Cathartica* , la propriété de ces termes , & les limites que l'on doit y
mettre.

AMBLOTICA. *Voyez* plus haut *Abortiva*.

ANACATHARTICA. Médicamens qui évacuent par
en haut , & que l'on emploie quelquefois comme
émétiques , d'autres fois pour exciter la falivation ;
mais , fuivant le fens original dans lequel ce terme
a été employé par Hippocrate , il défigne le plus
communément les expectorans , ou les médicamens
propres à favorifer la fortie des matières muqueufes
ou purulentes qui font rejettées des poumons. J'aurai
occafion de confidérer par la fuite , fous le titre des
Expectorans , la propriété de ce terme , & la fignification ftricte que l'on doit lui donner.

ANALEPTICA , *Analeptiques* , *Reftaurans*. Médicamens propres à rétablir les forces épuifées : l'on
défigne quelquefois fous ce terme les ftimulans ; mais
l'on s'en fert plus communément pour indiquer les
fubftances qui réparent le défaut de nourriture.
Néanmoins , comme ce terme eft un peu ambigu ,
on ne doit pas en faire ufage.

ANAMNESTICA. Médicamens que l'on fuppofe
augmenter la mémoire , ou la rétablir , quand elle
eft perdue ; titre général qui ne paroît avoir aucun
fondement , ou qui , quand même il en auroit , a
été employé d'une manière très-impropre , parce qu'il
eft trop général. *Voyez* Acouftica.

ANAPLEROTICA. Médicamens que l'on suppose réparer les pertes générales de tout le corps, ou de quelques parties, comme dans les plaies & les ulcères. Ce terme est très-impropre dans le premier cas, parce qu'il ne détermine aucune opération ; & les chirurgiens savent combien un terme aussi général est impropre dans le second cas.

ANASTOMOTICA. Terme qui a la même signification que celui d'*Aperientia*, que l'on peut voir plus bas. Néanmoins le terme d'*Anastomotica* signifie spécialement des médicamens propres à ouvrir les derniers orifices des vaisseaux sanguins.

ANODYNA, *Anodyns*. Médicamens propres à modérer la douleur. Ce peut être un terme générique qui désigne tout moyen de modérer la douleur ; & il peut dans ce sens induire en erreur : il est néanmoins admissible, en le prenant, comme on le fait généralement aujourd'hui, pour signifier uniquement les moyens qui modèrent la douleur, ou détruisent la sensibilité.

ANTACIDA. Médicamens propres à corriger & neutraliser les acides. Nous tâcherons de dire, dans notre traité, où se retrouve ce terme, combien il y a de médicamens de ce genre, & à quelle espèce convient proprement cette dénomination.

ANTACRIA. Médicamens propres à corriger l'acrimonie de tout le système, ou de quelques-unes de ses parties. Nous dirons, dans le traité suivant, à quels médicamens convient spécialement ce terme.

ANTALKALINA. Médicamens propres à corriger les sels alkalis ou les matières alkalines qui se trouvent dans tout le corps, ou dans quelques-unes de ses parties. Nous expliquerons par la suite, dans la matière médicale, dans quel sens l'on peut proprement prendre ce terme.

ANTAPHRODISIACA ou ANTAPHRODITICA. Médicamens que l'on suppose amortir ou éteindre les defirs vénériens. Il eft douteux qu'il exifte des médicamens qui jouiffent fpécialement de cette vertu; & s'il y en a qui produifent cet effet, ce n'eft qu'en rempliffant des indications particulières, fous lefquelles on doit uniquement comprendre ces médicamens, plutôt que fous un terme générique qui ne défigne aucune opération.

ANTASTHMATICA, *Antafthmatiques*. Médicamens que l'on fuppofe guérir l'afthme, ou modérer en général la difficulté de refpirer. Quant à ce terme, & les autres où fe trouve le mot *anti* uni avec celui d'une maladie particulière, ou d'une fonction morbifique, il faut appliquer l'obfervation que j'ai faite plus haut à l'égard des Acouftiques.

Il eft aifé de connoître la fignification des termes où fe trouve le mot *anti*; mais je vais, en faveur des étudians, les ajouter ici avec une courte explication du fens qu'on leur a donné.

ANTEMÉTICA. Médicamens propres à guérir le vomiffement contre nature.

ANTHELMINTICA, *Anthelmintiques*. Médicamens propres à faire périr les vers contenus dans le canal alimentaire, ou à les en chaffer. Comme il ne nous eft pas toujours poffible de diftinguer fi nos Anthelmintiques agiffent de l'une ou l'autre manière, & que l'on peut fuppofer que plufieurs agiffent des deux manières en même temps, l'on peut en grande partie conferver le terme général; il feroit néanmoins à defirer que nous puiffions diftinguer les Anthelmintiques proprement dits des violens purgatifs.

ANTHYPOCHONDRIACA. Médicamens propres à guérir l'hypochondrie.

ANTHYPNOICA. Médicamens propres à chaffer le fommeil.

ANTICACHECTICA. Médicamens propres à guérir la cachexie.

ANTICOLICA. Médicamens propres à guérir la colique.

ANTIDINICA. Médicamens propres à guérir le vertige.

ANTIDOTA, *Antidotes*. Médicamens propres à empêcher ou à détruire l'action des poisons introduits dans le corps. *Voyez* plus haut *Alexipharmaca*.

ANTIDYSENTERICA. Médicamens propres à guérir la dyssenterie.

ANTIFEBRILIA. Médicamens propres à guérir la fièvre.

ANTIHECTICA. Médicamens propres à guérir la fièvre hectique.

. ANTIHYSTERICA , *Antihystériques*. Médicamens propres à guérir l'hystéricisme & les affections hypochondriaques.

ANTILOIMICA. Médicamens qui préservent de la peste.

ANTILYSSUS. Médicament propre à guérir la rage chez les hommes ou chez les animaux.

ANTINEPHRITICA , *Antinephrétiques*. Médicamens propres à guérir la gravelle ou les autres maladies des reins.

ANTIPARALYTICA, *Antiparalytiques*. Médicamens propres à guérir la paralysie.

ANTIPHARMACA. Médicamens propres à résister aux poisons.

ANTIPHLOGISTICA, *Antiphlogistiques*. Médicamens propres à prévenir, diminuer ou guérir l'inflammation, ou l'état inflammatoire du système.

ANTIPHTHISICA, *Antiphthisiques*. Médicamens propres à prévenir & guérir la phthisie ou la consomption.

ANTIPLEURITICA , *Antipleurétiques*. Médicamens propres à guérir la pleurésie.

ANTIPODAGRICA. Médicamens propres à guérir la goutte.

ANTIPYRETICA. Terme qui a la même signification qu'*Antifebrilia*.

ANTIQUARTIUM. Médicament propre à guérir la fièvre quarte.

ANTISCOLICA a la même signification qu'*Anthelmintique*.

ANTISCORBUTICA, *Antiscorbutiques*. Médicamens propres à guérir le scorbut ; mais l'on désigne souvent sous ce nom en particulier les médicamens de la classe des tétradynamies.

ANTISEPTICA, *Antiseptiques*. Médicamens qui résistent à la putridité, ou qui la corrigent.

ANTISPASMODICA, *Antispasmodiques*. Médicamens propres à guérir les affections spasmodiques. Ce titre est certainement faux, de même que tous les autres titres généraux ; mais il est difficile de le réduire aux opérations particulières comprises sous cette dénomination : nous tâcherons néanmoins de le faire par la suite.

ANTITOXICA a la même signification qu'*Antipharmaca & Antidota*.

ANTIVENEREA, *Antivénériens*, pourroit se prendre dans la même signification qu'*Antaphrodisiaca* ; mais on ne l'emploie communément que pour désigner les médicamens propres à guérir la maladie vénérienne, ou quelques-uns de ses symptomes : ce terme est certainement impropre, en ce qu'il est trop général.

APERIENTIA, *Apéritifs*. Médicamens propres à débarrasser les passages obstrués, & sur-tout à rétablir les excrétions ou les évacuations supprimées ; l'on applique le plus communément ce terme aux médicamens propres à ouvrir les vaisseaux de l'utérus, & à exciter par-là le flux menstruel intercepté, ou à le rétablir, quand il est supprimé. Ce terme est par conséquent très-impropre, en ce qu'on l'emploie diversement, selon les différens cas & les différentes manières d'agir des remèdes, sans spécifier les cas particuliers où ils conviennent, ni leur action. On l'a d'ailleurs trop souvent employé relativement à certains médicamens, dont la vertu est extrêmement douteuse pour remplir l'indication proposée.

APHRODISIACA, *Aphrodisiaques*. Médicamens que l'on croit propres à exciter l'appétit vénérien, ou à augmenter la puissance vénérienne. Je ne connois aucuns médicamens qui jouissent d'une vertu particulière pour remplir cette indication : il paroit en conséquence que ce terme a été en général employé très-improprement.

APOCRUSTICUM, le même que *Repellentia*.

APOPHLEGMATIZONTA, APOPHLEGMATIZANTIA & APOPHLEGMATICA. Médicamens propres à exciter l'excrétion du mucus de la membrane de Schneider; il y a deux espèces de remèdes de ce genre, selon que l'évacuation se fait par le nez ou par la bouche; dans le premier cas on les nomme *Errhins*, & dans le second *Masticatoires*.

ARCHEALIA. Médicamens que l'on suppose, suivant le système de VAN-HELMONT, être agréables à l'archée imaginaire. Ce terme a été adopté par les Sthaliens, d'après les idées les plus chimériques & les plus absurdes ; mais il y a tout lieu de croire que les médecins ne l'admettront plus dans leurs écrits.

ARISTOLOCHICA. Médicamens propres à favoriser l'évacuation des lochies chez les nouvelles accouchées. J'examinerai par la suite la propriété de ce terme, sous le titre des *Ménagogues*, qui est le lieu qui lui convient.

ARTERIACA. Médicamens propres à guérir les maladies de l'âpre ou trachée-artère, & à en favoriser les fonctions. Ce terme ne donne aucune idée précise, & est par conséquent impropre.

ARTHRITICA, *Arthritiques*. Médicamens propres à guérir les maladies des articulations, & particuliérement la goutte. Ce terme a une signification si vague & si indéterminée, qu'on doit le rejetter comme absolument impropre.

ASTRINGENTIA, *Astringens*. Médicamens propres à augmenter la cohésion, & à produire une contraction des solides simples & des fibres motrices du corps humain. Je considérerai plus au long par la suite, quand il s'agira de ces remèdes, leur manière d'agir & leurs effets.

ATTENUANTIA, *Atténuans*. Médicamens que l'on suppose diminuer la consistance des fluides animaux, soit en divisant leurs masses cohérentes, ou en diminuant le volume des molécules les plus grosses. J'examinerai par la suite jusqu'à quel point l'on peut raisonnablement supposer qu'il existe des médicamens propres à produire cet effet : j'espère prouver que cette supposition est fausse, & le terme par conséquent impropre.

ATTRAHENTIA. Médicamens que l'on suppose attirer les fluides en plus grande quantité que de coutume vers la partie où on les applique. L'on peut réellement supposer que cette puissance existe dans certains médicamens ; mais on l'exprimeroit plus convenablement par un terme qui indiqueroit la manière dont le médicament produit son effet.

B.

BASILICA. Terme de charlatan que l'on a donné à des médicamens que l'on supposoit être doués d'une puissance noble ou royale ; mais comme de pareils termes sont propres à tromper, & qu'ils ont communément induit le public en erreur, on doit en conséquence les regarder comme indignes des sociétés policées.

BECHICA, *Béchiques*. Médicamens propres à modérer la toux. Comme ces médicamens sont de différentes espèces, le terme général peut induire en erreur, & est par conséquent impropre.

BEZOARTICA, *Bezoardiques*. Médicamens que l'on suppose avoir les vertus du Bezoard, & sur-tout de chasser la matière morbifique. Néanmoins, comme les vertus que l'on a cru particulières à cette substance étoient imaginaires & mal fondées, il en résulte que l'extension de ce terme aux autres substances ou préparations est fausse & impropre.

C.

CALEFACIENTIA. L'on désigne ainsi les médicamens échauffans, ou ceux qui augmentent la chaleur du corps. Nous examinerons par la suite, sous le titre des *Stimulans*, s'il existe des médicamens de ce genre qui agissent autrement qu'en accélérant le mouvement du sang, & qu'en augmentant par conséquent l'action du cœur & des artères.

CARDIACA, *Cordiaux*. Médicamens propres à augmenter l'action & la force du cœur. Telle est la signification stricte de ce terme ; mais on l'a étendu à tous les moyens propres à augmenter l'activité du système, & sur-tout à ceux qui augmentent soudainement cette activité ; & dans ce cas ce terme n'a pas une précision suffisante.

CATAGMATICA, *Catagmatiques*. Médicamens propres à favoriser la réunion des os fracturés. L'on ne connoît aucun remède qui jouisse de cette vertu ; ce terme donne par conséquent une idée fausse.

CATHÆRETICA, *Cathérétiques*. Médicamens propres à nettoyer les ulcères de mauvaise qualité : mais comme la manière d'agir des remèdes que l'on emploie pour cet effet n'est pas toujours la même, & que leur différente manière d'agir n'est pas bien développée, l'on peut douter de la propriété du terme général.

Cathartica, *Cathartiques*. Médicamens propres à augmenter l'évacuation par les selles. Je considérerai par la suite, dans le lieu convenable, les différentes manières d'agir de ces remèdes, & par conséquent les différentes applications que l'on peut faire de ce terme.

Caustica, *Caustiques*. Médicamens propres à détruire le mélange & la texture des substances animales. Ce terme, qui est métaphorique & pris de l'action du feu actuel, n'est pas des plus exacts ; néanmoins, comme il est aujourd'hui universellement reçu, on peut le conserver.

Cephalica, *Céphaliques*. Médicamens propres à modérer ou guérir les maladies de la tête. Quoique ce terme soit fréquemment employé, l'idée qu'il donne est tellement générale, qu'elle suffit pour prouver qu'il est absolument impropre. L'on a proposé de lui donner une signification plus précise, & de l'appliquer uniquement aux médicamens qui ont la puissance d'augmenter l'énergie du cerveau & l'activité du système nerveux ; mais on l'a employé de cette manière, sans faire aucune distinction convenable, & sans précision ; & si l'on ne peut parvenir à éviter ces défauts, il vaut mieux abandonner entièrement ce terme.

Cholagoga, *Cholagogues*. Médicamens purgatifs que l'on suppose évacuer spécialement, & suivant l'expression ordinaire, électivement la bile : mais comme l'on ne peut évidemment démontrer qu'aucun médicament jouisse d'une pareille vertu, l'on a bien fait d'abandonner depuis long-temps ce terme.

Cicatrizantia, *Cicatrisans*. Médicamens propres à former une cicatrice ou une nouvelle peau sur les plaies & les ulcères. Il est extrêmement douteux qu'il existe aucun médicament doué de cette vertu ; l'on est en conséquence fondé à douter de la propriété de ce terme.

Consolidantia, *Confolidans*. Médicamens propres à affermir & unir les parties qui croiffent dans les plaies & les ulcères.

Cosmetica, *Cofmétiques*. Médicamens que l'on fuppofe augmenter la beauté du vifage, ou la rétablir, quand elle eft perdue, de quelque manière que ce foit. L'on remplit cette indication par des médicamens qui ont des qualités différentes & même contraires : ce terme général eft en conféquence impropre, & il a produit, comme tel, beaucoup de mal.

D.

Demulcentia. Médicaméns propres à corriger les âcretés, ou à empêcher l'irritation qu'elles ont produite, ou qu'elles pourroient produire. Nous examinerons par la fuite quels font les médicamens qui peuvent remplir cette indication.

Deobstruentia, *Défobftruans*. Médicamens propres à diffiper les obftructions formées dans quelques-uns des vaiffeaux du corps humain. Ce terme, pris généralement, eft impropre : on s'en fert aufli ordinairement pour défigner les médicamens que l'on fuppofe diffiper les obftructions caufées par une matière qui remplit les vaiffeaux ; mais cette fignification eft appuyée fur une bafe communément fauffe, & eft par conféquent abfolument impropre.

Déoppilantia, *Défobftruans*. Médicamens que l'on fuppofe agir de la même manière que les précédens, & par conféquent avec peu de fondement.

Depilatoria, *Dépilatoires*. Médicamens propres à faire tomber les cheveux ou les poils des endroits où ils croiffent.

Depurantia, *Dépuratifs*. Médicamens que l'on fuppofe corriger ou évacuer les impuretés qui dominent dans quelques cas dans le corps ; mais comme l'on ne peut fuppofer qu'aucun médicament particulier jouisse d'une semblable vertu spécifique, ce terme général a été adopté sans fondement & est extrêmement impropre.

DIAPHORETICA, *Diaphorétiques*. Médicamens propres à exciter ou favoriser la transpiration insensible qui se fait habituellement par la peau. L'on s'est souvent servi de ce terme pour désigner des médicamens propres à exciter ou favoriser les sueurs ; & il n'est peut-être pas possible d'établir des limites exactes entre les diaphorétiques & les sudorifiques, ou, si l'on peut en établir jusqu'à un certain point, l'on doit entendre par diaphorétiques les médicamens qui favorisent uniquement la transpiration insensible.

DIAPNOICA. Terme employé plus strictement pour désigner les médicamens qui agissent de même que nous l'avons dit, des diaphorétiques, mais d'une manière plus douce.

DIGERENTIA & DIGESTIVA, *Digestifs*. Médicamens que l'on suppose favoriser la production du véritable pus, ou, suivant le langage commun, du pus louable, dans les plaies & les ulcères. Il y a certainement différens médicamens qui paroissent remplir cet objet ; mais l'on ne sait pas encore bien s'ils contribuent directement à produire cet effet, ou s'ils ne font que corriger les circonstances qui empêchent l'opération de la nature : l'on peut en conséquence douter de la propriété ou de la nécessité de ce terme général.

DILUENTIA, *Délayans*. Médicamens qui augmentent la fluidité du sang, en augmentant la quantité des parties fluides qui y sont contenues. Telle est l'idée précise que l'on doit avoir des délayans ; & ce terme paroît être employé d'une manière très-impropre, lorsqu'on l'applique à des substances qui augmentent par d'autres moyens la fluidité du sang.

DISCUTIENTIA, *Discussifs*. Médicamens que l'on suppose résoudre les tumeurs ou les duretés. Ces
médicamens

médicamens paroiffent agir de différentes manières ; c'eft pourquoi il faut éviter, s'il eft poffible, ce terme général.

DIURETICA, *Diurétiques*. Médicamens propres à favorifer ou augmenter la fecrétion des urines. J'examinerai plus amplement ce terme par la fuite.

E.

ECBOLICA. Terme qui a la même fignification que *Abortiva*.

ECCOPROTICA, *Eccoprotiques*. Purgatifs doux, ou, ftrictement parlant, médicamens qui favorifent l'évacuation naturelle par les felles.

EMETICA, *Emétiques*. Médicamens qui provoquent le vomiffement. J'examinerai par la fuite, dans mon traité de matière médicale, à combien de fubftances différentes l'on a appliqué ce terme.

EMOLLIENTIA, *Emolliens*. Médicamens qui diminuent la force de cohéfion de nos folides fimples, & qui par conféquent amolliffent & diminuent la dureté & la rigidité des parties fur lefquelles on les applique. J'examinerai plus amplement par la fuite leur manière d'agir, & je confidérerai jufqu'à quel point ils agiffent fur les fibres motrices.

EPISPASTICA, *Epifpaftiques*. Médicamens qui attirent les fluides en plus grande quantité vers les parties fur lefquelles on les applique : ce terme fignifie par conféquent ftrictement la même chofe que celui de *Attrahentia* : mais comme l'effet des Epifpaftiques eft communément d'exciter des ampoules, ce terme fe prend fouvent pour ceux de *Veficantia* & *Veficatoria*.

EPULOTICA, *Epulotiques*. Terme qui a la même fignification que *Cicatrifantia*.

ERODENTIA, *Corrofifs*. Médicamens qui détruifent la texture de nos folides fimples, & qui en rendent

Tome I. M

une partie plus facile à féparer du refte, de la manière que je l'expliquerai plus clairement par la fuite.

Errhina, *Errhins*. Médicamens propres à favorifer l'évacuation du mucus de la membrane interne
du nez. J'examinerai ce terme plus amplement par
la fuite.

Escharotica, *Efcharotiques*. Terme qui fignifie
la même chofe que *Erodentia*. Je confidérerai par la
fuite jufqu'à quel point ils different entre eux.

Evacuantia, *Evacuans*. Médicamens propres à
favorifer les excrétions naturelles, ou à faire fortir
d'une manière quelconque les fluides du corps.

Expectorantia, *Expectorans*. Médicamens propres à favorifer l'excrétion ou l'évacuation du mucus
ou du pus des poumons. Je confidérerai par la fuite,
dans fon lieu, l'étendue que l'on doit donner à la
fignification de ce terme.

F.

Febrifuga, *Fébrifuges*. Médicamens propres à
prévenir ou guérir la fièvre. Ce terme, qui peut
avoir été autrefois admis avec beaucoup de propriété, ne peut plus être employé aujourd'hui que
d'une manière vague & indéterminée, & par conféquent très-improprement.

G.

Galactophora, *Galactophores*. Médicamens que
l'on fuppofe augmenter la production du lait dans
le corps humain, & le déterminer en plus grande
quantité vers les mamelles chez les femmes. Nous
ne connoiffons aucun remède qui jouiffe de cette
vertu ; nous fommes en conféquence obligés de décider que ce terme a été admis fans fondement, &
qu'on l'a employé improprement.

H.

HEPATICA, *Hépatiques*. Médicamens que l'on croit propres à guérir les maladies du foie ; mais je ne connois aucun médicament que l'on puisse particulierement diriger vers ce viscère, ou qui ait la vertu d'y favoriser le mouvement des fluides, ou qui jouisse de la puissance particulière d'aider la secrétion de la bile. Je regarde en conséquence la vertu attribuée à ces médicamens comme imaginaire, & ce terme comme absolument impropre.

HUMECTANTIA, *Humectans*. Médicamens propres à humecter les solides : ce terme a par conséquent la même signification que celui de *Emollientia*, comme nous l'expliquerons par la suite.

HYDRAGOGA, *Hydragogues*. Médicamens que l'on suppose entraîner électivement l'eau par les selles. Nous examinerons par la suite, sous le titre des *Cathartiques*, sur quel fondement l'on peut supposer qu'aucun purgatif jouisse d'une telle vertu.

HYDROTICA, *Hydrotiques*. Terme qui a la même signification que celui de *Sudorifica* ou de *Sudorifera*.

HYPNOTICA, *Hypnotiques*. Médicamens propres à procurer le sommeil. Nous examinerons par la suite, à l'article des *Sédatifs*, s'il y a des médicamens qui jouissent de cette vertu, autrement que par une action plus générale, & qui doit par conséquent être indiquée par un terme plus générique.

I.

IMMUTANTIA. Ce terme a la même signification que celui de *Alterantia*.

INCIDENTIA, *Incisifs*. Médicamens que l'on suppose diviser, ou couper en quelque sorte les particules dont sont composés nos fluides, ou séparer un certain nombre de ces particules lorfqu'elles adhèrent enfemble contre nature. Je crois que ce pouvoir mécanique des médicamens eft entiérement imaginaire, comme je tâcherai de le prouver par la fuite, lorfque je confidérerai la puiffance des médicamens qui agiffent fur les fluides.

INCRASSANTIA, *Incraffans*. Médicamens que l'on fuppofe jouir de la vertu d'augmenter la confiftance de nos fluides. Je confidérerai par la fuite jufqu'à quel point l'ufage de ce terme eft fondé, ou dans quel fens on doit le prendre.

INDURANTIA. Médicamens que l'on fuppofe durcir les parties folides. Je dirai par la fuite, fous le titre des *Aftringens*, jufqu'à quel point, ou dans quel fens on peut admettre cette vertu dans les médicamens.

L.

LACTIFUGA, *Antilaiteux*. Médicamens que l'on fuppofe avoir la vertu de chaffer le lait amaffé dans les mamelles des femmes. L'on ne peut guère admettre qu'aucun médicament jouiffe de la vertu particulière de chaffer le lait; & s'il en exifte qui puiffent produire cet effet, ce doit être par une manière d'agir plus générale, & qui doit être défignée par des termes propres à exprimer la vertu lactifuge.

LAXANTIA. Terme que l'on peut employer dans le même fens que celui d'Emolliens; mais l'on s'en fert aujourd'hui plus communément pour défigner les médicamens vulgairement appellés *Laxatifs*, qui excitent d'une manière douce l'évacuation par les felles.

LENIENTIA, *Adouciffans*. Médicamens propres à diffiper l'irritation & fes effets, particuliérement en corrigeant la qualité de la matière irritante.

LITHONTRIPTICA, *Lithontriptiques*. Médicamens que l'on fuppofe diffoudre les concrétions pierreufes qui se forment dans les voies urinaires. L'on n'a pas encore, à ce que je crois, déterminé s'il existe aucun médicament interne qui jouisse de cette vertu ; je ne veux pas en nier absolument la possibilité ; mais je suis obligé d'avouer que je doute beaucoup qu'il existe une pareille puissance ; je suis même certain qu'elle a été le plus souvent faussement admise par ceux qui ont écrit sur la matière médicale.

M.

MATURANTIA, *Maturatifs*. Médicamens que l'on suppose favoriser la production & la formation complète du pus dans les tumeurs inflammatoires. Il y a certainement des moyens que l'on peut employer pour aider ces opérations de la nature : mais comme l'on ne peut admettre qu'aucun médicament jouisse d'une vertu spécifique à cet égard, ce terme, de la manière dont on s'en sert pour désigner certains médicamens, semble être absolument impropre.

MELANAGOGA. Médicamens que l'on suppose doués de la vertu d'entraîner électivement l'*atrabile* par les selles. Quand même nous admettrions avec les anciens & avec Boerhaave, l'existence d'une humeur semblable, nous refuserions de reconnoître une pareille qualité élective dans aucun purgatif, & par conséquent la propriété d'un terme semblable ; mais notre objection devient encore plus forte, en ce que nous pouvons nier qu'il existe aucune humeur de ce genre dans le corps.

MENAGOGA & EMMENAGOGA, *Emménagogues*. Médicamens propres à favoriser le flux menstruel chez les femmes, ou à l'exciter & le rétablir, lorsqu'il est retenu ou supprimé. Nous ne pouvons absolument nier qu'il existe des médicamens doués d'une pareille vertu, ni par conséquent rejetter l'usage de ce terme ; néanmoins je voudrois qu'on l'admît avec précaution , parce que je crois qu'on l'a cent fois employé sans raison ; mais je m'étendrai davantage à ce sujet par la suite dans son lieu.

MUNDIFICANTIA, *Mundificatifs*. Médicamens propres à nettoyer les ulcères des impuretés qui y sont adhérentes. Ce terme signifie à-peu-près la même chose que ceux de *Détergens* & de *Cathérétiques* ; mais le terme le plus générique est toujours le moins propre.

N.

NEPHRITICA. Médicamens propres à guérir les maladies des reins. Ce terme est absolument impropre , parce qu'il est trop général.

NERVINA , *Nervins*. Médicamens propres à modérer les maladies ou corriger les désordres du système nerveux. La manière dont les médicamens agissent sur le système nerveux étant encore très-obscure, l'on peut excuser ce terme ; mais il paroît plus général qu'il n'est nécessaire ; & jamais on ne se tirera de l'obscurité dont je viens de parler, si l'on ne tente de mettre plus de précision dans cet objet.

NUTRIENTIA , *Nutritifs*. Substances propres à être converties dans les fluides & les solides du corps.

O.

OBTUNDENTIA. Médicamens propres à couvrir ou émousser l'acrimonie des fluides. Quant à la propriété de ce terme, voyez l'article *Demulcentia* dans le traité suivant.

OBVOLVENTIA. Terme qui a la même signification que *Obtundentia*.

ODONTALGICA , *Odontalgiques*. Médicamens propres à modérer le mal de dents. Ce terme & les trois suivans sont absolument impropres , parce qu'ils sont trop généraux.

ODONTICA. Médicamens propres à modérer les maladies des dents.

OPHTHALMICA, *Ophthalmiques*. Médicamens propres aux maladies des yeux.

OTICA. Médicamens propres aux maladies des oreilles.

P.

PANCHYMAGOGA, *Panchymagogues*. Médicamens propres à évacuer par les selles des humeurs de toute espèce.

PAREGORICA, *Parégoriques*. Terme qui a la même signification que *Anodyna*.

PECTORALIA, *Pectoraux*. Médicamens propres aux maladies de la poitrine. Ce terme employé dans ce sens général est absolument impropre, & a certainement donné lieu à des abus. Peut-être pourroit-on l'adopter dans le sens où on le prend aujourd'hui communément comme synonyme de *Expectorantia*; mais l'on doit certainement préférer le dernier terme, parce qu'il est plus précis. Si l'on admet, avec Lieutaud, trois espèces de pectoraux, les adoucissans, les astringens & les résolutifs, il est très-évident que le terme général peut être très-abusif.

PHAGEDENICA, *Phagédénique*. Terme qui a la même signification que *Erodentia*.

PHLEGMAGOGA, *Phlegmagogues*. Médicamens que l'on suppose jouir de la vertu élective d'évacuer la matière pituiteuse par les selles. *Voyez* plus haut *Cholagoga*.

PNEUMONICA & PULMONICA. Médicamens propres aux maladies des poumons. Il faut certainement éviter ces termes, de même que tous les autres qui sont vagues & génériques.

PSILOTRA. Terme qui a la même signification que *Depilatoria*.

PTARMICA. Il a le même sens que *Errhina*.

R.

REFRIGERANTIA, *Rafraîchissans*. Médicamens propres à diminuer la chaleur du corps. Je considérerai par la suite, à l'article des *Sedantia*, la propriété & le sens précis de ce terme.

REPELLENTIA, REPERCUTIENTIA & REPRIMENTIA, *Répercuffifs*. Médicamens qui, étant appliqués sur certaines parties, diminuent la quantité des fluides qui s'y portent, ou font refluer ces derniers lorsqu'ils sont dans ces parties. Ces termes, dans quelque sens qu'on les prenne, font néanmoins trop génériques, & par conséquent impropres; mais je les examinerai plus particuliérement par la suite à l'article des *Aftringens*.

RESOLVENTIA, *Réfolutifs*. Terme que l'on emploie souvent dans le même sens que celui de *Difcutientia*, pour défigner les médicamens propres à diffiper les tumeurs externes que l'on suppose dépendre d'obftructions : mais, foit qu'on les emploie extérieurement ou intérieurement, l'on suppose qu'ils agiffent en détruifant la cohéfion des fluides concrets; d'où il paroît que l'usage de ce terme eft fondé fur une théorie fort incertaine.

RESTAURANTIA, *Reftaurans*. L'on défigne fous ce terme des médicamens propres à rétablir les forces; mais on l'applique communément à ceux qui réparent la perte de forces, qui dépend de l'épuifement des fluides; & dans ce sens il fignifie à-peu-près la même chofe que le terme de *Nutrientia*, que l'on peut voir plus haut.

ROBORANTIA, *Fortifians*. Médicamens propres à fortifier le corps, & par conféquent à rétablir les forces épuifées. Ce terme peut être impropre comme générique; mais on peut l'adopter, dans le sens où

on le prend communément, pour défigner les médicamens qui augmentent le ton des fibres motrices.

RUBEFACIENTIA, *Rubéfians*. Médicamens qui,
étant appliqués fur la peau, y produifent de la rougeur, & y excitent un degré d'inflammation. J'examinerai plus au long cet objet dans la matière médicale, à l'article des *Stimulans*.

S.

SARCOTICA, *Sarcotiques*. Médicamens propres à
engendrer de nouvelles chairs, ou à en favorifer la
génération dans les plaies & les ulcères. Comme la
vertu des médicamens que l'on emploie pour cet effet
eft très-douteufe, la propriété de ce terme doit l'être
également.

SEDANTIA, *Sédatifs*. Médicamens propres à diminuer les mouvemens & la puiffance motrice dans
le corps. Je confidérerai par la fuite, dans fon lieu,
quels font les médicamens que l'on peut comprendre
fous ce titre.

SIALAGOGA. Médicamens propres à exciter &
augmenter la fecrétion de la falive. Je confidérerai
plus au long par la fuite cet objet.

SISTENTIA. Médicamens que l'on donne pour
diminuer ou fupprimer les évacuations augmentées.
Ce terme eft évidemment trop général & impropre.

SOMNIFERA & SOPORIFERA. Termes qui ont la
même fignification que celui de *Hypnotica*.

SPLENETICA, *Splénétiques*. Médicamens que l'on
fuppofe diminuer les maladies de la rate. *Voyez* nos
réflexions fur le terme *Hepatica*, qui font à plus
forte raifon applicables ici.

STERNUTATORIA, *Sternutatoires*. Médicamens
propres à exciter l'éternument.

STIMULANTIA, *Stimulans*. Médicamens propres
à exciter l'action des fibres motrices, & en général

les puiſſances actives du ſyſtême. Terme général néceſſaire & admiſſible dans notre traité de matière médicale , où j'expliquerai particuliérement les différentes manières d'agir de ces médicamens.

STOMACHICA , *Stomachiques*. Médicamens propres à exciter & fortifier l'action de l'eſtomac. J'ai été embarraſſé de déterminer juſqu'à quel point l'on doit rejetter ce terme dont l'on fait un uſage ſi fréquent ; mais je ſuis perſuadé qu'on doit le rejetter pour les mêmes raiſons que les autres termes trop génériques.

SUPPURANTIA , *Suppuratifs*. Terme employé à l'égard des tumeurs inflammatoires , dans le même ſens que celui de *Maturantia* , & également impropre : l'on en fait auſſi uſage relativement aux plaies & aux ulcères , pour déſigner des médicamens propres à y engendrer le pus : mais comme l'on ne peut guère admettre qu'aucun médicament jouiſſe d'une vertu ſpécifique de ce genre , ce terme , pris dans ce ſens , doit être impropre.

T.

TEMPERANTIA , *Tempérans*. Terme dont le ſens eſt vague & incertain ; l'on s'en ſert quelquefois dans le même ſens que le terme de *Refrigerantia* , pour exprimer des médicamens qui , en diminuant la chaleur , diminuent l'activité du ſyſtême ; & d'autres fois dans le même ſens que le terme de *Demulcentia* , pour exprimer des médicamens propres à corriger ou envelopper les matières qui produiſent irritation : l'on déſigne auſſi ſous cette dénomination , ſuivant M. LIEUTAUD , des médicamens qui entraînent hors du corps les matières nuiſibles & irritantes : mais en obſervant qu'on peut l'employer dans des ſignifications ſi différentes , on ne peut douter que ce terme eſt un des termes génériques le plus vague & le plus impropre. Quiconque lira l'ouvrage de M. LIEU-TAUD, s'appercevra que l'ufage de ce terme donne fréquemment lieu à beaucoup d'ambiguité.

THERIACA. Médicamens propres à arrêter ou prévenir les effets de la morfure des animaux vénimeux. Ce terme a été introduit par les anciens d'après une fuppofition très-fauffe, & les modernes en ont continué l'ufage, fans être mieux fondés, dans le même fens que les termes de *Alexipharmaca* & *Alexiteria*. Mais ce terme doit être rejetté, ainfi que les compofitions abfurdes qui ont fi long-temps défiguré nos pharmacopées, & auxquelles on l'a appliqué.

THORACICA. Médicamens recommandés pour guérir les maladies du thorax. Ce terme eft faux & impropre, de même que ceux de *Pectoralia* & *Pulmonica*, fur lefquels j'ai donné mes obfervations plus haut.

TRAUMATICA, *Traumatiques*. Il a la même fignification que celui de *Vulneraria*, que l'on verra plus bas.

TYLLOTICA, fignifie la même chofe que *Catagmatica*, qui fe trouve plus haut.

V - U.

UTERINA, *Utérins*. Médicamens propres à guérir les maladies de l'utérus. Terme beaucoup trop général pour être admiffible.

VULNERARIA, *Vulnéraires*. Médicamens propres à favorifer & accélérer la guérifon des plaies. La guérifon des plaies doit être entiérement l'opération de la nature; & le chirurgien n'a guère d'autre devoir à remplir dans ce cas, que d'éviter ou écarter les obftacles qui pourroient troubler les fonctions de la nature. Lorfqu'il fe rencontre de pareils obftacles dans les plaies récentes, il eft très-douteux qu'aucun médicament interne puiffe prévenir ces obftacles, ou les écarter; au moins il n'eft pas probable que les

remèdes que l'on donne sous le titre de *Vulnéraires*
puissent, à cet égard, produire aucun effet ; c'est
pourquoi les médecins anglois ne se servent d'aucuns
médicamens de ce genre : il est même étonnant que
les chirurgiens étrangers les emploient encore, ainsi
que les compositions absurdes dans lesquelles entrent
ces médicamens. Il n'est pas moins surprenant que
ceux qui ont même écrit en dernier lieu sur la matière
médicale, continuent de faire si fréquemment usage
d'un terme aussi indéfini, & communément mal fondé.
Il est possible que le quinquina & d'autres substances
analogues soient, dans quelques cas, utiles pour
remédier à la foiblesse du système, & par conséquent
à la flaccidité des parties affectées : il y a peut-être
encore d'autres cas où l'on peut faire usage de quelques médicamens internes ; mais l'on doit désigner
ces remèdes comme propres à remplir une indication
particulière, & nullement sous le terme indéfini de
Vulnéraires.

Après avoir expliqué les termes dont je dois me
servir, je crois convenable de présenter sous un point
de vue général, dans la table suivante, tous les objets
que doit comprendre mon traité ; & afin d'éviter les
répétitions qui pourroient sans cela devenir nécessaires par la suite, il peut être à propos de donner
un catalogue méthodique des alimens & des médicamens particuliers dont j'aurai à parler. Il est aisé
de voir que je ne peux me dispenser de me servir
des termes latins dans ces deux parties de mon ouvrage.

MATERIÆ MEDICÆ TABULA GENERALS,

In qua Medicamenta ad Capita quædam secundùm indicationes morborum curatorias quibus respondent, referuntur.

MATERIA MEDICA constat ex

NUTRIMENTIS quæ sunt,   P. I.
  Cibi, Sect. I.
  Potus, Sect. II.
  & quæ cum his assumuntur *Condimenta*, Sect. III.
MEDICAMENTIS quæ agunt in   P. II.
  Solida.
    Simplicia.
      Astringentia, Cap. I.
      Tonica, C. II.
      Emollientia, C. III.
      Erodentia, C. IV.
    Viva.
      Stimulantia, C. V.
      Sedantia.
        Narcotica, C. VI.
        Refrigerantia, C. VII.
      Antispasmodica, C. VIII.
  Fluida.
    Immutantia.
      Fluiditatem.
        Attenuantia, C. IX.
        Inspissantia, C. X.
    Misturam.
      Acrimoniam corrigentia.
        In genere
          Demulcentia, C. XI.
        In specie
          Antacida, C. XII.
          Antalkalina, C. XIII.
          Antiseptica, C. XIV.
  Evacuantia.
    Errhina, C. XV.
    Sialogoga, C. XVI.
    Expectorantia, C. XVII.
    Emetica, C. XVIII.
    Catharthica, C. XIX.
    Diuretica, C. XX.
    Diaphoretica, C. XXI.
    Menagoga, C. XXII.

CATALOGUS

Rerum specialium ex quibus conflat MATERIA MEDICA.

Secundùm ordinem Tabulæ præcedentis & quibus fingulis apponuntur : 1°. *Nomen Pharmaceuticum*, five quo in Pharmacopœis publicis & in Pharmacopolarum officinis plerumque infignitur ; 2°. *Nomen Botanicum*, five Plantarum genericum & fpecificum triviale in Syftemate Linneano nunc autem ad paginas Syftematis Vegetabilis Linneani ab illuftr. Andrea Murray, ann. 1784, editi relatum, ubi nomen fpecificum cum differentia fpecifica inveniri poteft ; 3°. *Nomen Gallicum.*

PARS I. NUTRIMENTA.
SECTIO I. CIBI.

1. EX VEGETABILIBUS.

A FRUCTUS.

a. *Acidulo-dulces recentes.*

Drupaceæ.

Cerafus,
Prunus Cerafus Syft.
Vegetab. apud Murray, pag. 463,
La Cerife.

Prunus,
Prunus domeftica M. 463,
La Prune.

Malum Armeniacum,
Prunus Armeniaca M. 463,
L'Abricot.

Malum Perficum,
Amygdalus Perfica M. 462,
La Pêche.

Fructus.

Pomaceæ.

Malum hortenfe,
Pyrus Malus M. 466 ;
La Pomme.

Pyrus hortenfis,
Pyrus communis M. 466,
La Poire.

Aurantium,
Citrus Aurantium M. 697,
L'Orange de Séville,
L'Orange de Chine.

Limonium,
Citrus Medica M. 697,
Le Limon.

Fructus.

Senticofa.

Fraga,

Fructus.

cofæ.

Fragaria vesca M. 476,
La Fraise.

Rubus idæus,
Rubus idæus M. 475,
La Framboise.

Ribesia.

Ribes rubrum,
Ribes rubrum M. 242,
La Groseille rouge.

Ribes nigrum,
Ribes nigrum M. 243,
Le Poivrier ou Cassis.

Grossularia,
Ribes Grossularia M.
243, .
Le Groseiller épineux,
ou la Groseille à ma-
quereau.

Uvæ vitis,
Vitis vinifera M. 244,
Le Raisin.

b. *Acido-dulces siccatæ.*

Uvæ passæ majores,
Vitis vinifera M. 244,
Le Raisin sec.

Uvæ passæ minores,
Vitis vinifera apyrena,
Linn. spec. plant. var.
ß. p. 293,
Le Raisin de Corinthe.

Caricæ,
Figus Carica M. 921,
La Figue sèche.

Dactyli,
Phœnix dactylifera M.
985,
La Datte.

Fructus.

c. *Cucurbitaceæ.*

Cucumis,
Cucumis sativus M.
869,
Le Concombre.

Melo,
Cucumis Melo M. 869,
Le Melon.

B. HERBÆ OLERACEÆ.

Atriplex,
Atriplex hortensis M.
909,
L'Arroche, Bonnes-
Dames.

Beta,
Beta vulgaris M. 262,
La Poirée ou Bête.

Spinacia,
Spinacia oleracea M.
886,
L'Epinard.

Valerianella,
Valeriana locusta M.
80,
La Mache.

Siliquosæ.

Brassica, .
Brassica oleracea M.
601,
Le Chou-fleur & le
Chou-pommé.

Nasturtium hortense,
Lepidium sativum M.
586,
Le Cresson des jardins,
Cresson Alénois, Na-
sitor.

Herbæ Oleraceæ.

Siliquosæ.

Nasturtium aquaticum,
Sisymbrium Nastur-
tium M. 594,
Le Cresson d'eau ou de
fontaine.

Semiflosculosæ.

Cichorium,
Cichorium Intybus M.
722,
La Chicorée sauvage.

Endivia,
Cichorium Endivia M.
722,
L'Endive ou Scariole.

Dens leonis,
Leontodon Taraxacum
M. 715,
Le Pissenlit ou Dent de
Lion.

Lactuca,
Lactuca sativa M. 713,
La Laitue.

Umbellatæ.

Celeri,
Apium graveolens M.
292,
Le Céleri.

Petroselinum,
Apium Petroselinum
M. 292,
Le Persil.

Capitatæ.

Cinara,
Cinara Scolymus M.
728,
L'Artichaud.

Herbæ Oleraceæ.

Capitatæ.

Asparagus,
Asparagus officinalis
M. 332,
L'Asperge.

C. RADICES.

Siliquosæ.

Raphanus,
Raphanus sativus M.
603,
Le Radis.

Rapum,
Brassica Rapa M. 601,
La Rave de Limousin.

Umbellatæ.

Daucus,
Daucus Carota M.
277,
La Carotte.

Pastinaca,
Pastinaca sativa M.
290,
Le Panais.

Sisarum,
Sium Sisarum M. 284,
Le Chervi.

Semiflosculosæ.

Scorzonera,
Scorzonera Hispanica
M. 711,
La Scorsonère.

Tragopogon,
Tragopogon porrifo-
lium M. 710,
Le Sersifi.

Radices.

Radices.

Alliaceæ.

Allium,
Allium sativum M. 322,
L'Ail.

Porrum,
Allium porrum M. 321,
Le Poireau.

Cepa,
Allium Cepa M. 323,
L'Oignon.

Cepa ascalonica,
Allium ascalonicum M. 323,
L'Echalote.

Scorodoprasum,
Allium Scorodoprasum M. 322,
La Roquembole.

Farinosæ.

Batatas,
Solanum tuberosum M. 224,
La Pomme de terre.

Salep,
Orchis Morio M. 808,
Le Salep.

D. SEMINA.

Cerealia.

Hordeum,
Hordeum vulgare M. 125,
L'Orge.

Avena,
Avena sativa M. 122,
L'Avoine.

Tome I.

Semina.

Cerealia.

Secale,
Secale cereale M. 125,
Le Seigle.

Milium,
Panicum miliaceum M. 106,
Le Millet.

Triticum,
Triticum hybernum M. 126,
Le Froment ou Bled.

Oryza,
Oryza sativa M. 345,
Le Riz.

Maiz,
Zea Mays M. 841,
Le Mays ou Bled de Turquie.

Cerealibus affinia.

Sago,
Cycas circinalis M. 925,
Le Sagou.

Fagopyrum,
Polygonum Fagopyrum M. 379,
Le Bled noir ou Sarrasin.

Castanea,
Fagus Castanea M. 859,
La Châtaigne.

Legumina.

Pisum,
Pisum sativum M. 660,
Le Pois.

Semina.

Legumina.

Faba,
Vicia Faba **M.** 665,
La Fève.

Phaseolus,
Phaseolus vulgaris **M.**
656,
L'Haricot.

Nuces oleosæ.

Amygdalus,
Amygdalus communis
M. 462,
Variat dulcis,
     amara,
L'Amande douce,
L'Amande amère.

Avellana,
Corylus Avellana **M.**
859,
L'Aveline.

Cacao,
Theobroma Cacao **M.**
696,
Le Cacao.

Juglans,
Juglans regia **M.** 858,
La Noix.

Pistachio,
Pistacia vera **M.** 884,
La Pistache.

Sepiariæ.

Olivæ,
Olea Europœa **M.** 57,
L'Olive.

E. FUNGI.

Agaricus campestris
M. 975,
Le Champignon des
couches ou ordinaire.
Phallus esculentus **M.**
978,
La Morille.
Lycoperdon tuber **M.**
981,
La Truffe.

SECTIO II. POTUS.

Aqua & aquosa.
Potus fermentati.
Cerevisia.
Vinum.

SECTIO III.

CONDIMENTA ET CONDITA.

Aromata & acria.
Saccharo, sale, vel aceto
Condita.

II. EX ANIMALIBUS *.

A. QUADRUPEDIA.

a *Lac* :
    Fœminæ,
    Asinæ,
    Equæ,
    Vaccæ,
    Capræ,
    Ovis.

---

* Animalium nomina systematica ad Linnæi Systema Naturæ, anno 1766 editum, ubique referuntur.

b. *Eranes.*
  Pecora.
    Bos,
    Bos Taurus Linn. Syft. Nat. 98,
    Le Bœuf.

    Ovis,
    Ovis Aries L. 97,
    La Brebis & le Bélier.

    Caper,
    Capra Hircus L. 94,
    La Chèvre & le Bouc.

    Cervus,
    Cervus Elaphus L. 93,
    Le Cerf ou la Biche.

    Cervus,
    Cervus Dama L. 93,
    Le Daim ou le Chamois.

    Cervus,
    Cervus Capreolus L 94,
    Le Chevreuil.
  Glires.
    Lepus,
    Lepus timidus L. 77,
    Le Lièvre.

    Cuniculus,
    Lepus Cuniculus L. 77,
    Le Lapin.
  Belluæ.
    Sus,
    Sus Scrofa L. 102,
    Le Cochon.

B. AVES.
  Gallinæ.
    Gallus,
    Phafianus Gallus L. 270,
    Le Coq & la Poule domeftiques.

Aves.
  Gallinæ.
    Phafianus,
    Phafianus colchicus L. 271,
    Le Faifan.

    Gallo Pavo,
    Meleagris Gallo pavo, L. 2 8,
    Le Coq d'Inde ou Dindon.

    Pavo,
    Pavo criftatus L. 267,
    Le Paon.

    Meleagris,
    Numida Meleagris L. 2 3.
    La Poule de Guinée,
    La Poule d'Afrique ou la Pintade.

    Perdix,
    Tetrao Perdix L. 276,
    La Perdrix.

    Coturnix,
    Tetrao Coturnix L. 278,
    La Caille.

    Lagopus,
    Tetrao Lagopus L. 274,
    La Perdrix blanche.

    Tetrao rufefcens,
    Bonafa Scotica Briffon. Ornith. p. 199.
    Scotis, Moorfowl,
    La Foulque ou Poule d'eau.

    Tetrix,
    Tetrao Tetrix L. 274,
    Le Merle.

Aves.

Gallinæ.

Urogallus,
Tetrao Urogallus L. 273,
Le Coq de Bruyère.

Anseres.

Anas domestica,
Anas Boschas L. 205,
Le Canard domestique.

Querquedula,
Anas Crecca L. 204,
La Sarcelle.

Anser domesticus & ferus,
Anas Anser L. 197,
L'Oie sauvage & l'Oie domestique.

Anser Bassanus,
Pelicanus Bassanus L. 217,
L'Oie de Soland ou d'Ecosse.

Alca,
Alca Torda L. 210,
La Pie de mer.

Larus,
Larus tridactylus L. 224,
La Mouette.

Grallæ.

Scolopax,
Scolopax rusticola L. 243,
La Bécasse.

Gallinago minor,
Scolopax Gallinago L. 244,
La Bécassine.

Aves.

Grallæ.

Arquata,
Scolopax Arquata L. 242,
Le Courlieu ou Courlis.

Tringa,
Tringa Squatarola L. 252,
Le Pluvier gris.

Charadrius,
Charadrius pluvialis L. 254,
Le Pluvier vert.

Rallus,
Rallus Crex L. 261,
Le Râle terrestre, ou le Roi des Cailles.

Passeres.

Columba,
Columba Oenas L. 279,
Le Pigeon.

Alauda,
Alauda arvensis L. 287,
L'Alouette,

VOLUCRUM OVA.

C. AMPHIBIA.

Amphibia reptilia.

Testudo,
Testudo Mydas L. 350,
La Tortue.

Rana,
Rana esculenta L. 357,
La Grenouille,

Amphibia.

  Amphibia serpentia.

    Vipera,
    Coluber berus L. 377,
    La Vipère ou la Couleuvre.

  Amphibia nantia.

    Batis,
    Raia Batis L. 395,
    La Raie ondée ou cendrée.

    Clavata,
    Raia clavata L. 397,
    La Raie bouclée.

D. PISCES.

  Anguilla,
  Muræna Anguilla L. 426,
  L'Anguille.

  Anarhichas,
  Anarhichas Lupus L. 430,
  Le Loup marin.

  Gadus,
  Gadus Morhua L. 436,
  La Morue.

  Gadus Æglefinus L. 435,
  Le Merlu ou Merluche.

  Gadus Merlangus L. 438,
  Le Merlan.

  Faber,
  Zeus Faber L. 454,
  La Dorée ou poisson de Saint Pierre.

Pisces.

  Pleuronectes,
  Pleuronectes Rhombus L. 458,
  Le Turbot.

  Pleuronectes Solea L. 457,
  La Sole.

  Pleuronectes Flesus L. 457,
  Le Carrelet.

  Perca,
  Perca fluviatilis L. 481,
  La Perche.

  Scomber,
  Scomber Scomber L. 492,
  Le Maquereau.

  Salmo,
  Salmo Salar L. 509,
  Le Saumon.

  Esox Lucius L. 516,
  Le Brochet.

  Clupea Harengus L. 522,
  Le Hareng.

  Clupea Encrasicolus L. 523,
  L'Anchois ou la Sardine.

  Cyprinus Carpio L. 525,
  La Carpe.

  Cyprinus Trinca L. 526,
  La Tanche.

E. Insecta.

    Cancer,
    Cancer Pagurus L.
      1044,
    L'Ecréviffe ordinaire.

    Cancer Gammarus L.
      1050,
    Le Homard.

    Cancer Aftacus L.
      1051,
    L'Ecréviffe de mer.

    Cancer Squilla L. 1051,
    La Chevrette ou Sailli-
      coque.

F. Vermes.

    Pectunculus vulgaris,
    Cardium edule L.
      1124,
    Le Petuncle.

    Oftrea,
    Oftrea edulis L. 1148,
    L'Huitre ordinaire.

    Mytilus,
    Mytilus edulis L.
      1157,
    La Moule commune.

PARS II. MEDICAMENTA:

I. Adstringentia.

  A. Ex Fossilibus.

    Bolus,
    Argilla,
    Le Bol.

    Creta,
    Calx Creta,
    La Craie.

    Alumen,
    Alumen commune
      fchifti,
    L'Alun.

  Metallica.
    Ex Ferro:
      Hæmatites,
      Rubigo,
      Vitriolum viride.
    Ex Cupro:
      Ærugo,
      Vitriolum cæruleum.
    Ex Plumbo:
      Ceruffa,

    Ex Plumbo :
      Saccharum faturni,
      Lithargyrus,
      Minium.
    Ex Zinco:
      Calaminaris,
      Tutia,
      Vitriolum album.

  B. Ex Vegetabilibus.

    a. *Semicofæ.*

    Agrimonia,
    Agrimonia Eupatoria
      M. 447,
    L'Aigremoine.

    Alchemilla,
    Alchemilla vulgaris
      M. 166,
    Le Pied-de-Lion.

    Argentina,
    Potentilla Anferina M.
      477,
    L'Argentine.

Ex Vegetabilibus.

Senticofæ.

Caryophyllata ;
Geum urbanum M.
480,
Le Bénoite, la Galliote.

Fragaria,
Fragaria vefca M. 476,
La Fraife.

Rofa rubra,
Rofa Gallica M. 474,
La Rofe rouge.

Quinquefolium,
Pentaphyllum,
Potentilla reptans M.
479,
La Quintefeuille.

Tormentilla,
Tormentilla erecta M.
479,
La Tormentille.

b. *Stellatæ.*

Aparine,
Galium aparine M.
151,
Le Grateron ou Reble.

Galium,
Galium verum M.
150,
Le Caille-lait, le petit
Muguet.

Rubia,
Rubia tinctorum M.
152,
La Garance.

c. *Vaginales.*

Acetofa,

Ex Vegetabilibus.

Vaginales.

Rumex Acetofa M.
348,
L'Ofeille.

Hydrolapathum ;
Rumex aquaticus M.
347,
La grande Parelle ou
Patience des marais.

Oxylapathum,
Rumex acutus M. 346,
La Patience ou Parelle.

Biftorta,
Polygonum Biftorta
M. 376,
La Biftorte.

Rhabarbarum mona-
chorum,
Rumex alpinus M.
347,
La Rhubarbe des Moi-
nes, Rapontic des
montagnes.

Rhaponticum,
Rheum Rhaponticum ;
M. 385,
Le Rapontic.

d. *Cryptogamiæ.*

Filix florida,
Ofmunda regalis M.
927,
L'Ofmonde ou Fougère
aquatique.

Lingua cervina,
Afplenium Scolopen-
drium M. 932,
La langue de Cerf, ou
Scolopendre vulgaire.

Ex Vegetabilibus.

  Cryptogamiæ.

Trichomanes,
Afplenium Trichoma-
nes M. 941,
Le Polytric.

Filix,
Polypodium Filix mas
M. 937,
La Fougère mâle.

Equifetum,
Equifetum hyemale
M. 925,
La queue de Cheval ou
prêle.

Mufcus pyxidatus,
Lichen pyxidatus M.
963,
La Mouffe en forme de
coupe.

e. *Cortices.*

Malicorium,
Punica Granatum M.
462,
La Grenade.

Fraxini,
Fraxinus excelfior M.
918,
L'écorce de Frêne.

Querci,
Quercus Robur M.
858,
L'écorce de Chêne.

Lignum Campechenfe,
Hæmatoxylum Campe-
chianum M. 398,
Le bois de Campê-
che.

Ex Vegetabilibus.

  Cortices.

Gallæ,
Quercus Cerris M.
858,
La Noix de Gale.

f. *Fructus acerbi.*

Cydonia,
Pyrus Cydonia M.
467,
Le Coing.

Mefpila,
Mefpilus Germanica
M. 466,
La Nefle.

Mora,
Morus nigra M. 851,
Les Mûres.

Pruna Silveftria,
Prunus fpinofa M.
463,
La Prunelle ou Prune
fauvage.

Sorba,
Sorbus domeftica M.
465,
La Sorbe ou Corme.

g. *Succi infpiffati.*

Acacia,
Mimofa Nilotica M.
917,
Le fuc d'Acacia.

Terra Japonica,
Mimofa Catechu M.
916,
Le Cachou.

Sanguis Draconis,

Ex Vegetabilibus.

Succi inspissati.

Pterocarpus Draco M. 641,
Le Sang-Dragon.

Kino,
Gummi rubrum astringens,
Le Kino.

h. *Adstringentia varia ad certa capita non referenda.*

Anchusa,
Anchusa tinctoria M. 186,
L'Orcanette.

Balaustia,
Punica Granatum M. 462,
Les Balaustes.

Hypericum,
Hypericum perforatum M. 701,
Le Millepertuis.

Salicaria,
Lythrum Salicaria M. 446,
La Salicaire.

Millefolium,
Achillea Millefolium M. 778,
La Millefeuille.

Myrtus,
Myrtus communis M. 461,
Le Myrte.

Plantago,

Ex Vegetabilibus.

Adstringentia varia.

Plantago major M. 155,
Le Plantain.

Polygonatum,
Convallaria Polygonatum M. 334,
Le Sceau de Salomon.

Viscus quernus,
Viscum album M. 883,
Le Guy de chêne.

Uva Ursi,
Arbutus Uva Ursi M. 408,
Le Raisin d'Ours ou Bousserole.

II. TONICA.

Gentiana,
Gentiana lutea M. 267,
La Gentiane.

Cursuta,
Gentiana purpurea M. 267,
La Cursuta ou Gentiane pourprée.

Centaureum minus,
Gentiana Centaureum M. 268,
La petite Centaurée.

Quassia,
Quassia amara M. 401,
La Quassia.

Simarouba,
Quassia Simarouba M. 401,
Le Simarouba.

Tonica.

Trifolium paluftre,
Menyanthes trifoliata
M. 194,
Le Menyanthe, ou
Trefle d'eau.

Faba S. Ignatii,
Ignatia amara M. 227,
La Fève de S. Ignace.

Fumaria,
Fumaria officinalis M.
637,
La Fumeterre.

Chamœmelum,
Anthemis nobilis M.
776,
La Camomille.

Tanacetum,
Tanacetum vulgare M
742,
La Tanaisie.

Abfynthium,
Artemifia Abfynthium,
M. 744,
L'Abfynthe.

Abrotanum,
Artemifia Abrotanum
M. 743,
L'Aurone.

Lupulus,
Humulus Lupulus M.
886,
Le Houblon.

Scordium,
Teucrium Scordium
M. 527,
La Germendrée aqua-
tique, ou Chamairas.

Tonica.

Serpentaria Virginiana,
Ariftolochia Serpenta-
ria M. 824,
La Serpentaire de Vir-
ginie.

Arnica,
Arnica montana M.
768,
L'Arnica, ou Bétoine
de montagne.

Cortex Peruvianus,
Cinchona officinalis
M. 213,
Le Quinquina.

III. EMOLLIENTIA.

Aqua.
Aqua cum farinofis vel
mucilaginofis infufa
vel decocta.

I. EX VEGETABILIBUS.

a. *Columniferæ.*

Althæa,
Althæa officinalis M.
624,
La Guimauve.

Malva,
Malva Sylveftris M.
625,
La Mauve.

b. *Farinofa vel mucilaginofa.*

Cannabis femina,
Cannabis fativa M.
886,
Les Semences de chan-
vre.

Ex Vegetabilibus.

Farinosa vel mucilaginosa.

Cydoniorum semina,
Pyrus Cydonia M.
467,
Les semences de Coing.

Fœnugræci semina,
Trigonella Monspelien-
sis M. 692,
Les semences de Fénu-
grec.

Lini semina,
Linum usitatissimum
M. 302,
Les semences de Lin.

Psyllii semina,
Plantago Psyllium M.
156,
Les semences de l'herbe
aux Puces.

c. *Oleraceæ.*

Atriplex,
Atriplex hortensis M.
909,
L'Arroche.

Beta,
Beta vulgaris M. 262,
La Poirée blanche ou
Reparée & la Bette-
rave.

Bonus Henricus,
Chenopodium Bonus
Henricus M. 261,
Le Bon-Henri.

Spinacia,
Spinacia oleracea M.
886,
L'Epinard.

Ex Vegetabilibus.

d. *Emollientia varia.*

Alsine,
Alsine media M. 298,
Le Mouron des petits
oiseaux.

Branca ursina,
Acanthus mollis M.
580,
L'Acanthe ou Branc-
Ursine.

Melilotus,
Trifolium Melilotus
M. 687,
Le Mélilot.

Parietaria,
Parietaria officinalis M.
908,
La Pariétaire.

Saponaria,
Saponaria officinalis
M. 416,
La Saponaire.

Verbascum,
Verbascum Thapsus
M. 219,
Le Bouillon blanc, Mol-
laine ou Bon-Homme.

Radix liliorum albo-
rum,
Lilium candidum M.
324,
Le Lys.

Cepæ coctæ,
Allium Cepa M. 323,
L'Oignon.

e. *Oleosa.*

Olea expressa blanda.

2. EX ANIMALIBUS.

Lac,
Butyrum,
Adeps,
Axungia.
Spermaceti,
Physeter macrocephalus L. 107,
Le Blanc de Baleine.

IV. ERODENTIA SIVE CORROSIVA.

Acidum concentratum,
Vitriolicum,
Nitrosum.

Causticum commune acerrimum,
Lixivium causticum inspissatum Ph. Ed.
Le Caustique fort.

Causticum commune mitius,
Lixivium causticum cum calce viva Ph. Ed.
Le Caustique commun.

Causticum commune fortius,
Calx cum Kali puro Ph. Lond.
Le fort Caustique de Londres.

Causticum Lunare,
Acidum nitrosum argento junctum,
Le Caustique lunaire ou pierre infernale.

Vitriolum cæruleum,
Acidum vitriolicum cupro junctum,
Le Vitriol bleu.

Erodentia sive Corrosiva.

Ærugo,
Acidum vegetabile cupro junctum,
Le Verd-de-gris.

Butyrum antimonii,
Acidum muriaticum antimonio junctum,
Le Beurre d'antimoine.

Hydrargyrus acidis variis junctus,
Les Préparations de mercure.

Arsenicum album,
Arsenicum nudum L. S. N. 107,
L'Arsénic blanc.

V. STIMULANTIA.

A. VERTICILLATÆ.

Betonica,
Betonica officinalis M. 535,
La Bétoine.

Lavendula,
Lavendula Spica M. 530,
La grande Lavande, le Spic ou l'Aspic, ou Nard.

Melissa,
Melissa officinalis M. 542,
La Mélisse, l'herbe de Citron ou la Citronelle.

Majorana,
Origanum Majorana M. 541,
La Marjolaine.

Stimulantia.

Verticillatæ.

Origanum,
Origanum vulgare M. 541,
L'Origan.

Marum,
Origanum Syriacum M. 541,
Le Marum de Crète.

Rosmarinus,
Rosmarinus officinalis M. 68,
Le Romarin.

Hyssopus,
Hyssopus officinalis M. 529,
L'Hyssope.

Hedera terrestris,
Glechoma hederacea M. 534,
Le Lierre-Terrestre.

Mentha,
Mentha viridis M. 532,
Menta spicata Hudsoni Flora Anglica,
La Menthe des jardins.

Mentha piperita,
Mentha piperita M. 532,
La Menthe poivrée.

Pulegium,
Mentha Pulegium M. 533,
Le Pouliot.

Satureia,

Stimulantia.

Verticillatæ.

Satureia hortensis M. 528,
La Sarriette, la Sadrée ou Savorée.

Thymus,
Thymus vulgaris M. 542,
Le Thym.

Serpyllum,
Thymus Serpyllum M. 541,
Le Serpolet.

Salvia,
Salvia officinalis M. 68,
La Sauge.

B. UMBELLATÆ.

Anethum,
Anethum graveolens M. 290,
L'Anet.

Angelica,
Angelica Archangelica M. 284,
L'Angélique ou Archangélique.

Anisum,
Pimpinella Anisum M. 291,
L'Anis.

Carum,
Carum Carvi M. 291,
Le Carvi.

Coriandrum,
Coriandrum sativum M. 287,
La Coriandre.

Stimulantia.

Umbellatæ.

Cuminum,
Cuminum Cyminum
M. 285,
Le Cumin.

Fœniculum,
Anethum Fœniculum
M. 291,
Le Fenouil doux.

Pimpinella,
Pimpinella Saxifraga
M. 291,
La Pimprenelle.

C. SILIQUOSÆ.

Cochlearia,
Cochlearia officinalis
M. 588,
Le Cochlearia ou l'her-
be aux cuillers.

Eryfimum,
Eryfimum officinale
M. 596,
Le Velar.

Nafturtium,
Sifymbrium Naftur-
tium M. 594,
Le Creffon de fontaine.

Raphanus rufticanus,
Cochlearia Armoracia
M. 588,
Le Raifort fauvage, le
grand Raifort ou
Cram.

Sinapi,
Sinapis nigra M. 602,
La Moutarde.

Stimulantia.

D. ALLIACEÆ.

Allium,
Allium fativum M.
322,
L'Ail.

Cepa,
Allium Cepa M. 323,
L'Oignon.

Porrum,
Allium Porrum M.
321,
Le Poireau.

E. CONIFERÆ.

Abies,
Pinus Abies M. 861,
Le Sapin.

Pinus,
Pinus Sylveftris M.
860,
Le Pin.

Juniperus,
Juniperus communis
M. 894,
Le Genièvre.

F. BALSAMICA.

Terebinthina Veneta,
Pinus Larix M. 860,
La Térébenthine de
Venife.

Terebinthina commu-
nis,
Pinus Silveftris M.
860,
La Térébenthine com-
mune.

Stimulantia.

Balsamica,

Balsamum Canadense,
Pinus Balsamica M.
860,
Le Baume du Canada.

Balsamum Copaibæ,
Copaifera officinalis
M. 409,
Le Baume de Copahu.

Balsamum Peruvianum,
Myroxylon Peruife-
rum M. 395,
Le Baume du Pérou.

Balsamum Tolutanum,
Toluifera Balsamum
M. 398,
Le Baume de Tolu.

G. RESINOSA.

Guaiacum,
Guaiacum officinale
M. 396,
La Gomme de Gayac.

Myrrha,
Myrrha,
La Myrrhe.

Ladanum,
Cistus Creticus M.
497,
Le Ladanum ou Labda-
num.

Styrax calamita,
Styrax officinale M.
409,
Le Storax calamite.

Styrax liquida,
Liquidambar Styraci-
flua M. 860,
Le Storax liquide.

Stimulentia.

Resinosa.

Benzoinum,
Croton Benzoe M.
863,
Le Benjoin.

H. AROMATICA.

Cinnamomum,
Laurus Cinnamomum
M. 383,
La Canelle.

Cassia lignea,
Laurus Cassia M. 383,
L'Ecorce de Cassia li-
gnea.

Nux Moschata,
Myristica Moschata M.
493,
La Noix Muscade.

Macis,
Myristica Moschata
M. 493,
Le Macis.

Caryophillus,
Caryophillus aromati-
cus M. 496,
Le Gérofle ou le Cloud
de Gérofle.

Pimento,
Myrtus Pimenta M.
462,
Le Poivre de la Jamaï-
que ou toute épice.

Canella alba,
Canella alba M. 443,
La Canelle blanche.

Cortex Winteranus,

Stimulantia.

Aromatica.

Wintera aromatica M. 507,
L'Ecorce de Winter.

Cafcarilla,
Croton Cafcarilla M. 863,
La Cafcarille.

Piper,
Piper nigrum M. 74,
Le Poivre noir.

Capficum,
Capficum annuum M. 226,
Le Poivre de Guinée, le Poivre d'Inde ou Piment.

Zingiber,
Amomum Gingiber M. 50,
Le Gingimbre.

Cubebæ,
Piper Cubeba five Caudatum M. 74,
Les Cubèbes ou le Poivre à queue.

Cardamomum minus,
Amomum Cardamomum M. 50,
Le petit Cardamomum.

Zedoaria,
Kaempferia rotunda M. 51,
La Zédoaire.

Stimulantia.

Aromatica.

Serpentaria Virginiana,
Ariftolochia Serpentaria M. 824,
La Racine de Serpentaire de Virginie.

Ginfeng,
Panax quinquefolium M. 920,
Le Ginfeng.

Acorus verus,
Acorus Calamus M. 339,
Le vrai Acorus.

I. ACRIA.

Arum,
Arum maculatum M. 828,
Le pied de Veau,

Perficaria urens,
Polygonum Hydropiper M. 377,
Le Poivre d'eau ou Curage.

Pyrethrum,
Anthemis Pyrethrum M. 776,
La Pyrèthre, ou racine falivaire.

Staphifagria,
Delphinium Staphifagria M. 503,
La Stephifaigre, ou l'herbe aux poux.

SEDANTIA,

SEDANTIA.

VI. NARCOTICA.

a. *Rhœades.*

Papaver,
Papaver fomniferum
M. 490,
Le Pavot blanc.

b. *Umbellatæ.*

Cicuta,
Conium maculatum
M. 278,
La Ciguë.

Cicuta aquatica,
Cicuta virofa M. 286,
La Ciguë aquatique.

c. *Solanaceæ.*

Belladonna,
Atropa Belladonna M.
221,
La Belladone.

Hyofcyamus,
Hyofcyamus niger M.
220,
La Jufquiame noire.

Nicotiana,
Nicotiana Tabacum,
221,
Le Tabac, la Nicotiane,
l'herbe de la Reine,
le Petun, l'herbe de
l'Ambaffadeur.

Solanum,
Solanum nigrum M.
224,
La Morelle.

Stramonium,

Sedantia.

Narcotica.

Solanaceæ.

Datura Stramonium
M. 220,
La Pomme épineufe, ou
l'herbe aux Sorciers.

d. *Variæ.*

Lactuca virofa,
Lactuca virofa M. 713,
La Laitue fauvage à
odeur vireufe.

Lauro Cerafus,
Prunus Lauro-Cerafus
M. 462,
Le Laurier-Cerife.

Laurus,
Laurus nobilis M. 383,
Le Laurier franc.

Camphora,
Laurus Camphora M.
383,
Le Camphre.

Thea,
Thea Bohea M. 495,
Thea viridis M. 496,
Thé Bohea & Thé vert.

Crocus,
Crocus fativus M. 83,
Le Safran.

Nymphæa,
Nymphæa alba M.
491,
Nymphæa lutea M.
491,
Le Nénuphar.

Sedantia.

Narcotica.

e. Vinum.

L'Alcohol ou l'Esprit-
de-vin très-rectifié.

VII. Refrigerantia.

Acida quæcunque di-
luta,
Sales neutri ex acido
quovis præter muria-
tico cum alkali quo-
vis juncto,
Sal terrestris ex acido
cum terra alkalina
juncto,
Sal metallicus ex acido
cum plumbo juncto,
Aquæ minerales salinæ,
Borax,
Alumen,
Plantarum Fructus,
Herbæ & Radices
Acidi,
Lactis serum,
Lac ebutyratum.

VIII. Antispasmodica.

1. Ex Fossilibus.

Ambra,
Ambra Ambrosiaca L.
S. N. 107,
L'Ambre gris.

Succinum,
Succinum electricum
L. 108,
Le Succin, l'Ambre
jaune ou le Karabé.

Antispasmodica.

Ex Fossilibus.

Petroleum,
Bitumen Petroleum L.
109,
Le Pétrole, ou l'huile
de Pétrole.

2. Ex Vegetabilibus.

Herbæ fœtidæ.

Artemisia,
Artemisia vulgaris M.
744,
L'Armoise.

Atriplex fœtida,
Chenopodium Vulva-
ria M. 262,
La Vulvaria, ou l'Ar-
roche fétide.

Cuminum.

Matricaria,
Matricaria Parthenium
M. 774,
La Matricaire.

Pulegium.

Ruta,
Ruta graveolens M.
397,
La Rue.

Sabina,
Juniperus Sabina M.
894,
La Sabine.

Gummi fœtida.

Asafœtida,

Antispasmodica.

Gummi foetidae.

Ferula Asafoetida M. 281,
L'Asafoetida.

Ammoniacum,

La Gomme Ammoniac.

Galbanum,
Bubon Galbanum M. 285,
Le Galbanum.

Opopanax,
Pastinaca Opopanax M. 290,
L'Opopanax.

Sagapenum,

Le Sagapenum.

Tacamahaca,
Populus balsamifera L. M. M. 600,
La Gomme Tacamaque.

Camphora.

Radices graveolentes.

Pœonia,
Pœonia officinalis M. 502,
La Pivoine.

Valeriana silvestris,
Valeriana officinalis M. 80,
La Valériane sauvage.

Fuligo ligni.
Olea essentialia.
Æthera.

Antispasmodica.

Olea empyreumatica.
Alcohol.

3. EX ANIMALIBUS.

Moschus,
Moschus moschiferus L. 91,
Le Musc.

Castoreum,
Castor Fiber L. 78,
Le Castoreum.

Sales alkalini volatiles.
Ammonia Ph. Lond.
L'Alkali volatil.

IX. DILUENTIA.

Aqua,
Aquosa blanda.

X. ATTENUANTIA.

Aqua,
Alkalina,
Sales neutri,
Sapones,
Dulcia,
Saccharum,
Mel,
Glycyrrhiza,
Fructus siccatae.

XI. INSPISSANTIA.

Acida,
Alcohol,
Demulcentia farinosa & mucilaginosa.

XII. DEMULCENTIA.

a. *Asperifoliæ.*

Consolida major;

Demulcentia.

Asperifoliæ.

Symphytum officinale
M. 187,
La grande Confoude ou
Confire.

Cynoglossum,
Cynoglossum officinale
M. 186,
La Langue de chien ou
Cynoglose.

b. *Mucilaginofa.*

Gummi Arabicum,
Mimosa nilotica M.
917,
La Gomme Arabique.

Gummi cerasi,
Prunus Cerasus M.
463,
La Gomme de Cerisier.

Gummi Tragacantha,
Astragalus Tragacan-
tha M. 685,
La Gomme Adragant.

Amylum,
Ex tritico vel aliis fari-
nosis,
L'Amydon.

Ichthyocolla,
Acipenser Sturio L.
403,
La Colle de poisson.

c. Gelatinæ ex rebus ani-
malibus.

d. Oleofa blanda.

XIII. ANTACIDA.

Lapides calcariæ,
Creta,
Magnesia alba,
Testacea,
Corallium,
Corallina,
Cornu cervi ustum,
Sales alkalini fixi,
Sales alkalini volatiles,
Calx viva.

XIV. ANTALKALINA.

Acida quæcunque supra
inter Refrigerantia
enumerata.

XV. ANTISEPTICA.

Sales acidi omnes supra
inter Refrigerantia
recensiti,
Sales alkalini tum fixi
tum volatiles,
Sales neutri ex acido
quovis cum Sale al-
kalino vel cum ter-
reis juncto,
Plantarum partes acidæ,
Olera acescentia,
Saccharum,
Mel,
Plantæ Siliquofæ vulgo
antifcorbutica dictæ,
Plantæ alliaceæ,
Aftringentia,
Amara,
Aromatica,
Olea effentialia,
Camphora,

Antiseptica.

Gummi Resinæ,
Crocus,
Radix Contrayervæ,
Radix valerianæ Silves-
tris,
Opium,
Decoctum capitum pa-
paveris albi,
Vinum & liquores fer-
mentati,
Alcohol.

XVI. ERRHINA.

Mitiora.

Beta,
Betonica,
Majorana.

Acriora.

Asarum,
Asarum Europæum M.
441,
L'Asarum, le Cabarêt,
le Nard sauvage,
l'Oreille d'Homme,
la Rondelle.

Euphorbium,
Euphorbium officinale
M. 449,
L'Euphorbe.

Helleborus albus,
Veratrum album M.
902,
L'Ellébore blanc.

Iris nostras.
Nicotiana.
Ptarmica,

Errhina.

Acriora.

Achillea Ptarmica M.
777,
L'Herbe à éternuer.

Pyrethrum.
Turbith minerale.
Hydrargyrus acido vi-
triolico junctus.

XVII. SIALOGOGA.

Externa masticatoria.

Angelica.
Caryophilli.

Imperatoria,
Imperatoria Ostru-
thium M. 289,
L'Impératoire ou Otru-
che.

Nicotiana.
Piper.
Pyrethrum.

Interna.

Hydrargyrus.

XVIII. EXPECTORANTIA.

Hedera terrestris.
Hyssopus.

Marrubium,
Marrubium vulgare,
M. 537,
Le Marrube blanc,

Pulegium.

Enula campana,

Expectorantia.

Inula Helenium M. 766,
L'Aunée ou Enule campane.

Iris Florentina,
Iris Florentina M. 88,
L'Iris de Florence.

Nicotiana.

Scilla,
Scilla maritima M. 328,
La Scille.

Tuffilago,
Tuffilago Farfara M. 755,
Le Tuffilage, ou Pas d'âne.

Petafites,
Tuffilago Petafites M. 756,
L'Herbe aux Teigneux.

Benzoinum.

Styrax ealamita.
Balfamum Canadenfe.
Balfamum Tolutanum.

XIX. EMETICA.

1. EX FOSSILIBUS.

Cuprum,
Hydrargyrus,
Antimonium,
Zincum.

2. EX VEGETABILIBUS.

Afarum,

Emetica.

Ex Vegetabilibus.

Erigerum,
Senecio vulgaris M. 756,
Le Seneçon.

Ipecacoanha,
Pfychotria emetica M. 214,
L'Ipecacuanha.

Nicotiana.
Scilla.
Sinapi.
Raphanus rufticanus.
Sales alkalini volatiles.
Amara.

XX. CATHARTICA.

1. *Mitiora.*

Acefcentia.

Fructus acido-dulces recentes.
                ficcatæ.
Caffia Fiftularis,
Caffia Fiftula M. 393,
La Caffe.

Tamarindus,
Tamarindus Indica M. 81,
Le Tamarind.

Dulcia.

Saccharum.
Mel.

Manna,
Fraxinus Ornus M. 918,
La Manne.

Cathartica.

Mitiora.

Dulcia.

Radices dulces.
Olera blanda.

Rosa Damascena,
Rosa centifolia M. 474,
La Rose muscate.

Viola,
Viola odorata M. 803,
La Violette.

Polypodium,
Polypodium vulgare M.
935,
Le Polypode.

Serum lactis.
Lac ebutyratum.
Olea expressa blanda ex
Vegetabilibus.
ex animalibus.
Sapo albus Hispanus.
Sinapi nigrum,
Sulphur.

Salina.

Tartarus.
Alkalina fixa.
Magnesia alba.
Sales neutri.
Aquæ minerales salinæ.
Amara.
Bilis animalium.
Balsamica.

Acriora.

Aloe,

Cathartica.

Acriora.

Aloe perfoliata M.
337,
L'Aloes soccotrin & hé-
patique.

Rhabarbarum,
Rheum palmatum M.
385,
La Rhubarbe.

Seneka,
Polygala Senega M.
640,
Le Polygala de Vir-
ginie.

Genista,
Spartium Scoparium
M. 644,
Le Genêt.

Sambucus,
Sambucus nigra M.
295,
Le Sureau.

Ebulus,
Sambucus Ebulus M.
295,
L'Yeble.

Ricini Oleum,
Ricinus communis M.
865,
L'Huile de Castor,
l'huile douce de Ri-
cin ou de Palma
Christi.

Senna,
Cassia Senna M. 393,
Le Senné.

Cathartica.

Acriora.

Helleborus niger,
Helleborus niger M.
    519,
L'Ellebore noir.

Jalapium, Ph. Lond.
Jalapa, Ph. Edin.
Convolvulus Jalapa
    M. 201,
Le Jalap.

Scammonium,
Convolvulus Scammo-
    nium M. 200,
La Scammonée.

Rhamni baccæ,
Rhamnus Catharticus
    M. 232,
Le Nerprun, ou Bourg-
    Epine.

Gambogia,
Gambogia Gutta, 490,
La Gomme gutte.

Nicotiana.
Helleborus albus.

Colocynthis,
Cucumis Colocynthis
    M. 869,
La Coloquinthe.

Elaterium,
Momordica Elaterium
    M. 868,
L'Elaterium ou le suc
    de Concombre sau-
    vage.

Cathartica.

Metallica.

Ex Auro,
Ex Argento,
Ex Hydrargyro,
Ex Antimonio.

Emetica.

XXI. DIURETICA.

a. *Umbellatæ.*

Petroselinum,
Daucus,
Fœniculum,
Pimpinella,
Eryngium.

b. *Stellatæ.*

Aparine,
Rubia.

c. *Varia.*

Alkekengi,
Physalis Alkekengi M.
    222,
Le Coqueret ou Alké-
    kenge.

Bardana,
Arctium Lappa M.
    723,
La Bardane, ou Glou-
    teron, l'herbe aux
    Teigneux.

Dulcamara,
Solanum Dulcamara
    M 223,
La Vigne de Judée, ou
    Douce amère.

Diuretica.

Varia.

Gramen,
Triticum repens M.
  127,
Le Chiendent.

Lithospermum,
Lithospermum offici-
  nale M. 185,
Le Gremil ou l'herbe
  aux perles.

Ononis,
Ononis spinosa M.
  651,
L'Arrête-Bœuf ou Bu-
  grane.

Arum.
Asarum.
Asparagus.

Digitalis,
Digitalis purpurea M.
  562,
La Digitale.

Enula campana.
Genista.
Nicotiana.
Persicaria.
Ranunculus.
Ruta.

Sabina.
Senega.
Scilla.

Amara.

Balsamica;

Diuretica.

Varia.

Siliquosæ;
Alliaceæ,

Ex Animalibus.

Cantharides,
Millepedæ,
Sales acidi,
Sales alkalini fixi,
Sales neutri,
Sapo albus Hispanus.

XXII. DIAPHORETICA.

Calendula,
Calendula officinalis,
  M. 791,
Le Souci.

Crocus.
Dulcamara.
Opium.
Camphora.
Contrayerva.
Serpentaria.
Salvia.
Scordium.
Guaiacum.
Saffafras.
Senega.
Moschus.
Acida vegetabilia.
Alkali volatile.
Sales neutri.
Olea essentialia.
Olea empyreumatica;
Vinum.
Alcohol.
Antimonium.

Diaphoretica.

    Diluentia.
    Hydrargyrus.

XXIII. Menagoga.

    Aloe.

Menagoga.

    Gummi fœtida.
    Plantæ fœtidæ.
    Crocus.
    Castoreum.
    Ferrum.
    Hydrargyrus.

TRAITÉ

DE

MATIERE MÉDICALE.

APRÈS avoir terminé tout ce qui m'a paru devoir
fervir d'introduction, je vais m'occuper plus directement de mon objet, & divifer mon ouvrage en
deux parties, dont l'une traitera des alimens, &
l'autre des médicamens : les premiers font, comme
nous l'avons dit, des fubftances propres à réparer
la perte des matières folides ou fluides du corps
humain ; les derniers ne jouiffent pas de cette propriété, mais peuvent diverfement changer l'état du
corps, & fur-tout changer l'état morbifique en celui
de fanté. Il eft vrai que l'on peut remplir fouvent ce
dernier objet, en faifant un ufage convenable des
fubftances alimentaires, qui, devenant par-là des
médicamens, font autant d'objets de la matière médicale : nous aurons de fréquentes occafions de confidérer fous ce point de vue les fubftances alimentaires ; mais comme il n'eft pas moins convenable
de les examiner féparément, nous allons commencer
par traiter des alimens.

PREMIERE PARTIE.

DES ALIMENS.

CHAPITRE PREMIER.

Des Alimens en général.

Nous avons déjà dit que les alimens étoient des substances qui, étant introduites dans le corps humain, étoient propres à en réparer les pertes, & à fournir de nouvelles matières fluides & solides. L'on pourroit supposer, au premier abord, que les alimens devroient se distinguer suivant qu'ils sont propres à réparer la matière des parties solides ou des parties fluides : mais en examinant cet objet de plus près, l'on verra que cette distinction n'est pas nécessaire. Il est assez évident, à l'égard des matières alimentaires dont l'on fait usage, que quand elles sont sous forme solide, il faut, pour qu'elles puissent être distribuées & appliquées convenablement, qu'elles soient converties en fluide par les puissances de l'économie animale : & comme l'on ne peut douter que ce changement a constamment lieu, il est aisé de s'appercevoir que la matière destinée à former les solides constitue toujours une portion considérable des fluides ; c'est pourquoi nous allons exposer d'abord la manière dont se forment ces derniers ; & je crois que nous pourrons, par ce moyen, rendre aussi raison de la manière dont s'engendre la matière propre à former les solides.

Les fluides du corps, confidérés fous un point de vue général, paroiffent être de différentes efpèces; mais ceux qui font le plus conftamment dans le cours de la circulation, & que l'on défigne fous la dénomination de *maffe commune*, peuvent fe diftinguer particuliérement des fluides qui fe trouvent dans d'autres vaiffeaux que ceux qui font intéreffés dans la circulation. Tous ces fluides tirent, à ce que nous préfumons, leur origine de la maffe commune, & font en conféquence primitivement la même matière, qui change feulement un peu en traverfant les organes fecrétoires; c'eft pourquoi nous ne nous en occuperons pas davantage ici, & nous nous bornerons uniquement à faire des recherches fur la nature & la production de cette matière qui forme la maffe qui circule, ou la maffe commune.

Il faut obferver, à cet effet, qu'après l'eau élémentaire, qui conftitue toujours la plus grande portion des fluides humains, la partie la plus confidérable de la maffe commune eft ce que nous avons nommé le gluten ou la lymphe coagulable. Je confidère cette dernière comme la partie principale de la maffe, parce que je fuppofe que c'eft une de fes parties qui fournit la matière des folides, ou les parties conftitutives permanentes du corps qui augmentent & croiffent conftamment depuis le premier inftant de la vie jufqu'au dernier. Il eft affez probable que le gluten eft la partie des fluides qui fournit la matière des folides, en ce qu'il fe rapproche beaucoup, par toutes fes qualités, de la matière folide du corps, & que l'on ne trouve pas une pareille reffemblance dans toute autre partie des fluides. Nous penfons donc que ce gluten eft la principale partie des fluides; & fi l'on fait attention qu'il y en a une quantité immenfe de répandue dans les autres fluides, & diffoute dans le ferum ou la férofité, l'on ne peut douter qu'il conftitue, après l'eau, la plus grande

portion de la masse commune. L'on doit par conséquent regarder le gluten comme le fluide dans lequel
se convertissent les alimens propres à la nutrition ,
& le considérer comme le propre *fluide animal.* Nous
en parlerons par la suite sous ce titre ; & pour éviter
toute ambiguité , je l'appellerai fréquemment *mixte
animal.* •

Afin de rendre raison des autres matières qui
paroissent exister dans la masse commune , il faut
observer que quand ce mixte animal est parfaitement
formé , il ne reste pas long-temps stationnaire dans
cet état, mais semble avancer constamment, quoique
peut-être avec lenteur, vers l'état putride ou putres-
cent ; car l'on sait que si on ne réparoit pas constamment ce mixte par de nouveaux alimens , toute la
masse des fluides deviendroit en peu de temps extrêmement putride. Pendant que ce changement se fait , de
même que dans les autres progrès vers la putréfaction , l'on observe que les substances douces & parfaitement neutres se changent en un état salin du
genre du sel ammoniac ; & cette matière saline étant
enlevée du gluten entier par l'eau qui l'accompagne
constamment, paroît former la *sérosité* de la masse
commune. La nature , pour prévenir l'accumulation
extraordinaire de ce fluide , a pris des précautions
pour qu'il fût ensuite entraîné hors du corps par
différentes excrétions , dans la proportion convenable
pour conserver la santé du système.

L'on voit ainsi qu'une portion de la masse commune , qui se nomme *sérosité*, & qui paroît différer
du gluten ou du mixte animal , est néanmoins formée
de ce dernier ; ce qui doit empêcher d'admettre d'autre
substance propre à réparer la matière alimentaire ,
que celle qui est nécessaire à la formation du gluten.

Pour rendre raison d'une autre portion de la masse
commune , je remarquerai que le fluide animal diffère
beaucoup , par ses qualités , de la matière végétale ,

dont il eſt ſouvent entièrement formé, & que cette matière végétale une fois introduite dans le corps, eſt ainſi changée par les puiſſances particulières de l'économie animale : néanmoins ce changement ne ſe fait que par degrés & avec lenteur ; & il n'eſt parfait, que quand les alimens & le chyle qui en a été formé ont paſſé dans les vaiſſeaux ſanguins ; & il eſt probable qu'il faut même quelque temps pour que ce changement ſoit accompli dans ces derniers. L'on doit concevoir de-là qu'une portion de la maſſe commune eſt toujours quelque temps dans un état de non aſſimilation : ainſi, l'on peut regarder la maſſe commune comme un compoſé de trois parties diffé- rentes ; la première eſt une portion de matière non- aſſimilée, qui doit ſe transformer en mixte animal ; la ſeconde eſt le mixte animal complétement formé, & la troiſième eſt formée par ce mixte dans les pro- grès qu'il fait vers la putréfaction. Par conſéquent, quoique la maſſe commune differe en apparence ſui- vant ſes différens états, nous ne voyons rien qui puiſſe nous faire révoquer en doute qu'elle eſt tou- jours formée par la même matière alimentaire.

Il paroît donc probable que toute la maſſe qui circule, ou la maſſe commune, n'eſt formée abſo- lument que des matières dont je viens de parler ; d'où nous ſommes diſpoſés à conclure qu'il n'eſt pas néceſſaire que l'aliment qui forme les fluides ſoit d'un genre différent de celui qui ſert à former les parties ſolides du corps.

En admettant néanmoins cette hypothèſe, il ſe préſente une difficulté : l'on obſerve qu'une portion de la maſſe commune, qui eſt même conſtamment préſente dans cette maſſe, differe particuliérement du gluten, & ne reſſemble à aucun des états dont nous venons de parler : les *globules rouges* conſti- tuent cette portion ; l'on ne peut, autant que s'éten- dent mes connoiſſances, en expliquer la formation

par aucun des états du gluten : l'on pourroit par
conféquent fuppofer qu'il y a un genre particulier
de matière alimentaire qui·fournit cette portion du
fang. Il eft poffible que cela foit ainfi ; mais nous
ne connoiffons encore aucune partie des matières
alimentaires qui paroiffe propre à cet objet; &
comme les globules rouges femblent être communément dans la même proportion que le gluten, &
que la vigueur de la conftitution étant donnée, la
quantité de ces deux fubftances eft proportionnée à
la quantité d'alimens du même genre que l'on a pris ;
l'on peut préfumer que les globules rouges font
formées des mêmes alimens que le gluten, par certaines puiffances de l'économie animale ; d'où je
conclus encore qu'il n'y a pas lieu de fuppofer que
l'aliment qui fournit les fluides de la maffe commune, differe en aucune manière de celui qui eft
propre à réparer la matière des folides.

L'on pourroit encore demander fi quelques-uns
des fluides qui fe féparent de la maffe commune,
& que l'on trouve hors du cours de la circulation,
mais qui font néceffaires à l'économie animale,
n'exigent pas un aliment différent de celui qui eft
néceffaire pour former les fluides de la maffe commune de la manière que nous l'avons fuppofé. Nous
ne pouvons admettre avec certitude la négative, mais
nous regardons comme certain que l'affirmative eft
une fuppofition gratuite dépourvue de preuves : en
effet, tant que nous ne pourrons expliquer comment
la maffe commune eft formée des alimens que nous
prenons, & appercevoir très-clairement que tous les
fluides dépofés dans les organes fecrétoires tirent entiérement leur origine de cette maffe, loin de croire
qu'aucune des fecrétions foient dues à des alimens
particuliers, l'on peut fuppofer, avec plus de probabilité, que par la puiffance admirable des fecrétions, ces fluides font formés de la maffe commune

par

par une combinaison de ses différens états, ou des différentes secrétions. Je conclus donc encore de tout ce que je viens de dire, que les solides & tous les fluides quelconques résultent d'un seul & même genre d'aliment.

Il est peut-être au-delà de notre pouvoir de déterminer en quoi consiste précisément l'aliment commun, ou d'expliquer, après l'avoir déterminé, comment il remplit l'objet auquel il est destiné ; mais dans toutes les recherches de ce genre faites sur un plan analytique, il est fort avantageux de simplifier la question autant que l'on peut, & de commencer par réduire la recherche au plus petit nombre possible de questions.

Je vais traiter en conséquence, d'après ce plan, la question générale, qui consiste à déterminer quels sont les alimens convenables à l'espèce humaine. Je répondrai que nous savons en général par expérience, que les alimens dont l'homme fait usage sont pris entièrement des autres animaux ou des végétaux, & qu'aucune partie, excepté l'eau, n'est tirée du règne minéral. Les substances dont l'on fait usage comme alimens varient en apparence ; & pour connoître le plus ou moins de convenance des espèces particulières, il faut examiner en général comment les matières animales & végétales peuvent servir de nourriture au corps humain.

Quant aux premières, la plus grande partie des matières tirées des animaux approche tellement, par ses qualités, de la matière du corps humain, qu'il n'est pas difficile de supposer que les matières animales, dont l'homme fait usage comme aliment, sont très-propres à remplir cet objet, & qu'il suffit qu'elles puissent se dissoudre & se mêlanger, sans que leurs qualités éprouvent un changement fort sensible. Il est vrai que les substances alimentaires dont nous faisons usage ont des qualités qui ne ressemblent pas toujours exactement & complétement a celles

Tome I. P

du corps humain, comme j'aurai occasion de l'observer par la suite; néanmoins toutes ces substances
se rapprochent tellement des qualités qui caractérisent
en général les fluides humains, que nous pouvons
présumer d'après une ressemblance aussi exacte, que
les premières sont très-propres à réparer les derniers.

Néanmoins, pour éviter toute autre recherche
difficile sur cet objet, je remarquerai qu'il est très-
probable que toute matière animale est originairement formée par une matière végétale, parce que
tous les animaux se nourrissent directement & entiérement de végétaux, ou d'autres animaux qui en
vivent uniquement; d'où il est probable que toutes
les substances animales peuvent se rapporter à une
origine végétale; c'est pourquoi, avant de faire des
recherches sur la production de la matière animale,
il est nécessaire d'examiner d'abord de quelle manière
la matière végétale peut se convertir en matière animale, & cette question regarde spécialement le corps
humain, dont la nourriture est en grande partie prise
immédiatement des végétaux.

En nous occupant de cet objet, nous verrons que
la conversion dont je viens de parler est l'effet d'une
puissance particulière de l'économie animale : nous
sommes obligés d'avouer que cette puissance n'est pas
clairement ou parfaitement connue; nous ferons néanmoins quelques tentatives pour tâcher de la mieux
connoître; & la première tentative qui nous paroît
absolument nécessaire pour parvenir à ce but, est
de déterminer, entre la variété étonnante de matières végétales, quelle est l'espèce spécialement ou
peut-être uniquement propre à être convertie en matière animale : ou si cette question ainsi proposée est
trop générale, on peut la réduire à déterminer quelles
sont les substances végétales particuliérement propres
à être converties dans la substance du corps humain.
Il est on ne peut plus évident que tout végétal, ou

chaque partie des végétaux, ne convient pas pour remplir le dernier objet : il eſt donc néceſſaire, tant pour réſoudre la queſtion générale que pour l'objet particulier de la matière médicale, de déterminer, autant qu'il nous ſera poſſible, quels végétaux & quelles parties de végétaux ſont les plus propres à la nourriture du corps humain.

Il faut d'abord remarquer, en nous occupant de cette recherche, que l'on rejette de la liſte des alimens la plus grande partie des végétaux qui ont une odeur ou un goût forts, ou au moins tous ceux qui ſont ſapides ou de haut goût, excepté les acides & les ſubſtances qui ont une douceur ſucrée. Il paroît que l'on peut admettre un petit nombre d'exceptions à cette règle générale dans les cas, par exemple, où la partie odorante ou ſapide eſt en petite quantité en proportion du reſte de la ſubſtance végétale ; dans ceux où les parties odorantes ou ſapides ſont de nature à être entraînées promptement hors du corps par les excrétions, ou lorſqu'elles ſont telles, que leurs qualités peuvent être entiérement changées dans les premières voies par les puiſſances de la digeſtion. Ces exceptions affoibliſſent à peine la doctrine générale, qui eſt d'ailleurs fortement confirmée par ce que l'on obſerve à l'égard de différens végétaux qui ne peuvent ſervir de nourriture, ou qui même ſont nuiſibles, tant qu'ils conſervent leur âcreté, mais qui deviennent très-propres à ſervir d'alimens par la culture, par l'art de les blanchir, de les deſſécher & de les faire bouillir. S'il y a d'autres exceptions dont l'on ne puiſſe rendre raiſon d'une de ces manières, je prétends que l'on admet, & que l'on fait uſage des ſubſtances qui pourroient faire exception, plutôt comme aſſaiſonnemens que comme alimens.

On peut faire l'application de ce que je viens de dire ſur l'excluſion des ſubſtances âcres de la liſte de celles qui nous ſervent d'alimens, de la manière ſui-

vante : les parties âcres, odorantes ou fapides, paroiſſent conſtituer communément la matière particulière de chaque végétal, & n'en former même
qu'une petite portion, qui eſt rarement répandue
dans tout le végétal, mais uniquement dépoſée dans
quelques-unes de ſes parties, comme on l'obſerve
particuliérement dans les végétaux qui ſervent d'alimens ; d'où l'on peut conclure qu'il y a dans la
plupart des végétaux, outre ces matières particulières, une grande quantité de matière, qui, pour
les raiſons que nous donnerons par la ſuite, eſt évidemment commune à preſque tout le règne végétal.
Nous en parlerons comme de la matière commune
des végétaux ; & laiſſant à part, comme nous l'avons
fait plus haut, celle qui leur eſt particulière, nous
nous trouvons obligés de chercher dans la matière
commune la ſubſtance végétale propre à la nourriture du corps humain.

Il eſt évident, par ce qui précède, qu'une portion
conſidérable des végétaux jouit d'une qualité alimentaire ; mais l'expérience journalière prouve en même
temps que certains végétaux contiennent une plus
grande portion de cette matière alimentaire que d'autres, & qu'il s'en trouve davantage dans quelques
parties des végétaux que dans d'autres.

Il eſt donc néceſſaire de rechercher en outre quelle
eſt la ſubſtance particulière des végétaux, ou quelles
ſont celles de leurs parties que l'on peut conſidérer
comme la matière alimentaire ſpécialement adaptée
au corps humain.

En m'occupant de cet objet, j'obſerverai d'abord,
contre ce que d'autres ont ſuppoſé, que je ne puis
reconnoître, dans aucun végétal, aucune portion de
matière directement propre à réparer le fluide animal : néanmoins ce dernier forme en apparence,
conjointement avec l'eau, comme je l'ai déjà dit,
la baſe de tous les autres fluides des corps animés,

c'eſt particuliérement de ce fluide qu'eſt formée &
préparée la matière nutritive, qui, par les puiſſances
de l'économie animale, s'applique ſur les parties
ſolides, & ſert à leur accroiſſement. C'eſt donc en
ce fluide animal que doivent ſe convertir les végétaux dont nous nous nourriſſons; & ce fluide ſemble
être une matière formée non d'une ſeule eſpèce,
mais de différentes eſpèces de matière végétale, par
les puiſſances de l'économie animale : c'eſt pourquoi,
lorſque nous avançons que certaines parties des végétaux ſont alimentaires, nous prétendons dire uniquement que ce ſont des matières de nature à entrer
dans la compoſition du fluide animal proprement dit.

Il paroît, en approfondiſſant cet objet, que la
matière contenue dans tout le végétal, ou dans quelques-unes de ſes parties, propre à former le fluide
animal, eſt un acide, un ſucre ou une huile.

Je vais examiner plus particuliérement ces trois
ſubſtances, & tâcher de prouver d'abord qu'elles
entrent réellement dans la compoſition du fluide
animal.

ARTICLE PREMIER.

De l'Acide.

L'on conviendra facilement que l'acide eſt une des
parties alimentaires de la matière commune des végétaux; car on en trouve dans toute la ſubſtance de
pluſieurs végétaux dont nous nous nourriſſons, &
ſur-tout dans les fruits, où il eſt fréquemment en
très-grande abondance. L'acide eſt communément
combiné dans ces derniers avec plus ou moins de
ſucre; mais d'après ce qui arrive pendant le progrès
des fruits vers leur maturité, qui eſt ſouvent le
changement de l'acide en une matière ſaccharine, il
y a lieu de préſumer que l'acide entre en grande

quantité dans la compofition du fucre, & qu'il
eft par conféquent, comme je le prouverai par la
fuite, un ingrédient néceffaire à la compofition du
fluide animal. L'on pourra peut-être objecter que
l'acide n'y fert d'ingrédient, que comme formant
une partie du fucre ; mais il eft probable qu'il y eft
également dans fon état féparé. Il paroît fuffifamment prouvé que toute efpèce d'aliment végétal,
excepté l'huile pure, eft fufceptible de la fermentation acide, & que tout aliment de ce genre fubit
une pareille fermentation immédiatement après qu'il
eft reçu dans l'eftomac d'une perfonne faine ; c'eft
pourquoi il s'y développe toujours plus ou moins
d'acide : il faut en même temps convenir qu'à mefure
que la digeftion des alimens fe perfectionne, cet
acide difparoît totalement, & ne fe retrouve plus
de nouveau dans la maffe du fang, au point que
l'on ne peut guère douter qu'il ne foit entré dans
la compofition du fluide animal : fi l'acide paroît &
difparoît ainfi conftamment, l'on peut, je crois, en
conclure qu'il eft uniquement, comme acide, un
des ingrédiens néceffaires de la compofition du fluide
animal.

L'on peut ajouter à l'appui de ceci, que les fubftances acefcentes font une partie fi néceffaire des
alimens de l'homme, que fans elles le fluide animal
fait des progrès beaucoup plus rapides & plus grands
vers l'état putride ; l'on en a encore une preuve plus
évidente dans le cas où la putridité des fluides eft
portée au point de former une maladie telle, par
exemple, que le fcorbut ; car l'on fait que cet état
fe guérit particuliérement par l'ufage des alimens
acefcens. On pourroit peut-être obtenir la guérifon
par toute efpèce d'aliment de cette nature ; mais
l'on y réuffit plus efficacement, en faifant ufage de
ceux qui fe trouvent naturellement dans un état
très-acide, tels que les limons, ou que l'art a con-

verti en cet état, comme le four-kraut. Ces alimens doivent néceſſairement, pour exercer leur action, entrer dans la compoſition du fluide animal, & le rendre moins putreſcent ; au moins l'on n'a aucune preuve évidente qu'ils agiſſent autrement. Il eſt donc en général extrêmement probable que l'acide végétal eſt, ſous quelque forme qu'il ſe trouve, une partie propre & néceſſaire des alimens de l'homme.

Il faut cependant obſerver ici que cette concluſion ne porte que ſur l'acide natif des végétaux ; car il y a lieu de croire que les différens acides minéraux n'entrent pas dans la compoſition du fluide animal ; non-ſeulement ils paſſent facilement, ſans ſubir aucun changement, par les excrétions, mais ils reſtent toujours, dans le cours même de la circulation, ſéparés des autres parties du ſang, au point d'irriter les ulcères & les cautères, & enfin ils ne guériſſent pas le ſcorbut.

Nous ne ſommes pas fort certains de ce qui arrive à l'acide phoſphorique, à celui du borax, de l'ambre, & à quelques autres, lorſqu'ils ſont introduits dans le corps ; mais je ſuis porté à croire que ces acides ſont préciſément dans le même état que les acides minéraux. Il faut auſſi ſoupçonner la même choſe de certains acides que l'on peut appeller végétaux, tels que l'acide du tartre, l'acide diſtillé que l'on obtient du goudron ; & il en eſt peut-être de même de l'acide fermenté ou du vinaigre, lorſque l'on en prend une grande quantité. Si le dernier augmente la toux, comme on l'a prétendu, cela prouveroit qu'il reſte ſéparé, & qu'il irrite en conſéquence les bronches ; mais il eſt vraiſemblable que cela n'arrive que dans le cas où l'on en prend une très-grande quantité ; car la plus grande partie du genre humain fait un uſage ſi conſidérable de cet acide dans les alimens, qu'il eſt très-probable qu'il entre même en grande quantité dans la compoſition

du fluide animal. Il réfulte donc de ce que je viens
de dire, que la qualité alimentaire de l'acide eſt
bornée à l'acide natif des végétaux, tel que la nature
le produit, ou tel qu'il ſe trouve lorſqu'il ſe dégage
des végétaux aceſcens ou du ſucre dans l'eſtomac. Je
ne ſuis pas ſuffiſamment décidé pour dire, à cette
occaſion, l'idée que l'on doit avoir de l'acide aérien
ou méphitique.

ARTICLE II.

Du Sucre.

LE ſecond genre de matière végétale qui peut
paſſer, comme nous l'avons dit, pour alimentaire,
eſt le ſucre. Il me paroît fort douteux que cette
ſubſtance, dans ſon état ſalin pur, & priſe ſeule,
ſans aucun mélange de matière huileuſe, puiſſe être
alimentaire : néanmoins, lors même qu'elle approche
extrêmement de l'état ſalin, telle qu'elle ſe trouve
dans la canne à ſucre, il eſt à préſumer qu'elle peut
être alimentaire, puiſque l'on obſerve que les nègres
qui ſont ſur nos habitations à ſucre, deviennent
replets & gras, quand ils mangent une grande quantité de jus des cannes à ſucre pendant qu'on les exprime.

L'on peut tirer la même conſéquence de l'uſage où
ſont les habitans des climats chauds de vivre particuliérement de fruits, dont la ſubſtance conſiſte en
grande partie en ſucre ; & je crois qu'il eſt évident
que ces fruits ſont plus nourriſſans, en proportion
qu'ils contiennent plus de ſucre. Nous pouvons
encore nous convaincre particuliérement que le ſucre
forme une grande partie de la nourriture de l'homme,
en ce que les figues, qui renferment beaucoup de
ſubſtance ſaccharine, étoient autrefois la principale
nourriture des athlètes ou des lutteurs publics.

Les racines les plus nourrissantes des végétaux contiennent une grande quantité de sucre, comme nous l'apprennent les expériences de MARGRAAF, qui prouvent que l'on peut extraire de ces racines beaucoup de sucre pur ; & l'on ne peut guère douter que leur vertu nutritive dépend en grande partie de cet ingrédient.

Rien ne prouve mieux la qualité nutritive du sucre, ou qu'il constitue la principale partie des subsistances alimentaires, que la grande quantité de sucre contenue dans tous les farineux, comme on le voit par ce qui s'en dégage de la plupart des semences farineuses, lorsqu'on les fait germer, ou lorsque l'on en prépare le malt. L'on peut enfin présumer que tous les végétaux propres à nourrir consistent particuliérement en matière saccharine ; car ils sont en général susceptibles de la fermentation vineuse ou acéteuse, qui est probablement due, dans tous les cas, au sucre.

L'affinité qui existe entre la matière saccharine & la matière farineuse est particuliérement sensible dans différens fruits qui, à un certain période de leur maturité, sont fort sucrés, & se changent souvent, quand ils sont parfaitement mûrs, en un état farineux. La germination des semences, & la maturité de certains fruits, prouvent donc complétement que le sucre & la farine peuvent mutuellement se convertir l'un dans l'autre.

Pendant que nous tentons ainsi de prouver que les substances farineuses contiennent une grande quantité de matière saccharine, il faut observer que les semences farineuses sont, de toutes les matières végétales, les plus puissantes & les plus propres à nourrir l'homme & les animaux domestiques ; c'est pourquoi Haller leur donne le nom de *farina alibilis* : il attribue cette qualité nutritive à une matière mucilagineuse ou gélatineuse que l'on apperçoit dans ces farines, lorſqu'elles ſont délayées dans l'eau ; leur qualité nutritive peut dépendre en partie de cette cauſe : néanmoins il paroît, par ce que nous venons de dire de la compoſition de la matière farineuſe, que le ſucre conſtitue une grande partie de ce mucilage végétal, ou de cette gelée, & qu'il peut en conſéquence former encore la baſe de la partie alimentaire de ce même mucilage. Je conviens néanmoins qu'il eſt probable que la farine contient une autre matière, que l'on peut ſuppoſer donner au tout une apparence gélatineuſe, lorſqu'il eſt en diſſolution, & en faire probablement une nourriture plus convenable, plus complète & plus puiſſante pour le corps humain. Cet autre ingrédient de la farine eſt probablement une huile douce & onctueuſe de la nature de celle que l'on tire par expreſſion de pluſieurs ſemences farineuſes, & que l'on déſigne en conſéquence communément par la dénomination générale d'huile par expreſſion.

Article III.

De l'Huile.

Ce que je viens de dire nous conduit à examiner la ſubſtance que nous croyons former l'autre partie de l'aliment végétal. Si les farineux ſont, comme je l'ai avancé, les matières les plus nourriſſantes des alimens végétaux, il eſt également évident que la plupart des ſemences végétales les plus huileuſes ſont les farineux les plus nourriſſans ; d'où il eſt aſſez probable que l'huile, telle que celle que l'on obtient par expreſſion dont nous avons déjà parlé, conſtitue une partie conſidérable de nos alimens végétaux.

L'on pourroit cependant s'imaginer, d'après ceci, que l'huile n'entre dans la compoſition du fluide animal que comme une partie de la farine, ou parce qu'elle fe trouve mêlée naturellement avec l'autre matière végétale ; & que celle dont l'on fait ufage pour nourriture , après l'avoir tirée des animaux ou des végétaux , ne fournit que la matière huileufe qui doit néceffairement fe trouver conftamment en grande quantité dans le corps des animaux, non pour leur fervir de nourriture , mais pour remplir d'autres objets particuliers de l'économie animale.

Nous ne pouvons pas néanmoins adopter cette opinion ; car nous fommes perfuadés que l'huile que l'on prend fous forme d'huile pure, entiérement féparée même de toute autre matière végétale, entre réellement en grande quantité dans la compofition du fluide animal, & que par conféquent elle peut être confidérée, dans le fens le plus ftrict, comme une partie fondamentale de l'aliment de l'homme.

Les confidérations fuivantes nous déterminent à adopter cette opinion , quelque négligée qu'elle foit des phyfiologiftes.

Premiérement, l'on obferve que l'huile extraite des fubftances végétales & animales fait une partie de la nourriture habituelle de tous les peuples de la terre, & que l'on en prend une grande quantité fans augmenter l'obéfité. Il paroît auffi que cette huile ne refte pas féparée des autres fluides qui fe trouvent dans le canal alimentaire, mais qu'elle fe mêle très-exactement dans le chyle , que l'on peut confidérer comme un degré vers un mêlange plus intime.

Deuxiémement , il eft très - probable que ce mêlange a réellement lieu , en ce que l'on n'apperçoit pas de chyle dans le ventricule gauche du cœur, ni dans les artères & les veines qui reçoivent le fang qui a traverfé ce ventricule. Si l'on en a quelquefois apperçu , comme on le prétend, cela eft certainement fort rare , & probablement l'effet d'un état morbifique.

Troifiémement, non-feulement on n'apperçoit
pas de chyle, ni même d'huile dans aucune portion
de la maffe du fang, ni dans aucune partie du
corps humain, excepté dans la membrane adipeufe
ou le tiffu cellulaire, où cette huile eft probablement apportée par l'effet d'une fecrétion particulière:
l'on a, il eft vrai, objecté que l'on avoit vu quelquefois de l'huile fur la furface du fang ou du ferum
extravafé; mais nous préfumons que cela étoit, dans
ces cas, l'effet de quelque maladie; car j'ai examiné
plus de mille fois le fang humain fans y rien obferver de femblable. Or, l'on ne peut expliquer pourquoi on ne retrouve plus l'huile, dont on fait fi
conftamment & fi fréquemment ufage comme aliment, qu'en admettant qu'elle s'eft intimement
mêlée avec les autres parties du fang.

Quelques phyfiologiftes ont voulu abfolument
prouver que les globules rouges du fang étoient une
matière huileufe : ces globules paroiffent en effet
inflammables dans certains cas ; mais l'on ne peut,
à proprement parler, confidérer comme une huile,
un fluide qui fe diffout avec facilité, égalité, & d'une
manière permanente dans l'eau.

La quatrième raifon qui nous porte à croire que
l'huile que l'on prend comme aliment fe mêle intimement avec les autres parties du fluide animal, &
en conftitue une portion confidérable, c'eft que
l'huile, qui eft fouvent dépofée en grande quantité
dans la membrane adipeufe des animaux bien portans, eft abforbée de nouveau dans différentes circonftances, & entraînée dans le cours de la circulation : comme il arrive évidemment dans quelques-
uns de ces cas où il domine un grand degré d'acrimonie dans la maffe du fang, tels que le fcorbut,
la maladie vénérienne, la fièvre hétique & autres
femblables ; & comme il eft fort probable que le
but de cette abforption eft d'envelopper, par le

moyen de l'huile, l'acrimonie du fluide animal, l'on a en même temps une preuve que ce dernier peut se mêler intimement avec l'huile.

Le défaut de nourriture est la principale cause de l'abforption dont je viens de parler ; ce qui prouve que cette abforption est un moyen de fuppléer aux alimens, ou au moins de couvrir l'acrimonie qui furvient facilement par défaut de nourriture. En admettant l'une ou l'autre hypothèfe, l'on a une preuve que l'huile s'unit très-intimement avec les autres parties du fang ; & en général l'on ne peut guère douter que l'huile prife en aliment, foit feule, foit unie avec d'autres fubftances, conftitue une partie, même confidérable, de la nourriture de l'homme.

Nous avons jufqu'ici tâché de prouver qu'il y a trois efpèces de matières végétales qui, féparées, ou ou plutôt réunies, fourniffent l'aliment propre de l'homme ; & nous fommes même portés à affurer qu'il n'y en a pas d'autre. Plufieurs perfonnes ont néanmoins foupçonné, & l'on pourroit encore foupçonner qu'il y a une quatrième efpèce de matière végétale dont nous aurions dû parler ; favoir, la partie mucilagineufe des végétaux.

Il paroît réellement bien démontré que la gomme arabique, qui donne le mucilage le plus fimple & le plus pur, eft une matière alimentaire : & comme l'on croit communément que la matière gélatineufe eft la forme fous laquelle s'appliquent nos fucs nourriciers pour réparer les pertes de fubftances, l'on pourroit confidérer ce mucilage comme une fubftance fimple qui peut s'appliquer directement dans la même forme pour fervir de nourriture au corps. Cela peut être ainfi ; mais cette conféquence eft fujette à un grand nombre d'objections. Il fuffit de dire ici que la gomme arabique n'eft pas une fubftance fimple, mais un compofé d'acide, de fucre &

d'huile, & que ce n'est qu'en conséquence de ces ingrédiens qu'elle est nourrissante. Réduite en poudre, elle ressemble à la farine des graminés; & l'on y trouve encore une plus grande analogie, en ce que le salep entier ne diffère nullement de cette gomme, & que pulvérisé il se rapproche davantage, par son apparence & ses propriétés, des farineux. L'on admettra avec plus de facilité que ces substances sont d'une nature semblable, en considérant combien la partie amylacée des graminés approche du salep & de la gomme pulvérisés; & l'on n'aura pas de peine à convenir qu'il n'y a entre la gomme arabique & la farine des graminés qu'une légère différence de proportion des parties qui composent ces deux substances. L'on peut donc supposer que la gomme arabique, & les autres matières mucilagineuses semblables, sont, de même que la farine des graminés, particulièrement composées de sucre & d'huile, que l'économie végétale combine suivant différentes proportions, & auxquelles elle donne des apparences fort variées, que nous ne pouvons ni imiter ni expliquer.

J'ajouterai qu'il paroît que la gomme arabique contient une portion de sucre, comme il est probable, d'après les expériences qui prouvent que l'on peut extraire de cette gomme un acide exactement semblable à l'acide du sucre, en employant un procédé tel que celui dont on se sert pour extraire l'acide du sucre même.

L'on doit donc encore conclure que les matières végétales propres à la nourriture sont l'acide, le sucre & l'huile, dont l'on peut faire quelquefois usage séparément; mais le plus communément on les prend dans un état combiné, ce qui est peut-être plus convenable; & dans le dernier cas, ils se trouvent combinés naturellement dans les substances végétales, ou ils sont unis ensemble, par l'art du cuisinier, dans les différentes préparations alimentaires.

Il y a quelque temps que nous nous en serions tenus à cette conclusion ; mais les expériences de BECCARIA, confirmées par KESSELMAIER, & par plusieurs autres, ont fait découvrir dans certains végétaux une subtance qui forme probablement une partie de la nourriture qu'ils fournissent. L'on n'a guère trouvé jusqu'ici cette matière particulière que dans le froment ; mais il est probable que les autres farineux en contiennent aussi une certaine quantité, parce que tous se coagulent & sont nourrissans ; plusieurs même d'entre eux sont presque aussi nourrissans que le froment, s'ils ne le sont pas autant. Quoi qu'il en soit, la découverte de *Beccaria* prouve seulement qu'il peut exister dans certains végétaux, outre les parties que nous avons admises, une subtance qui fait une portion de l'aliment que ces végétaux fournissent : l'on peut adopter ce sentiment avec d'autant plus de raison, que la nature de cette matière nouvellement découverte approche davantage de la nature de la subtance animale que de toute autre partie des matières végétales que nous connoissons. Malgré tout cela, nous ne voyons pas que cette découverte puisse affoiblir l'opinion que nous avons embrassée à l'égard de la principale partie nutritive que fournissent les végétaux par le moyen de l'acide, du sucre & de l'huile qu'ils contiennent, dont les puissances de l'économie animale forment un composé.

J'ai jusqu'ici considéré les parties constitutives des végétaux alimentaires ; mais on pourroit encore les considérer sous un autre point de vue général, qui ne seroit pas déplacé ici, c'est-à-dire, en raison de leurs différens degrés de solubilité dans l'estomac.

L'on ne connoît pas bien qu'elle est la puissance du menstrue gastrique, ou quelles sont les causes

de sa différente manière d'agir sur les diverses substances : nous savons uniquement que ce menstrue
differe suivant les divers animaux, de manière que
chez plusieurs carnivores il a peu d'action sur les
végétaux, & que chez les phytivores il a peu d'action
sur les substances animales. *Voyez* Stevens, *de
Alimentorum concoctione Edinb.* 1777.

Le menstrue gastrique de l'estomac de l'homme
semble communément agir sur les matières animales
& végétales ; il est néanmoins probable que la puissance de ce menstrue varie dans différentes occasions,
relativement à ces diverses substances ; car il paroît,
dans certains temps, dissoudre l'une plus facilement
que l'autre. Nous ne pouvons hasarder de déterminer présentement d'où cela dépend, ni quelles sont
les différentes modifications que peut recevoir ce
menstrue.

Il paroît encore nécessaire de remarquer ici, à
l'égard peut-être de l'estomac de chaque individu,
que l'action de ce viscère étant en général donnée,
la dissolution des différentes substances varie uniquement en raison de la texture différente de ces dernières. Ainsi il est évident que la pomme & le melon
se dissolvent moins facilement que les fraises & les
framboises ; que le chou entièrement formé est moins
soluble que le chou-fleur ; & l'on remarque une
semblable différence à l'égard de plusieurs autres
substances végétales, comme nous le dirons plus
particuliérement par la suite. L'on peut en même
temps observer en général, pour jetter plus de jour
sur cet objet, que le degré de solubilité varie dans
plusieurs végétaux suivant leurs diverses parties, de
manière que certaines parties d'un seul & même
végétal sont entièrement dissoutes, tandis qu'une
autre passe par les selles sans être nullement altérée.
Ainsi, plusieurs fruits étant formés d'une pulpe tendre renfermée dans une coque ou une membrane
plus

plus ferme, la folubilité du tout doit dépendre de
la proportion de ces parties; & la pulpe des fruits
prenant de l'accroiffement pendant la maturité, tandis que leurs membranes deviennent conftamment
plus minces & plus tendres ; la folubilité des fruits
que l'on mange entiers eft en conféquence communément proportionnée à leur maturité.

Pour éclaircir ce que je viens de dire fur la folubilité des alimens, l'on peut remarquer que l'art du
cuifinier favorife leur diffolution dans l'eftomac, à
proportion de ce qu'il rend leur tiffu plus tendre.

J'aurois dû, en m'occupant de cet objet, commencer par obferver que nous avons une preuve
particulière du plus ou moins grand degré de folubilité des différentes fubftances dans l'eftomac. Il y
a des hommes qui font accidentellement (& cela eft
très-fréquent chez plufieurs) fujets à la rumination,
ou qui font revenir dans l'œfophage une partie des
matières contenues dans l'eftomac. Ces parties font
fouvent des portions prefque entières des matières
végétales & animales qui ont évidemment un tiffu
plus ferré que les autres, & qui n'ont pu par conféquent fe diffoudre avec autant de facilité. L'air
que ces fubftances contiennent s'étant raréfié fans
pouvoir s'en dégager entiérement, elles furnagent
près de l'orifice fupérieur de l'eftomac, & font en
conféquence plus facilement rejettées. J'ai connu
plufieurs perfonnes fujettes à cette rumination, &
elles m'ont appris que certaines fubftances revenoient
plus promptement, & d'autres long-temps après : il
eft évident que cela dépend du différent degré de
folubilité de ces fubftances.

Après avoir confidéré les matières alimentaires en
général, je vais les examiner en particulier.

CHAPITRE II.

Des Alimens en particulier.

Nous allons considérer les alimens sous les titres séparés du manger & du boire : nous comprenons sous la première dénomination toute substance solide ou liquide, que l'on peut regarder comme alimentaire dans le sens expliqué plus haut ; & nous entendons par le boire, ce qui est spécialement & presque uniquement destiné à rendre les alimens liquides, & à fournir l'eau nécessaire au corps. Il est vrai que les liquides que l'on prend dans ce dessein peuvent souvent introduire aussi de la nourriture ; mais nous ne considérerons sous le titre de boissons que la substance qui fournit un liquide.

Je considérerai les substances alimentaires en particulier sous les deux chefs de matière végétale ou animale : je m'occuperai ensuite des assaisonnemens, quoiqu'ils ne soient pas propres à nourrir, parce qu'on les prend toujours avec les alimens, auxquels ils donnent une modification particulière ; & qu'on ne peut en conséquence les considérer plus convenablement, qu'immédiatement après s'être occupé des alimens proprement dits.

SECTION PREMIÈRE.

Des Alimens tirés des végétaux.

J'ai considéré fort au long la nature de l'aliment végétal en général ; & je vais m'occuper maintenant des végétaux en particulier, ou plutôt de ceux qui donnent une substance propre à nourrir ; mais je ne parlerai, dans tout le cours de ce Traité, que de ceux qui font connus & employés communément en Angleterre. Nous les avons rangés d'abord fuivant les parties des plantes dont ils font tirés; & nous avons indiqué, autant que nous l'avons pu, les affinités botaniques des plantes qui fourniffent ces alimens : nous avons enfuite tenté de ranger les différens alimens tirés des végétaux fuivant la quantité de nourriture que contient chacun d'eux; nous commencerons par ceux qui en donnent le moins, & nous pafferons progreffivement à ceux qui en donnent le plus : nous convenons cependant qu'il ne nous eft pas poffible de mettre dans l'exécution de ce plan le plus grand degré d'exactitude & de précifion.

Après avoir ainfi etabli, autant que nous l'avons pu, l'ordre que nous nous propofons de fuivre, je vais entrer dans les détails, & commencer par les *fructus horæi*, ou les fruits d'été, ou, fuivant la dénomination qui leur conviendroit le mieux, les *Acido-dulces*.

A. a. *Fructus acido-dulces, ou les fruits d'été.*

J'AI fait, dans la table que j'ai donnée plus haut, une énumération féparée des objets particuliers dont je dois m'occuper ici ; mais ils ont tous un fi grand nombre de qualités qui leur font communes, que je crois convenable de confidérer d'abord ces qualités communes, avant de m'occuper de ce qui eft particulier à chacun d'eux.

Tous ces fruits font utiles pour étancher la foif; & ils produifent cet effet en partie par leur qualité rafraîchiffante, & en partie par leur qualité ftimulante, en exprimant un liquide des conduits excrétoires des glandes muqueufes de la bouche & de l'arrière-bouche. Ils agiffent de la même manière dans l'eſtomac ; & en outre, en corrigeant quelquefois la putridité, ils detruiſent une des plus puiſſantes cauſes de la ſoif.

Les fruits dont nous parlons étant reçus dans l'eſtomac, donnent aux parties ſenſibles un ſtimulus qui excite l'appétit ; ils ſont en même temps rafraîchiſſans, & diminuent l'action du ſyſtême ſanguin. Cet effet ſe communique de l'eſtomac au reſte du ſyſtéme ; & ce même effet, réuni à la vertu antiſeptique des fruits, les rend de la plus grande utilité dans toutes les maladies fébriles. Tous ceux qui ont écrit ſur cet objet ont parlé de cette vertu des fruits d'été ; mais l'on n'a pas déterminé s'ils pouvoient être également utiles dans d'autres cas pour diminuer la tenſion du ſyſtéme. La guériſon d'un maniaque opérée par une grande quantité de ceriſes, rapportée par Van-Swieten, & quelques autres obſervations ſur de ſemblables effets produits par une grande quantité de fruits, dans certaines affections mélancoliques, paroiſſent indiquer une vertu de ce genre. L'on peut, il eſt vrai, attribuer ces effets à la diarrhée conſtante que produit une telle quantité de fruits récens ; mais nous ſommes d'ailleurs très-perſuadés de leur puiſſance générale rafraîchiſſante & ſédative ; & c'eſt à cette puiſſance que nous attribuons les effets qu'ils ont produits dans les cas dont je viens de parler : cette opinion eſt fortement confirmée, en ce que ces fruits cauſent la dyſpepſie & la goutte atonique ; & ce dernier effet nous porte auſſi à croire qu'ils déterminent, dans beaucoup de cas, le retour des fièvres intermittentes, comme Galien l'a obſervé. Il y a ſans doute quantité d'exemples où l'on en a fait uſage ſans qu'ils aient produit cet effet ; mais il n'en eſt pas moins certain que les fruits récens donnent ſouvent des ſignes qui indiquent leur puiſſance affoibliſſante ; c'eſt pourquoi ils favoriſent certainement l'action des vapeurs des marais, pro-

duifent les fièvres intermittentes, & donnent facilement lieu au retour de ces fièvres, lorfqu'elles
paroiffent diffipées.

Les effets dont je viens de faire mention dépendent fpécialement de l'acide qui entre dans la compofition des fruits, acide que nous avons affuré plus
haut entrer dans une certaine proportion dans la
compofition du fluide animal : il devient par conféquent néceffaire à l'eftomac ; mais lorfqu'il y eft en
trop grande quantité, il peut augmenter la fermentation acéteufe qui y furvient, & par-là donner lieu
à la production d'une plus grande quantité d'acide
que les autres fluides de l'eftomac n'en peuvent abforber. Ces fruits peuvent donc, de cette manière,
donner lieu à tous les défordres que produit l'excès
d'acidité dans l'eftomac, & que tous les médecins
connoiffent parfaitement.

L'acidité introduite, ou naturellement engendrée
dans l'eftomac, y fubfifte toujours jufqu'à un certain
point ; mais lorfqu'elle eft entraînée dans les inteftins, elle s'y mêle avec la bile, qui l'enveloppe plus
complétement ; & comme l'on fait que l'acide uni
avec la bile détruit fouvent l'amertume de cette dernière, il eft probable que l'ufage des fruits acides eft
fouvent utile pour prévenir les défordres que pourroit produire la furabondance, & peut-être même
la qualité âcre de la bile : néanmoins, lorfque les
acides font d'une autre part en trop grande quantité
pour pouvoir être convenablement corrigés par la
bile qui fe trouve dans les inteftins, il paroît que ces
acides, en contractant une union avec ce fluide,
acquièrent une qualité purgative, qui produit la
diarrhée & les coliques, qui accompagnent fouvent
l'action de tout purgatif.

La manière dont les acides font enveloppés dans
l'eftomac, & fur-tout dans le duodénum, fuffit pour
nous convaincre, comme nous l'avons prétendu plus

haut, qu'ils fe mêlent avec les fluides humains, &
rend même probable, felon l'autre partie de notre
doctrine, qu'ils entrent dans la compofition du fluide
animal proprement dit, & qu'ils contribuent à le
rendre moins putrefcent qu'il le feroit fans cela. Il
eft en effet univerfellement reconnu que les acides
réfiftent à la putrefaction ; c'eft pourquoi une forte
d'inftinct conduit l'homme à l'ufage de ces fruits,
dans les climats chauds, dans les faifons chaudes,
& dans toute autre circonftance que l'on fait augmenter la difpofition à la putréfaction. L'on peut
contefter l'etat des fluides dans le fcorbut ; mais les
effets remarquables des acides végétaux & des acefcens dans la guérifon de cette maladie, ne nous permettent pas de douter de la manière d'agir de ces
acides, ni par conféquent de la nature de la maladie.

Nous avons prefque uniquement parlé jufqu'ici de
l'acidité des fruits dont nous nous occupons ; mais cette
acidité eft peut-être toujours accompagnée de plus
ou de moins de fucre ; ce qui peut rendre ces fruits
plus fufceptibles d'une fermentation qui augmente
beaucoup leur acidité, & tous fes effets dont je viens
de faire mention. C'eft cette même fermentation qui
développe une quantité extraordinaire d'air, & qui
donne lieu à cette flatulence de l'eftomac & des inteftins dont l'ufage de ces fruits eft fi communément
accompagné. Néanmoins nous obfervons fouvent
que l'acidité des fruits eft accompagnée d'une telle
quantité de matière faccharine, ou qu'elle eft tranf-
formée en cette matière, que nous pouvons, par
les raifons déduites plus haut, & d'après l'expérience
univerfelle, confidérer les fruits faccharins comme
particuliérement nutritifs, & même en proportion
de la quantité de fucre qu'ils contiennent. Je ne
puis expliquer fort clairement de quelle manière le
fucre entre dans la compofition du fluide animal,
ou comment il acquiert les qualités dont il jouit

dans les fruits ; mais nous ne pouvons douter du fait ; & nous sommes très-persuadés que la matière saccharine & l'acide contribuent non-seulement à prévenir la putrefcence du fluide animal , mais même à la corriger lorsqu'elle est trop avancée. L'on peut donc supposer avec raison que la faculté de réfister à la putréfaction, & de guérir le scorbut, est commune à tous les fruits d'été dont nous parlons.

Nous venons de parler des qualités que l'on peut proprement considérer comme communes à tous ces fruits ; mais il y a quelques autres qualités dont font mention ceux qui ont écrit sur ce sujet. Ainsi, l'on regarde comme cordiaux & analeptiques les fruits qui ont une odeur agréable : ces vertus font trop foibles pour en parler ; mais je n'ose dire la même chose des vertus savonneuses & diffolvantes qu'on leur attribue.

Il faut remarquer à ce sujet que le sang des animaux phytivores est peut-être plus dense & a plus de cohérence que celui des carnivores ; il est en conséquence difficile de déterminer quel est à cet égard l'effet des alimens : mais je traiterai plus complétement cet objet par la suite, lorsque je considérerai en général jusqu'à quel point les alimens ou les médicamens peuvent changer l'état des fluides.

Les qualités que nous avons reconnues dans les fruits produisent particuliérement leurs effets dans les premières voies ; les changemens même qu'ils occasionnent dans la masse du sang commencent tous, si je ne me trompe, dans ces mêmes voies ; mais je ne puis déterminer exactement jusqu'où s'étendent leurs effets particuliers dans le cours de la circulation. Nous pensons qu'ils tendent à augmenter l'état salin du sang : il est en conséquence très-possible, quand l'on en prend une plus grande quantité que de coutume, qu'ils exercent une vertu diurétique ; mais nous croyons que cela n'a lieu que quand

les fruits contiennent beaucoup d'eau , comme on le
remarque à l'égard du *melon d'eau*.

Après avoir ainsi considéré les qualités communes
à tous les fruits d'été, l'on ne peut mieux exposer
les effets particuliers à chacun d'eux, qu'en examinant d'abord ce qui arrive à la plupart pendant le
temps de leur accroissement & de leur maturité.
Ainsi, le premier suc qui se manifeste dans le plus
grand nombre des fruits est plus ou moins acerbe ;
mais à mesure que ce suc s'accroît, on y remarque
plus d'acidité & moins d'acerbe. Si les fruits sont
de nature à devenir d'une douceur sucrée, cette douceur se développe de plus en plus, à mesure que la
maturité avance , tandis que le goût acerbe & l'acidité diminuent constamment ; & lorsqu'ils sont parvenus à leur état parfait de maturité , l'on trouve
quelquefois qu'il y domine un goût vraiment sucré,
& presque sans mélange.

Pendant que les sucs des fruits éprouvent ces
changemens, leur tissu change aussi. Ces fruits sont
d'abord fermes & denses ; mais à mesure qu'ils
deviennent plus succulens, ils sont aussi constamment plus mols & plus tendres , & ils parviennent,
en mûrissant, au plus grand degré de succulence &
de mollesse dont ils sont susceptibles. L'on distingue
dans la plupart des fruits leur pulpe molle de la partie
corticale, qui est plus ferme ; & pendant le progrès
de la maturité, l'on remarque que la pulpe renfermée à l'intérieur augmente constamment , tandis que
la partie corticale externe , qui est plus ferme, diminue continuellement. Lorsque les sucs & le tissu des
fruits sont ainsi parvenus à leur maturité, il s'y fait
d'autres changemens, en passant à l'état farineux ou
putride, dont je ne puis rendre raison ; mais comme
ces changemens ne produisent guère de qualités alimentaires ou médicales qui méritent que nous nous
en occupions, je ne m'y arrêterai pas ici.

'Après avoir parlé des changemens qui peuvent arriver à un certain nombre d'individus, il sera aisé de diſtinguer les qualités particulières à certains genres & à certaines eſpèces. Ainſi, il y a des fruits qui reſtent conſtamment dans un état acerbe, tandis que d'autres parviennent à une acidité plus pure, & acquièrent à peine un goût ſucré. Une troiſième eſpèce parvient à ſon état de douceur ſucrée, & conſerve cependant plus ou moins de ſon acidité, tandis que d'autres n'en retiennent que peu ou point, & deviennent parfaitement doux. L'on peut, ſui-vant que ces circonſtances ſe rencontrent dans les fruits en particulier, déterminer les qualités diété-tiques & médicinales de chacun, en examinant avec un peu d'attention le goût de ces fruits dans tous les différens états d'accroiſſement & de maturité dont ils ſont ſuſceptibles.

Il faut obſerver de plus que les qualités alimen-taires des fruits dépendent preſque entiérement de la quantité de matière ſaccharine qu'ils renferment, lorſqu'ils ſont parvenus à leur plus grand degré de maturité; de manière que la nature du ſol où croiſ-ſent ces fruits, le climat & le ſoleil auxquels ils ont été expoſés, occaſionnent des variétés dans leurs qualités. L'on remarquera auſſi que le développe-ment complet de la matière ſaccharine conſtitue l'état le plus parfait des fruits propres à ſervir d'ali-mens, & que tout ce qui contribue à ce développe-ment peut être un moyen de les faire parvenir au plus haut degré de perfection : c'eſt pourquoi, dans certains climats où l'on ne peut laiſſer les fruits ſur les arbres qui les ont produits pour qu'ils y acquièrent le degré convenable de maturité, il eſt néanmoins poſſible d'y ſuppléer : en préſervant du froid, ou des autres cauſes de corruption, les fruits que l'on a cueillis, ils continuent à mûrir, la matière ſaccha-rine ſe développe plus parfaitement, & leur tiſſu devient plus tendre ; la chaleur externe peut même produire ces effets dans certains cas : ainsi nous voyons des fruits cueillis & mis en tas, de manière qu'ils peuvent s'échauffer par un certain degré de fermentation, perdre leur goût acerbe, & devenir plus doux qu'ils le seroient sans cela : il est bon d'observer, relativement à la diététique, qu'en faisant bouillir, cuire au four, ou à feu nud, les fruits, l'on emploie une chaleur artificielle propre à développer davantage la matière saccharine de ceux qui sont acerbes & éloignés de leur maturité ; & l'on prévient en très-grande partie les effets qui résulteroient de leur état acerbe ; ce que l'on doit particuliérement attribuer à ce qu'en dégageant & dissipant par ces moyens une grande quantité de l'air qu'ils contiennent, ils sont moins disposés à la fermentation acéteuse.

Il convient encore de remarquer, relativement à la diététique, qu'il y a des personnes qui mangent souvent une grande quantité de fruits verts. L'on a beaucoup parlé du danger d'une pareille pratique ; & il n'y a point de doute que ce que l'on en a dit est, jusqu'à un certain point, bien fondé. Le tissu plus ferme de ces fruits verts est d'une solution plus difficile ; ils restent en conséquence long-temps dans l'estomac sans se mêler avec les autres fluides ; ce qui les dispose à acquérir un plus grand degré d'acidité, & à produire tous les désordres qui peuvent résulter de cette acidité, quand elle est trop abondante. Il y a, il est vrai, des estomacs dont la liqueur gastrique peut prévenir ces désordres ; mais souvent elle manque son effet : il est par conséquent toujours dangereux, & il peut être quelquefois très-nuisible de manger des fruits verts.

Il ne m'est guère possible d'omettre ici une observation, que l'on concevra peut-être facilement d'après ce que j'ai dit. Quoique les fruits, parvenus à leur dernier point de maturité, foient dans leur état le plus parfait, l'on peut néanmoins, lors même qu'ils font à ce degré, en prendre une trop grande quantité ; & dans ce cas, leur proportion excédant la quantité ou la puiffance de la liqueur gaftrique, ils peuvent parvenir à un excès de fermentation acide, & produire tous les défordres que l'on doit redouter des fruits trop acides ; & cela doit particuliérement arriver, lorfque l'on a mangé des fruits qui contiennent encore dans leur état le plus parfait de maturité beaucoup d'acide.

Après m'être auffi étendu fur les qualités générales des fruits d'été, il me refte peu d'obfervations à faire fur les qualités des efpèces particulières. J'ai dit que ces qualités dépendoient de l'acerbe, de l'acide, ou de la matière faccharine qui entroient dans la conftitution des fruits, en raifon de leur nature particulière ou de leur état de maturité, & que dans tous les cas il étoit aifé de s'affurer de ces qualités par le goût.

J'obferverai particuliérement, en faveur des étudians, que les *drupaceæ,* ou les fruits à noyau, contiennent en général, en proportion de leur partie faccharine, une plus grande quantité d'acide que quelquesuns des autres fruits ; c'eft pourquoi l'on penfe communément, avec raifon, qu'ils font plus fufceptibles d'une fermentation nuifible, & qu'ils produifent les coliques, la diarrhée & les autres effets de l'acidité morbifique dont nous avons parlé plus haut. Ceci paroît fur-tout vrai à l'égard des cerifes & des prunes ; & l'on peut, je crois, porter le même jugement des pêches qui croiffent en plein air en Angleterre ; mais nous fommes difpofés à regarder, à cet égard, l'abricot comme le moins dangereux des fruits à noyau.

Les *pomaceæ* convenablement mûrs, ou corrigés, lorfqu'on les mange avant leur maturité, par la

chaleur artificielle & les additions convenables,
peuvent poſſéder toutes les qualités communes aux
autres fruits d'été; mais comme il eſt rare que ces
fruits mûriſſent ſuffiſamment dans notre climat, leur
tiſſu dur les rend, quand ils ſont nouveaux, d'une
ſolution lente, & contribue à engendrer l'excès
d'acide dans l'eſtomac. Ce défaut eſt plus général
pour les POMMES que pour les POIRES; car entre ces
dernières il y en a quelques eſpèces qui ſont plus
douces & plus tendres. Dans des cas où l'eſtomac
étoit affecté de dyſpepſie, j'ai vu des pommes être
rejettées par le vomiſſement long-temps après les
avoir mangées, ſous la même forme qu'on les avoit
priſes, quelquefois même au bout de deux jours.

AURANTIUM, l'*Orange*. Je l'ai miſe, ainſi que
le LIMON, au rang des *Pomaceæ*. Je conviens que
ce rang ne lui eſt pas ſtrictement propre, parce que
ce fruit n'eſt pas un pomum : j'ai ſuivi en cela le
ſavant MURRAY, qui a compris ſous le titre des
Pomaceæ non-ſeulement les POMA, mais même les
Drupæ & les Baccæ. Je ne déterminerai pas juſqu'à
quel point cet ordre peut convenir ; mais comme
mon objet eſt de conſidérer ici les qualités diété-
tiques des fruits, cet ordre me paroît le plus propre
pour diſtinguer, autant qu'il m'eſt poſſible, leurs
affinités botaniques : d'ailleurs, je ne pouvois parler plus convenablement qu'ici de l'Orange & du
Limon.

Les feuilles, les fleurs, & la partie corticale externe du fruit de ces deux plantes, ont différentes
qualités médicales, dont je ne parlerai pas ici : d'après
le plan que j'ai adopté, je ne m'occuperai que des
qualités du ſuc de leurs fruits, qui eſt l'unique partie
employée comme aliment.

Je conſidère le ſuc de ces fruits comme un acide
pur que l'on peut extraire en grande quantité beaucoup plus facilement que celui de preſque tout autre

fruit ; c'eſt pourquoi ce ſuc eſt plus fréquemment employé que tout autre. Toutes les fois que l'uſage des acides eſt indiqué & admiſſible , il peut remplir, dans la bouche &.l'arrière-bouche, ou dans l'eſto-mac & les inteſtins , toutes les indications pour leſ-quelles j'ai en général recommandé plus haut les acides. Ce ſuc entre certainement dans la compoſi-tion du fluide animal ; & des expériences réitérées ont en conſéquence démontré qu'il n'y avoit pas de remède plus utile pour prévenir & guérir le ſcorbut.

Ce ſuc eſt de deux eſpèces. Dans l'une l'acide eſt plus pur, & eſt uni à très-peu de matière ſaccha-rine ; dans l'autre , il y a une portion conſidérable de ſucre unie à l'acide ; ce qui doit la faire conſidérer comme nutritive, juſqu'à un certain point : néan-moins l'on fait peu d'attention à cette qualité , & il eſt rare que l'on recommande ce ſuc comme aliment. Il faut ſeulement remarquer que l'Orange de la CHINE, ou l'*Orange douce*, renferme, à un certain degré , toutes les qualités que l'on attribue aux *Fructus acido-dulces* quelconques.

Telles ſont les vertus dont jouiſſent ces acides ; mais il faut obſerver que dans tous les cas où les acides ſont nuiſibles, ceux dont nous parlons ne le ſont pas moins que les autres, ſoit que l'on en prenne une trop grande quantité , ou que l'eſtomac ſoit affecté de dyſpepſie.

J'ajouterai uniquement , à l'égard de l'objet dont il s'agit en général, que comme les fruits dont je viens de parler ſont particuliers à une ſaiſon , il eſt quelquefois néceſſaire de conſerver quelque temps leur ſuc dans ſon état parfait d'acidité : l'on a pro-poſé différens moyens pour cet effet. Je ne puis déterminer ce que l'on peut obtenir de la congéla-tion, parce qu'il eſt très-rare que l'on puiſſe faire cette expérience dans notre climat. L'on a commu-nément recours à l'évaporation, ou l'on réduit le suc en confiſtance de rob ; & ce moyen a été fort recommandé par pluſieurs perſonnes ; mais dans les expériences que j'ai tentées, je n'ai pu faire évaporer ce ſuc juſqu'à une conſiſtance convenable pour le conſerver ſans addition, ſans trouver l'acide fort changé : il acquiert un goût acerbe & une ſtypticité, qui ne lui permettent pas de ſe délayer facilement dans l'eau ; & je ſoupçonne que quand il eſt réduit à cet état, il ne ſe mêle pas auſſi aiſément avec les fluides animaliſés, que quand il eſt dans ſon état parfait. Il paroît, d'après les obſervations que FORSTER a faites dans ſon voyage autour du monde, que ce ſuc n'a pas été utile pour prévenir ou guérir le ſcorbut ; ce que l'on peut attribuer en partie à la concentration qui le rapproche davantage des acides minéraux, ou, ce qui eſt poſſible, à l'évaporation de quelques parties volatiles, ou peut-être même de l'acide aérien : ces deux circonſtances ſuffiſent pour le rendre moins propre à guérir le ſcorbut. J'ai en conſéquence une mauvaiſe idée de l'acide réduit par l'évaporation à une conſiſtance épaiſſe ; & je penſe que le meilleur moyen de conſerver ſes vertus eſt de le ſéparer avec ſoin de ſa partie mucilagineuſe, & de le renfermer dans des vaiſſeaux bien bouchés, ſans le couvrir d'huile, parce que l'acide agit facilement ſur l'huile, qui lui donne un goût déſagréable.

L'on peut, avec raiſon, mettre au rang des fruits d'été les plus ſains, ceux qui ſont compris dans notre catalogue ſous le titre des *Senticoſa* ; car ils ſont d'une ſubſtance tendre qui eſt facilement ſoluble, & ils n'ont pas une acidité exceſſive, lorſqu'ils ſont parfaitement mûrs. Si l'on pouvoit ſe préſerver de la goutte en mangeant toute l'année des FRAISES en abondance, l'on trouveroit difficilement à Edimbourg des perſonnes affectées de cette maladie ; mais, quoiqu'on y faſſe un très-grand uſage de ce préſervatif ſuppoſé, l'on y eſt auſſi ſouvent & auſſi cruellement tourmenté de la goutte que dans des autres contrées où l'on n'ufe pas du même remède. J'avois mis autrefois le Cynosbatos ou l'*Eglantier*, fous le titre des *Senticofæ*, parce qu'on le trouve encore dans quelques pharmacopées ; mais après y avoir mûrement réfléchi, je n'ai pu trouver dans les meilleures efpèces de ce fruit, qui eft fort varié, aucunes qualités particulières qui pût le rendre recommandable comme aliment, ou comme médicament.

Quant aux *Ribefia*, il y a une grande différence entre les Ribesia proprement dits, ou les Grofeilles, & le Grossularia, ou les Grofeilles vertes, vulgairement appellées *Grofeilles à maquereaux*. Les premières contiennent toujours beaucoup d'acide ; & quand même elles feroient plus douces, les baies de cé fruit font fi petites, qu'il n'eft pas aifé de les avaler fans leur enveloppe ; ce qui les rend moins falubres. Les Grofeilles vertes, au contraire, contiennent communément une plus grande quantité de fucre, & peuvent facilement s'avaler fans la peau qui les recouvre ; ce qui les rend un fruit fain, & en général très-fain. L'on a attribué des vertus fingulières au Ribes nigrum, ou au Caffis ; mais d'après des effais réitérés, je n'ai pu reconnoître fur quoi étoient fondées ces vertus.

Les Vaccinia fe digèrent communément avec facilité, lorfqu'ils font convenablement mûrs, quoiqu'ils confervent beaucoup d'acidité ; mais l'efpèce de ce genre la plus agréable, l'Oxycoccus ou la Canneberge, eft plus faine quand elle eft confervée, que quand elle eft récente.

UVÆ VITIS.

Tout le monde fait que la nature particulière de quelques efpèces de raifin, le fol qui le produit, le foleil auquel il eft expofé, & les différens degrés de maturité, y occafionnent beaucoup de variétés : il faut donc juger, d'après les principes établis plus haut, de fes qualités felon fes différens états ; mais je crois pouvoir affurer que les raifins qui contiennent une grande quantité de fucre font, de tous les fruits d'été, les plus fains & les plus nourriffans ; lorfqu'on les avale fans leur peau.

Je n'ai confidéré jufqu'ici que les fruits nouvellement cueillis, excepté les *Vaccinia* ; mais il eft à propos de parler des qualités dont ils jouiffent lorfqu'ils font defféchés, parce que l'on en fait fouvent ufage dans cet état. L'exficcation les prive d'une portion de leur partie aqueufe, & peut-être même de l'acide & de l'air qu'ils renferment ; ce qui concentre davantage leurs vertus, & peut les rendre meilleurs.

Les PRUNEAUX font, entre tous ces fruits fecs, ceux qui ont une qualité plus laxative, parce qu'ils confervent une plus grande portion de leur acide primitif. Le fucre, & par conféquent les fruits fucrés, jouiffent tous, jufqu'à un certain point, de la même qualité ; mais je fuis perfuadé que l'on doit communément attribuer la qualité laxative des fruits à l'union de leur acide avec la bile, comme je l'ai dit plus haut.

Les PASSULÆ MAJORES, ou Raifins fecs, qui renferment beaucoup de matière faccharine très-pure, peuvent être regardés comme très-nourriffans, & ils le font même en proportion de la quantité de fucre qu'ils contiennent.

Les UVÆ APYRENÆ, ou *Corinthiaca*, autrement nommées *Paffulæ minores*, ou Raifins de Corinthe, jouiffent, avec la qualité nutritive du Raifin, d'une qualité plus laxative, parce qu'ils contiennent plus d'acide.

La DATTE de la meilleure qualité eft un fruit très-faccharin, & fa qualité nutritive eft bien démontrée par l'ufage de plufieurs nations qui en font leur
unique

unique nourriture. Je n'ai pu reconnoître dans les Dates qu'on nous apporte, outre leur qualité nutritive, aucune qualité particulière aftringente ou adouciffante.

Les FIGUES sèches contiennent une grande quantité de fucre ; & l'expérience de plufieurs peuples prouve que ce fruit eft très-nourriffant : il l'eft peut-être plus que tout autre, parce que fon fucre eft uni à une grande quantité de matière mucilagineufe, que nous croyons toujours être d'une nature huileufe, & contribuer par conféquent à la qualité nutritive. La nature mucilagineufe des figues les a fait regarder comme adouciffantes, & on les a beaucoup employées, ainfi que les Dates, dans les décoctions pectorales, & pour modérer l'acrimonie de l'urine dans les cas de néphrétique ; mais nous prouverons par la fuite que la vertu adouciffante de ces fubftances, ainfi que de plufieurs autres, eft très-douteufe. Il eft en même temps évident que la matière médicale n'a rien perdu par l'omiffion que nos difpenfaires ont faite des SEBESTES & des JUJUBES, qui font des fruits defféchés à-peu-près de la même nature que les Dates & les Figues, & que l'on a employées autrefois dans les mêmes vues.

Après avoir parlé des fruits defféchés, je crois convenable de m'occuper de ceux que l'on conferve communément en les faifant bouillir, & en y ajoutant enfuite une certaine quantité de fucre. Ils retiennent quelquefois dans cet état leur acide, & toujours leurs qualités acefcentes & nutritives ; mais l'ébullition qu'ils ont éprouvée, & le fucre qu'on y ajoute les rend peut-être moins difpofés à l'acefcence ; ce qui augmente certainement leurs qualités nutritives.

L'on conferve quelques fruits en les mettant dans l'eau-de-vie ou dans d'autres fpiritueux ; mais ils ne retiennent, par ce moyen, prefque aucune de leurs

Tome I. R

qualités primitives : leur acidité est totalement détruite, & ils deviennent absolument incapables d'être
employés comme nutritifs.

Je terminerai ce qui concerne les fruits par l'examen d'une question que l'on fait souvent, & qui consiste à déterminer si les fruits récens sont moins dangereux & plus utiles avant ou après le repas, ou les
autres alimens. La réponse paroît fort aisée. Lorsque
l'estomac est affecté de dyspepsie, ou ne peut vaincre
aisément ou puissamment l'acescence, il est moins
sain de prendre les acescens avant qu'après le repas.
Dans le cas où l'estomac digère puissamment les
acescens, l'on peut communément faire usage de
ces derniers sans danger avant le repas, souvent
même avec avantage, parce qu'ils peuvent exciter
l'appétit & favoriser la digestion. La plupart des
estomacs n'ont rien à redouter des fruits pris avec
modération après le repas ; & lorsque l'on y a
mangé beaucoup de viande, l'usage des fruits est en
général convenable ; néanmoins il y a certaines personnes attaquées de dyspepsie pour lesquelles une
grande quantité de fruits n'est pas toujours sans
danger. Les fruits secs sont certainement moins à
redouter avant le repas que les nouveaux ; mais les
fruits secs même, pris dans ce cas, ne sont pas
toujours absolument sains pour les dyspeptiques. Je
suis très-persuadé de la qualité nutritive des figues
sèches, & il m'est en conséquence bien difficile de
croire, avec LINNÉ, *Aman.* I. 136, que l'on puisse en
prendre une grande quantité avant le repas sans aucune
diminution, & même avec augmentation d'appétit.

Il y a encore une question relative à l'usage des
fruits, dont je ne puis me dispenser de faire mention ici. Dans plusieurs pays, & sur-tout en Angleterre, l'on mange souvent avec le lait les fruits,
tant récens que bouillis, ou conservés d'une manière quelconque. SPIELMANN a condamné cet usage;

mais je penfe que c'eft fans fondement. Cet ufage eft prefque univerfel à Edimbourg, & je n'en ai vu réfulter aucun mal. Une femblable expérience eft la plus forte preuve que l'on puiffe donner pour affurer que cette pratique n'eft pas nuifible ; l'on peut même ajouter que les conféquences que l'on a prétendu en réfulter font mal fondées. L'on a fuppofé que ces conféquences pouvoient être les fuites de la coagulation du lait dans l'eftomac ; mais ceci arrive peut-être à toute portion de lait que l'on prend , & n'eft pas certainement fuivi, le plus généralement, d'aucune mauvaife conféquence ; je penfe même que le lait peut être utile , en enveloppant peut-être une partie de l'acide, en ce que l'on a fouvent obfervé qu'il guériffoit le fer chaud. Si l'on fait ufage de la partie huileufe du lait, comme on a coutume, il eft probable que le coagulum ne fera pas fort ferme , & que l'acide s'enveloppera mieux & plus complétement. Comme je fuis perfuadé que le fluide animal eft toujours formé d'acide, de fucre & d'huile, je crois que l'on peut non-feulement permettre le mêlange de ces fubftances dans les alimens, mais même qu'il eft très-convenable : la crême avec les fraifes, & le beurre avec la tourte de pomme, font en conféquence un très-bon aliment.

Il faut remarquer , avant d'aller plus loin, que, en traitant des fubftances alimentaires, je n'ai pas fuivi la méthode de ceux qui ont écrit avant moi fur la matière médicale : ils ont, en parlant de ces fubftances comme alimens, fait en même temps mention des vertus médicales des autres parties du végétal dont les fubftances alimentaires font tirées : mais il me paroît que cette méthode ne peut que diftraire l'attention des lecteurs ; j'ai cru en conféquence devoir l'éviter, & parler dans un autre lieu, que je juge plus convenable, des vertus médicinales dont peuvent jouir en totalité ou en partie les végé-

taux qui fervent d'alimens ; & je ne m'écarterai pas
de cette loi, en examinant les autres fubftances alimentaires.

Les alimens tirés des végétaux dont il nous refte
à parler après les *Fructus* acido-dulces, font les fruits
des *Cucurbitaceæ*. Cet ordre prouve certainement,
comme nous l'avons dit plus haut, que l'on ne peut,
d'après l'affinité botanique, attribuer les mêmes
vertus médicales à chaque fruit du même ordre ;
mais ceux que nous avons placés dans notre lifte font
les principales fubftances alimentaires que fournit cet
otdre, & fe reffemblent extrêmement par leur nature. On ne les regarde pas comme fort nourriffans ;
néanmoins ils le font plus qu'on ne fe l'imagine ;
car, quoique dans l'état où l'on en fait ufage, leurs
qualités fenfibles ne promettent pas beaucoup, je
crois que leur fubftance eft de la nature des farinacés, dont je parlerai par la fuite comme des alimens végétaux les plus nourriffans.

Toutes les *Cucurbitacées* fe changent en une fubftance farineufe par un certain degré de maturité.
Scopoli nous apprend même que l'on fait dû pain
dans quelques pays avec la fubftance de la Courge,
& que l'on en met, pour cet effet, une partie fur
deux de farine de froment.

La Concombre, telle qu'on l'emploie communément avant fa maturité, n'eft peut-être pas dans
cet état fort nutritive ; néanmoins elle l'eft affez pour
faire une partie confidérable des alimens d'un grand
nombre de perfonnes dans les contrées & les faifons
chaudes : fa qualité aqueufe, rafraîchiffante & acefcente, la rend un aliment très-convenable l'été ;
cependant fon tiffu ferré eft caufe qu'il refte fouvent
long-temps dans l'eftomac ; c'eft pourquoi il occafionne fréquemment des rapports acides & des vents ;
& il eft, pour cette raifon, convenable d'y joindre
quelques affaifonnemens.

Le Melon parvenu à fon état de maturité paroît un peu fucré, & doit par conféquent être plus nourriffant : néanmoins il approche davantage, pour la même raifon, des qualités des Fructus acido-dulces qui font fufceptibles de fermentation : il peut fouvent produire, en raifon de fon tiffu ferré, les effets qui réfultent d'une acidité trop confidérable ; il eft en conféquence néceffaire d'en ufer avec modé-ration, fur-tout lorfque l'eftomac eft foible : je crois que l'on rend communément fon ufage moins dan-gereux, en y ajoutant du fucre & des aromates. Quelques auteurs ont parlé de fes effets diurétiques ; mais je n'ai pas remarqué que le Melon l'emportât à cet égard fur les autres alimens aqueux. Si les Melons diminuent la tranfpiration, comme l'a ob-fervé Sanctorius, ils peuvent en conféquence aug-menter l'urine, comme l'a également obfervé le même auteur ; mais je crois que l'on doit plutôt attribuer ces effets à leur vertu rafraîchiffante qu'à une vertu réellement diurétique. Je ne connois au-cune preuve évidente que les Melons irritent les reins ; & lorfque le docteur Arbuthnot dit qu'ils produit des urines fanglantes, on doit regarder ce fait comme unique & extraordinaire.

B. Folia & Caules Plantarum.

Les feuilles & les tiges des plantes dont on fe fert comme alimens fe trouvent en petit nombre dans ma lifte, parce qu'il y a peu de plantes de ce genre qui fourniffent beaucoup de nourriture : je trouve dans la lifte qu'en ont donnée les auteurs plufieurs plantes nutritives, qui, en raifon de leurs qualités & de la quantité modérée que l'on en prend, doivent être moins confidérées comme alimens que comme affaifonnemens ; je remettrai en conféquence à en parler lorfque je m'occuperai des derniers.

J'ai rangé un petit nombre de plantes nourriſſantes ſous le titre des *Oleraceæ*; j'ai plutôt ſuivi en cela leur caractère botanique, que la ſignification que l'on a donnée autrefois au terme *Olera*.

Les feuilles dont j'ai parlé, & pluſieurs autres que j'aurois pu ajouter à ma liſte, ſont toutes ſubſtances douces & preſque inſipides, qui ont à peine un goût ſucré ou mucilagineux qui indique une qualité nutritive; mais elles ſont aceſcentes & ſuſceptibles de fermentation, d'où l'on doit conclure qu'elles contiennent une petite quantité de ſucre; il s'y trouve néanmoins en ſi petite quantité, que l'on eſt fondé à regarder ces ſubſtances comme les moins nutritives. Elles conviennent pour la table, à cauſe de leur tiſſu tendre; l'on préfere en conſéquence, avec raiſon, l'EPINARD, qui eſt aujourd'hui preſque l'unique eſpèce que l'on emploie parmi les *Oleraceæ*.

Si la plante à laquelle nous donnons le nom de MAUVE eſt celle que les anciens ont déſignée ſous cette dénomination, je penſe qu'ils ont fait un mauvais choix, en l'employant comme une eſpèce d'Olera; car elle n'a guère plus de mucilage que les Epinards, & l'on ne peut la rendre auſſi te , quelque temps qu'on la faſſe bouillir.

L'on regarde communément les *Oleraceæ* comme laxatives; mais elles ne le ſont pas davantage que les autres végétaux capables de fermenter dans l'eſtomac, & que l'on y introduit en grande quantité.

J'ai placé après les *Oleraceæ* le BRASSICA, ou le Chou: quoique je l'aie diſtingué par ſon ordre botanique, il eſt un de ceux que l'on déſigne communément ſous le nom d'*Olera*; il a été même l'un des plus uſités anciennement, & il l'eſt encore aujourd'hui. Je l'ai indiqué comme l'un des *Siliquoſæ*, afin de ſaiſir par-là l'occaſion d'obſerver que, ſuivant la doctrine générale que nous avons établie, les végétaux propres à nourrir ſont ceux qui contienment le moins d'acrimonie ; car le Chou eſt , de toutes les plantes de la claſſe des tétradynamies , celle qui eſt le plus exempte de cette acrimonie particulière qui caractériſe toutes les autres plantes de cette claſſe , & il eſt en conſéquence la ſeule , parmi ces dernières , que l'on emploie comme aliment : ſa douceur , l'abondance & le goût extrêmement ſucré de ſon jus , le volume enfin qu'il acquiert , ſuffiſent pour indiquer pourquoi on l'a de tout temps ſi généralement employé comme aliment.

Il y a une eſpèce de *Braſſica* , déſignée ſous le nom trivial de *Braſſica oleracea* , qui , par la culture & d'autres circonſtances , a produit , à ce que l'on croit , pluſieurs variétés très-différentes entre elles par leur forme extérieure , & que l'on cultive toutes pour la table dans la plupart des contrées de l'Europe. Je laiſſe aux botaniſtes à décider ſi ces plantes qui varient beaucoup par leurs formes , ſont autant d'eſpèces particulières , ou uniquement des variétés de la même eſpèce ; c'eſt à ceux qui s'occupent particuliérement de cette ſcience à déterminer d'une manière plus préciſe & plus exacte ſi ces eſpèces appartiennent à tel ou tel genre ; je ne parlerai que de celles que je connois bien , & dont je crois que les marques diſtinctives ſont très-communément connues & univerſellement admiſes dans l'Europe.

Je penſe que les qualités alimentaires de toutes les variétés du *Braſſica oleracea* ſont àbſolument ſemblables ; il eſt poſſible qu'elles different par la quantité d'aliment que fournit chaque variété ; mais je n'ai pu déterminer avec préciſion leurs différences. Comme ces ſubſtances ne ſervent en quelque ſorte que de ſupplément aux autres alimens, je crois qu'on le choiſit rarement pour la quantité de nourriture qu'elles fourniſſent : on doit néanmoins , à ce que je penſe , en faire uſage à cauſe de leur tiſſu tendre, & de l'abondance & du goût ſucré de leur ſuc. Il eſt

probable qu'on les adopte dans plufieurs cas ei
raifon du volume auquel elles parviennent, & de
la facilité avec laquelle on peut les élever & les conferver dans certains terreins & certains climats.

L'on choifit pour la première raifon le CHOU-FLEUR,
& le BROCOLI, parce que ce font, de toutes les
efpèces de Chou, les plus tendres, les plus aifées
à digérer, & les moins venteufes.

Quant aux efpèces dont on emploie particuliérement les feuilles, le BRASSICA SABAUDA, ou le
Chou de Savoie, vulgairement nommé le *Chou frifé
blanc*, me paroît être la plus fucrée & la plus tendre
de toutes celles que je connois ; & je crois que dans
le Chou de Savoie les feuilles centrales & fupérieures
fort étroitement ferrées entre elles, font la partie la
plus tendre de toute la plante.

On nomme *Braffica capitata*, CHOUX POMMÉS
ou CHOUX CABUS, les efpèces de Braffica dont les
feuilles, après avoir pris un certain accroiffement,
fe raffemblent en plus grande quantité, deviennent
plus ferrées, & forment une tête ferme & ronde ;
ces efpèces font les plus groffes de toutes, & fourniffent peut-être la plus grande quantité de nourriture.

Toutes les efpèces de Braffica paroiffent être d'un
tiffu fort ferme, & leur fuc, qui fermente très-facilement, contient une grande quantité d'air ; c'eft pourquoi elles paffent toutes pour caufer des vents dans
les inteftins. Les jeunes Choux, qui font les plus
tendres, font auffi les moins venteux ; & comme le
Chou pommé eft plus long-temps à croître, il acquiert auffi un tiffu plus ferme, & paffe pour produire plus d'acidité & de flatulence que les autres
efpèces. L'on diftingue le Chou pommé en deux
efpèces, à raifon de fa couleur, favoir, le *blanc* &
le *rouge* ; la dernière efpèce eft plus fucrée & plus
tendre.

Depuis que j'ai écrit ce qui précède, j'ai eu connoiſſance d'une eſpèce de Chou qui m'étoit inconnu avant ; c'eſt celui que l'on appelle *Braſſica gongylodes*, qui, à ce que je crois, n'étoit pas connu ou cultivé en Angleterre avant que j'en eus élevé dans mon jardin. On diſtingue cette eſpèce, en ce qu'elle porte à la partie ſupérieure de ſa tige une eſpèce de tubéroſité ſphérique, dont l'intérieur renferme une partie corticale ferme formée par une ſubſtance de la même nature que celle qui conſtitue la partie médullaire des tiges du Chou pommé & des autres eſpèces de Chou-fleur : cette partie médullaire, débarraſſée de ſon écorce & bien bouillie, eſt tendre & ſucrée ; elle eſt certainement très-nourriſſante, & me paroît être moins flatulente que le Chou pommé : cette ſubſtance eſt d'une conſiſtance plus ferme, & a un goût plus ſucré que la *Braſſica rapa*, ou la Rave de Limouſin : elle ne peut pas ſervir de nourriture aux beſtiaux, en raiſon de la dureté de ſon écorce ; je penſe néanmoins qu'étant convenablement préparée, elle peut former un mets agréable ſur nos tables.

J'ai ainſi fait un choix des différentes eſpèces de Chou qui me ſont bien connues ; & je penſe que l'on pourra faire l'application des principes que j'ai établis à toute autre eſpèce dont la nature & les différens états ſeront parfaitement connus.

Je me contenterai d'ajouter que toutes les eſpèces de Chou contiennent, comme je l'ai dit, beaucoup d'air, & qu'il faut, pour les rendre plus convenables pour la nourriture, que l'air s'en développe & ſe diſſipe avant d'en faire uſage comme alimens.

Ceci me donne lieu d'obſerver que tous les végétaux qui nous ſervent d'alimens contiennent beaucoup d'air ; ce qui les diſpoſe davantage à produire des aigreurs & des vents ; & cet effet eſt d'autant plus ſenſible, qu'ils ſont d'un tiſſu plus ferme, ou qu'ils ont pris plus d'accroiſſement ; c'eſt pourquoi il eſt toujours très-utile d'en dégager une grande quantité d'air avant de s'en fervir pour alimens, afin de prévenir cette difpofition, dont nous avons particuliérement fait mention en parlant du Chou pommé, que l'on accufe fi fréquemment de produire des aigreurs & des vents, & qui peut néanmoins devenir auffi fain que les végétaux les plus tendres, en le faifant bouillir fort long-temps. On peut en général le rendre auffi bon que le Chou-fleur, auquel nos cuifiniers donnent la préférence, en raifon de la figure qu'il fait fur une table; mais ils le font rarement bouillir autant qu'il feroit néceffaire pour en rendre la digeftion facile.

Outre l'ébullition dont je viens de parler, il paroît qu'il y a un autre moyen de dégager l'air que renferme le Chou, en le faifant fermenter, comme cela fe pratique dans la préparation nommée SAUER-KRAUT en Allemagne, où elle fait une partie ordinaire de la nourriture depuis plufieurs fiècles.

Cette préparation a été décrite dans plufieurs livres qui font entre les mains de tout le monde; il eft en conféquence inutile de la donner ici, & il me paroît uniquement néceffaire d'expofer fes qualités. Le Chou ainfi préparé a été foumis à une fermentation active, par le moyen de laquelle il s'eft développé beaucoup d'acide; & d'après ce que nous avons dit plus haut de l'acide comme fubftance alimentaire, l'on conviendra facilement que l'on peut regarder le Sauer-kraut comme tel; mais toute la fubftance du Chou ne fe convertit pas ainfi, il refte encore une grande portion de fa matière faccharine, qui doit néceffairement nous déterminer à mettre cette préparation au rang des fubftances alimentaires propres à remplir les objets auxquels on la deftine fpécialement, c'eft-à-dire, à prévenir & guérir le fcorbut.

Le fecond ordre de feuilles ou de tiges des végétaux

que l'on doit confidérer comme propres à la nourriture, fe trouve dans notre Catalogue fous le titre des *Semiflofculofæ*, des Demi-fleurons, qui eft l'ordre auquel ces végétaux appartiennent. Ce font des plantes laiteufes, dont le fuc a une acrimonie confidérable, de même que toutes les efpèces, ou au moins la plupart des efpèces de cet ordre. Celles que j'ai indiquées font moins âcres que la plupart des autres plantes laiteufes; il y en a même une, qui eft la LACTUCA, ou la Laitue, très-communément en ufage, dont l'efpèce ufitée contient beaucoup moins de cette acrimonie particulière à tout l'ordre, fur-tout lorfqu'elle commence à croître, qui eft le temps où on l'emploie : alors fon jus paroît à peine fucré ou mucilagineux ; d'où l'on peut conclure qu'elle eft peu nourriffante, fur-tout lorfqu'on la mange crue, comme on le fait communément; mais lorfqu'elle eft bouillie, elle eft plus fucrée & plus mucilagineufe, & l'on peut en conféquence croire qu'elle nourrit davantage. L'on peut même, lorfqu'elle eft crue, l'unir affez convenablement avec la viande, comme acefcente & rafraîchiffante ; mais il faut, pour la même raifon, l'affaifonner comme le font communément prefque tous ceux qui en mangent.

Entre les autres plantes à *demi-fleurons*, la *Chicorée blanche*, & l'*Endive* ou *Scariole*, la dernière fur-tout, forment fréquemment une partie de nos alimens ; mais l'on ne s'en fert guère, tant qu'elles contiennent le fuc âcre qui leur eft particulier ; on les en prive toujours avant, en les faifant blanchir : les parties même blanchies confervent néanmoins le fuc qui leur eft commun avec les autres végétaux : ce fuc eft, comme nous l'avons dit plus haut, toujours d'une nature propre à fermenter, & eft par conféquent formé d'une matière faccharine & nutritive,

L'on peut dire la même chofe du *Taraxacum*, ou de la Dent de Lion, ou Piffenlit. Je n'examinerai pas ici, pour les raifons que j'ai données plus haut, quelles font les vertus médicales dont il jouit dans fon état naturel ; mais j'obferverai qu'on ne peut s'en fervir comme aliment, que quand il eft privé de ces qualités médicinales ; il n'en eft privé que dans le temps où il commence à s'élever de terre, & furtout lorfque fes premières tiges deviennent d'une certaine longueur, en fortant des taupinières ou des autres terres lâches.

Après les plantes à demi-fleurons, que l'on emploie particuliérement quand elles font blanchies, j'ai mis les *Umbellatæ*, les *Ombellifères*, afin de parler du Céleri, dont on fait un ufage commun. C'eft une variété de l'*Apium graveolens five paluftre*, ou de l'*Ache des Marais* ; ce n'eft pas ici le lieu de parler des qualités médicinales ou nuifibles de cette plante ; il fuffit d'obferver préfentement que le Céleri n'eft jamais employé comme aliment que quand on l'a privé des fucs qui lui font particuliers, en le faifant blanchir, & il donne alors, de même que les autres plantes blanchies, un aliment fuffifamment doux, & dont il n'y a rien à redouter. Il faut néanmoins remarquer que dans cet état même il n'eft jamais privé de fon acrimonie, au point de ne pas conferver plus de goût, & même un goût plus agréable que les autres plantes blanchies ; c'eft pourquoi il eft d'un ufage plus général pour la table : quoiqu'il conferve un peu d'acrimonie, lors même qu'il eft blanchi, il devient une fubftance tendre, mucilagineufe, & par conféquent nutritive, lorfqu'on le fait bien bouillir dans l'eau ou le bouillon.

J'ai mis dans mon Catalogue, après les feuilles & les tiges des plantes, une fubftance alimentaire, que l'on ne peut pas regarder comme appartenante aux feuilles ou aux tiges des plantes, mais qui eft tellement de nature herbacée, qu'il ne m'étoit pas possible d'en parler aussi convenablement ailleurs.

Cette plante est le *Cynara*, que j'ai rapporté à l'ordre botanique des *Capitata*, parce que je pense qu'il y a plusieurs autres espèces du même ordre que l'on pourroit placer ici ; mais je ne parlerai que de celle que je connois, qui est le *Scolymus cynara*, ou l'*Artichaud*.

Il est à peine nécessaire de dire que les seules parties alimentaires de cette plante âcre sont le réceptacle de la fleur, & les portions de ce réceptacle que l'on enlève en emportant les écailles séparées qui forment le calice. Tout ce réceptacle est très-peu âcre, même lorsqu'il est récent, & on le rend parfaitement doux en le faisant bouillir dans l'eau : ainsi bouilli, il est d'un tissu tendre, un peu sucré & mucilagineux, & par conséquent assez nourrissant ; mais je ne lui ai pu reconnoître aucune autre qualité remarquable ; & s'il interrompt quelquefois le sommeil, il est certain que cet effet n'est pas constant.

Après les feuilles & les tiges qui servent d'alimens, & après l'Artichaud, que je regarde comme d'une nature semblable, j'ai mis dans mon Catalogue les premières pousses ou les turiones de l'*Asparagus*, ou de l'Asperge, que l'on peut considérer comme une partie de la tige. Il y a quelques autres plantes dont les premières pousses appartiennent aux plantes âcres, qui passent néanmoins pour être douces & bonnes à manger, de même que celles de l'Asperge ; mais elles ne paroissent pas appartenir à aucun ordre particulier de plantes, & je n'en connois pas les espèces.

Les premières pousses de l'Asperge, ou au moins la portion de leur partie supérieure, étant bouillie dans l'eau, est très-tendre, légèrement sucrée & mucilagineuse, d'où l'on peut présumer qu'elle est fort nourrissante. Lorsque l'on mange une certaine quantité d'Afperges, elles communiquent toujours, immédiatement après, à l'urine une odeur particulière qu'elle n'avoit pas avant. Ceci a donné lieu de croire que l'Afperge avoit de l'action fur l'urine & les voies urinaires : j'ai fréquemment fait attention au phénomène dont il s'agit, fans avoir jamais remarqué que la quantité de l'urine en fût augmentée, ou que fa qualité en fût aucunement changée.

Les odeurs peuvent être produites par une portion de matière à peine fenfible, & ne font pas une preuve certaine que cette matière fe trouve en grande quantité, ou qu'elle foit fort active, excepté dans les cas d'idiofyncrafie particulière. Je fuis en conféquence difpofé à croire que l'Afperge ne fait communément ni bien ni mal aux voies urinaires. Les exemples que donnent Schulzius & Bergius d'urines fanglantes, produites pour avoir mangé des Afperges, font certainement des faits extraordinaires, dont on ne peut faire aucune application générale. Boerhaave & Van-Swieten ont cru obferver que l'ufage des Afperges avoit accéléré, dans quelques cas, les accès de la goutte ; mais je foupçonne qu'il y a quelque erreur dans leurs obfervations ; car j'ai plufieurs preuves négatives de ce fait.

C. *RADICES*, les RACINES.

Les Racines contiennent communément plus de matière nutritive que les feuilles des plantes ; & les expériences de M. Parmentier, dans fes *Recherches fur les végétaux nourriffans*, prouvent qu'un grand nombre de Racines, que l'on n'avoit jamais regardées comme propres à manger, contiennent néanmoins une grande quantité de matière farineufe, qui peut fervir d'aliment dans le befoin. Je ne parlerai pas en particulier des Racines qui exigent la préparation qu'il propofe & qu'il décrit, parce que

Je pense que la matière farineuse, ou, comme il l'appelle, la matière amylacée, que l'on extrait de ces Racines, est exactement la même que celle que l'on extrait des autres substances avec beaucoup moins de travail. Je ne parlerai en conséquence ici que des Racines que l'on emploie communément comme aliment en Angleterre, dans l'état que la nature nous les offre, & qui n'exigent guère d'autre préparation que celle qui est connue de tous les cuisiniers.

SILIQUOSÆ.

Les deux premières substances que j'ai marquées font prises de cet ordre dont toutes les espèces ont, comme je l'ai déjà observé, une acrimonie particulière.

Le *Raphanus*, ou le Radis, contient communément une grande quantité de substance alimentaire, en proportion de fa partie corticale, où réside uniquement l'acrimonie particulière à cet ordre. On peut par conséquent le manger récent, comme on le fait communément, avec toute fa partie corticale, qui paroît être fpécialement celle pour laquelle on fait ufage du Radis, parce qu'elle peut fervir en quelque forte d'affaifonnement à fa fubftance acef- cente ; c'est pourquoi le Radis occafionne rarement des vents. Il ne paroît pas néanmoins être fort nour- riffant.

Le *Rapum*, ou la Rave de Limoufin, donne une beaucoup plus grande quantité de pulpe douce en proportion de fa partie corticale, dans laquelle ré- fide uniquement l'acrimonie particulière à l'ordre. L'on peut entiérement féparer cette partie fans beau - coup de peine ; c'est pourquoi l'on ne fe fert le plus communément que de la pulpe pour aliment : c'est une fubftance aqueufe & tendre, qui fe digère en

conféquence facilement, & produit peu de flatuo-
fités : elle eft un peu fucrée ; mais elle ne paroît pas
contenir beaucoup de fubftance nutritive, en raifon de
fon volume. MARGRAAF n'a pas pu en extraire de
fucre ; & BERGIUS obferve qu'elle donne peu de matière amylacée. Il y en a deux efpèces, que l'on diftingue par leur couleur blanche & jaune. La dernière n'eft·connue que depuis peu de temps en Angleterre ; elle a un goût plus fucré· & plus mucilagineux que la blanche, & doit être en conféquence
plus nourriffante : elle a encore la propriété de réfifter plus facilement au froid dans l'hiver ; ce qui
donne lieu de croire qu'elle deviendra d'un ufage
très-général.

Les botaniftes défignent deux efpèces différentes
de Racines fous les noms de *Braffica Napus*, ou
Navets, & de *Braffica Rapa*, ou *Rave de Limoufin* : les jardiniers & les fermiers favent très-bien
diftinguer ces deux efpèces ; la première fe cultive
particuliérement en France, & la dernière l'eft plus
communément en Angleterre. Il ne m'eft pas poffible de déterminer pofitivement quelle eft celle de
ces deux racines que l'on doit préférer ; il me femble
qu'elles ne different que par leur forme ; & je ne
trouve dans leurs qualités aucune différence qui
mérite que j'en faffe mention ici. On fait un grand
ufage de ces deux efpèces de Racines pour la nourriture des beftiaux ; & comme on leur donne avec
l'écorce, l'on prétend qu'elles communiquent facilement une odeur & un goût défagréable à la chair &
au lait des vaches ; mais il me paroît que cet effet
n'eft pas conftant : & je crois devoir obferver, quoique ce ne foit pas ici le lieu, que la Rave ne communique pas toujours un goût au lait de vache ;
il y a apparence que cela n'arrive que lorfque l'on
donne avec la Racine une partie des feuilles de la
plante flétries.

UMBELLATÆ,

UMBELLATÆ, les OMBELLIFÈRES.

Daucus, la Carotte. Cette racine est très en usage : quoique l'on ne puisse pas en extraire facilement de sucre grainu, elle fournit une grande quantité de jus sucré ou mielleux, qui est une forte preuve de sa qualité nutritive. Des expériences faites sur les animaux prouvent que la Carotte les nourrit beaucoup ; il en est certainement de même pour l'homme, auquel elle donne un aliment léger, & qui n'est pas fort venteux. J'examinerai dans un autre endroit les effets médicamenteux de ces racines réduites en bouillie, & des semences de la plante.

Pastinaca, le Panais. Des expériences faites sur les brutes prouvent que ces racines sont très-nourrissantes : elles ont un goût très-sucré, & contiennent évidemment une grande quantité de mucilage, qui empêche que l'on puisse en extraire beaucoup de sucre grainu, mais qui ne diminue en rien leur qualité nutritive. Le goût particulier qui reste à ces racines, même après qu'elles ont bouilli, est désagréable à beaucoup de personnes. Je ne déterminerai point d'une manière positive si ce goût particulier du Chervi & du Panais est accompagné d'une vertu diurétique, mais je ne m'en suis jamais apperçu.

Sisarum, le Chervi. Les racines de cette plante paroissent être d'une consistance ferme, lorsqu'elles sont récentes ; mais en les faisant bouillir dans l'eau on les rend très-tendres. M. MARGRAAF a trouvé qu'elles donnoient beaucoup de sucre ; & M. BERGIUS a observé qu'elles fournissoient une quantité de matière amylacée : ces deux ingrédiens les rendent très-nourrissantes & peu venteuses ; mais ces racines ne sont pas d'un usage aussi général qu'on pourroit s'y attendre, à cause du goût particulier approchant

Tome I. S

de celui du Panais qui leur reste, même après qu'on les a fait bouillir.

M. *Bergius* observe que la partie saccharine de ces racines n'est pas entraînée avec la matière amylacée lorsque l'on sépare cette dernière : cette observation mérite attention, parce qu'elle peut conduire à des recherches & à des réflexions nouvelles sur les parties nutritives des plantes.

SEMIFLOSCULOSÆ, les DEMI-FLEURONS.

CET ordre renferme deux racines alimentaires, la *Scorsonère* & le *Tragopogon*, ou la *Barbe de Bouc*, que les jardiniers appellent communément *Serfifi*. Ces deux racines se ressemblent autant par leurs qualités alimentaires & médicinales, que par leurs caractères botaniques : elles sont laiteuses ; leur jus est singuliérement doux & un peu sucré ; mais cette qualité, ainsi que les autres qualités sensibles de ces racines, ne donnent pas de preuve qu'elles soient fort nourrissantes. Lorsqu'on les fait bouillir, elles deviennent assez tendres, & ne sont pas fort venteuses. Je parlerai dans un autre endroit de leurs vertus médicales, en supposant qu'elles en aient. Je ne puis néanmoins me dispenser d'observer ici que j'ai été un peu surpris de voir BERGIUS, auteur d'ailleurs judicieux, recommander le Traité de FEHR de *Scorsonera*, qui me paroît être un ouvrage très-frivole, & qui ne peut faire autorité.

ALLIACEÆ, les ALLIACÉES.

CETTE famille renferme plusieurs racines beaucoup plus actives que celles dont nous venons de parler, & qui, par cette raison, sont plus importantes comme médicamens que comme alimens.

Nous croyons que parmi ces racines l'on emploie

l'Ail, la Roquembole & l'Echalotte, plutôt comme assaisonnemens que comme alimens ; néanmoins elles renferment réellement une substance alimentaire ; & dans les climats où l'Ail contient moins d'acrimonie que dans le nôtre, il pourroit peut-être assez convenablement faire une partie de la nourriture.

Le *Porrum*, ou le Poireau, & le *Cepa*, ou l'Oignon, sont les racines de cet ordre que l'on emploie le plus communément comme substances alimentaires, & elles en fournissent en effet une grande quantité, comme on s'en apperçoit en général, quand l'acrimonie de ces racines est dissipée par l'ébullition ; car alors elles sont légérement sucrées, & renferment une grande quantité de matière mucilagineuse ; lors même qu'elles sont nouvelles, & sur-tout jeunes, leur acrimonie n'est pas assez forte pour empêcher le peuple d'en faire chez nous une partie considérable de sa nourriture. Les personnes aisées ne font guère usage que des petits oignons nouveaux, dont ils mangent si peu, qu'on peut les regarder comme assaisonnemens : cependant, lorsque l'on a privé les Oignons de leur acrimonie, en les faisant bouillir ou rôtir, les personnes de tous les rangs en mangent une plus grande quantité ; mais il est si difficile de leur enlever entièrement le goût qui leur est particulier, que j'ai connu plusieurs personnes qui, par une idiosyncrasie particulière, ne pouvoient supporter ces racines, même bouillies.

L'acrimonie des Alliacées ressemble beaucoup, par sa nature, à celle des tétradynamies, & ils possèdent en conséquence la même qualité diurétique. J'examinerai dans un autre endroit cette qualité particulière à ces deux ordres.

J'ai ajouté à la liste des racines les *Batatas*, ou Pommes de terre, qui sont les racines du *Solanum tuberosum*, devenues aujourd'hui un objet impor-

tant de nourriture dans prefque toutes les contrées
de l'Europe, & fpécialement dans la nôtre. Néanmoins je confidérerai entiérement cette racine comme
une fubftance farineufe, & je commencerai, comme
il paroît convenable, par les fubftances farineufes
en général, pour m'occuper enfuite des objets particuliers, parmi lefquels fe trouveront les Pommes
de terre & les autres fubftances dont il me refte à
parler.

D. *SEMINA*, ou les SEMENCES DES PLANTES.

CES femences font généralement & fpécialement
nutritives, parce qu'elles renferment une farine ou
une matière farineufe ; c'eft pourquoi elles conftituent une partie des alimens des hommes dans prefque toutes les contrées du globe terreftre. C'eft ce
qui a déterminé le docteur HALLER à introduire le
terme de *Farina alibilis*, & à défigner cette farine
comme la principale partie de nos alimens végétaux.
Néanmoins, afin que l'on pût fe former une idée
jufte de ce terme, nous avons tâché de prouver plus-
haut que la farine, ou la poudre que l'on trouve
dans les femences nutritives, eft une fubftance com-
pofée, fpécialement formée de fucre & d'huile. Ces
matières font fouvent tellement unies enfemble
pour former ce que l'on pourroit appeller une fubftance neutre, que l'on ne peut reconnoître qu'avec
peine, ou au moins rarement, dans le compofé,
les propriétés qui diftinguent les deux ingrédiens.
Nous ne pouvons expliquer de quelle manière l'économie végétale forme les différens compofés qu'elle
produit, ni rendre raifon des formes externes que
prennent ces productions ; mais nous croyons avoir
prouvé plus haut que le compofé que nous appellons
farine eft réellement tel que nous le fuppofons ici ;

& nous penfons que l'on peut déterminer, jufqu'à un certain point, les qualités propres à chaque femence, en faifant attention à leurs apparences ou aux expériences, qui indiquent que telle ou telle femence contient plus ou moins de matière faccharine ou huileufe. Je vais, d'après ce plan, m'occuper des objets particuliers.

Nous rapporterons les différentes efpèces de farineux à trois chefs différens, fous les titres de *Cerealia*, *Legumina* & *Nuces oleofæ*. Je conviens que cette divifion n'eft pas abfolument exacte; mais elle l'eft fuffifamment relativement à la plus grande partie des objets qu'elle renferme. Je crois que l'on pourra, par ce moyen, les diftinguer, felon qu'ils contiennent plus ou moins de matière faccharine & huileufe, ou en raifon de la proportion refpective de ces matières. Nous penfons que le ·fucre fe trouve dans les *Cerealia* en grande quantité en proportion de l'huile; que dans les *Legumina* l'huile eft un peu plus confidérable que le fucre; & que dans les *Nuces oleofæ* la quantité d'huile eft encore plus grande. Nous croyons auffi que l'on reconnoîtra que les différentes femences farineufes font nutritives, en proportion de l'huile qu'elles contiennent.

a. *Cerealia*. L'on comprend communément fous ce titre les femences de différens graminés qui fervent de nourriture à l'homme. L'on fuppofe, à ce que je crois, avec raifon, que toutes les femences de cet ordre renferment une matière farineufe d'une même nature, & que l'on n'a préféré celles dont l'on trouve l'énumération dans nôtre Catalogue, que parce que leur produit eft plus confidérable; ce qui permet d'en raffembler plus facilement une grande quantité, ou peut-être parce qu'elles fe cultivent plus aifément dans certaines terres & dans certains climats. Quoique cela foit en général jufte, il y a quelques différences dans les qualités des *Cerealia* dont nous avons fait l'énumération, & nous allons indiquer en quoi consistent ces différences.

HORDEUM, L'ORGE.

IL y a quelques variétés de cette espèce, en raison du nombre de rangs de grains qui se trouve dans chaque épi, de-là le Hordeum distichum, Tetrasticum & Hexastichum; & cette différence est aussi accompagnée de quelques variétés dans le volume & la grosseur du grain; mais ses qualités me paroissent être les mêmes.

Nous avons observé plus haut que la matière saccharine de toutes les semences des graminés se développoit en les faisant germer, & qu'elles étoient pour cette raison plus disposées à la fermentation vineuse. Cette fermentation paroît se faire plus facilement, & peut-être plus complétement dans l'Orge, que dans aucunes semences de cette classe; c'est pourquoi l'on s'en sert très-généralement pour nos Bières & nos *Ales.* Nous n'osons déterminer si l'Orge contient réellement une plus grande quantité de matière saccharine que les autres *Cerealia,* ou s'il n'en diffère que parce que cette matière s'y développe plus facilement; mais il paroît probable, par la facilité avec laquelle cette dernière se développe, que la farine d'Orge contient moins d'huile que quelques autres grains, & que cette semence est, par cette raison, moins nourrissante; ce qui est confirmé par ce que l'on observe en Ecosse dans le peuple, qui vit quelquefois d'Orge, & d'autres fois d'Avoine. Dans quelques montagnes d'Ecosse, où l'on cultive beaucoup d'Orge, & où le peuple en fait par conséquent plus d'usage, il lui est assez ordinaire d'acheter des Pois pour mêler avec l'orge, afin de rendre son pain & les autres alimens plus nourrissans. L'on a encore observé que les animaux n'étoient pas aussi bien mourris par une quantité d'Orge égale à une même quantité d'Avoine.

. L'Orge fait une partie des alimens, tant lorſqu'il n'eſt pas réduit à l'état de malt, que quand il l'eſt: néanmoins on ne s'en ſert guère comme aliment ordinaire, que quand il eſt dans le premier état; & je ne connois aucune expérience ou aucune obſervation qui prouve que l'Orge qui n'a pas éprouvé un commencement de fermentation ſoit plus antiſeptique que les autres grains. L'on a cependant découvert depuis peu, qu'après l'avoir réduit à l'état de malt, & extrait ſa matière ſaccharine par l'infuſion dans l'eau, il jouiſſoit d'une vertu antiſeptique remarquable, étant donné comme aliment. Je ne doute pas que l'on doit attribuer cet effet à la qualité aceſcente de l'Orge, de même qu'à la matière ſaccharine qu'il renferme. Il y a long-temps que j'ai indiqué que le ſucre étoit une ſubſtance alimentaire, & propre à prévenir la tendance des fluides animaux à la putréfaction; c'eſt d'après cette idée que MACBRIDE a propoſé le premier, comme il me l'a dit lui-même, de faire uſage du malt pour prévenir le ſcorbut. Je ſuis même perſuadé que l'on peut employer pour cet effet le ſucre pur; mais j'obſerverai par la ſuite que l'on ne peut prendre le ſucre ſeul en grande quantité, avec la même ſûreté que quand il eſt uni avec quelque matière farineuſe ou huileuſe, qui le rend plus facile & plus propre à entrer dans la compoſition du fluide animal.

La décoction d'Orge, ou ce que l'on appelle eau d'Orge, ſert de boiſſon dans pluſieurs maladies; & il n'eſt pas au-deſſous de l'attention du médecin d'indiquer la manière convenable de préparer cette boiſſon. Les Collèges de Londres & d'Edimbourg ont en conſéquence preſcrit comment on doit la faire : l'Orge privé de ſon écorce, ou l'Orge perlé, comme on l'appelle vulgairement, eſt ſujet, lorſqu'on le garde long-temps, à ſe couvrir d'une farine qui ſe moiſit facilement ; c'eſt pourquoi il faut ſur-tout, comme le recommandent leſdits Collèges, le laver à pluſieurs repriſes, pour enlever, avant de le faire bouillir, la partie farineuſe qui couvre ſa ſurface.

SECALE, le SEIGLE.

JE n'ai pas eu occaſion d'obſerver les changemens qu'éprouve ce grain lorſqu'on le convertit en malt, parce qu'on le cultive peu, & que l'on en fait rarement uſage en Ecoſſe : mais comme on l'emploie fréquemment dans les pays ſeptentrionaux du Continent, pour en retirer de l'eau-de-vie, l'on ne peut douter qu'il contient une portion convenable de ſucre. L'on doit préſumer qu'il eſt aſſez nourriſſant, par la grande quantité de mucilage qu'il fournit lorſqu'on le fait bouillir dans l'eau ; car ce mucilage forme les trois quarts du poids du Seigle : mais lorſqu'on le triture avec l'eau, il ne la rend pas laiteuſe ; ce qui prouve que ſon huile eſt combinée d'une manière particulière ; & s'il contient une portion convenable d'huile, il eſt difficile d'expliquer comment ce grain eſt, de tous ceux de cette famille, celui qui s'aigrit le plus facilement. Céci paroîtroit devoir diminuer ſa qualité nutritive ; mais elle eſt ſuffiſamment confirmée par l'uſage que l'on fait de ce grain dans les pays ſeptentrionaux. On s'en ſert peu comme aliment en Ecoſſe ; & ceux qui, ſans y être accoutumés, en mangent par haſard, le trouvent en général laxatif ; & il eſt facile de rendre raiſon de cette qualité par ſon aceſcence.

Quant au Seigle ergoté, je laiſſe à ceux qui s'en ſont occupés depuis peu, à déterminer ſa nature & ſes effets. L'on cultive ſi peu le Seigle ici, que je n'ai pas eu d'occaſion convenable d'examiner moi-même cet objet ; je me contenterai de dire que j'ai vu plus

Leurs personnes faire un usage habituel du Seigle pour aliment, & que jamais je n'ai observé ou ouï dire qu'il en soit résulté aucune maladie particulière.

MILIUM, le MILLET.

L'ON fait si peu d'usage du millet en Ecosse, que j'ai eu peu d'occasions de juger de ses qualités. Il est un peu sucré, mais l'on n'y découvre pas beaucoup d'acidité, & il paroît se digérer facilement. Je ne croirai pas, sur l'autorité d'HIPPOCRATE même, que cette semence, ou toute autre de la classe des graminés, resserre le ventre.

ORYZA, le RIZ.

CETTE semence est, de temps immémorial, l'aliment farineux de la plus grande partie de l'Asie, & on l'emploie comme aliment en Europe depuis long-temps ; mais il n'est pas aisé de déterminer ses qualités particulières. Il est peu sucré, ne tourne pas facilement à l'acide, & ne fermente qu'avec peine. Ces circonstances, & la preuve que nous donne l'usage que l'on en fait dans toute l'Asie, de sa qualité nourrissante, suffisent pour nous faire croire qu'il contient une assez grande quantité d'huile qui est très-intimement unie avec sa partie saccharine ; & je le regarde comme plus nourrissant qu'aucune des semences dont j'ai parlé jusqu'ici. Je ne vois pas pourquoi SPIELMAN croit le Riz moins nourrissant que l'Orge ou le Seigle. Je n'ai pu reconnoître aucune qualité nuisible dans sa substance nutritive ; & il me paroît que c'est sans fondement qu'on l'a généralement regardé en Ecosse comme nuisible aux yeux. Les médecins ont pensé qu'il jouissoit d'une qualité dessicative ou astringente, & ils l'ont en conséquence communément employé

dans la diarrhée & la dyſſenterie, préférablement
aux autres farineux ; mais je regarde auſſi cette opinion comme dépourvue de fondement ; car la décoction de cette ſemence ne donne aucune marque
de qualité aſtringente avec le vitriol de Mars ; & ſi
elle a quelquefois été utile dans la diarrhée, on doit
uniquement l'attribuer, comme l'obſerve très-bien
SPIELMAN, à ſa vertu adouciſſante, qui n'y eſt cependant pas plus marquée que dans les autres farineux.

AVENA, L'AVOINE.

L'AVOINE eſt un aliment farineux dont font
uſage pluſieurs nations des parties ſeptentrionales
de l'Europe ; mais il eſt auſſi la principale nourriture du peuple en Ecoſſe, & il faiſoit autrefois celle
des parties ſeptentrionales de l'Angleterre, qui ſont
des contrées d'où l'on a toujours vu ſortir des hommes qui jouiſſoient d'autant de ſanté & de vigueur
que ceux de toute autre contrée de l'Europe.

La farine de ce grain paroît peu ſucrée au goût ;
& quand elle eſt un peu grillée, elle a plutôt comme
un goût de noiſette, qui approche de celui des
Nuces oleoſæ. L'Avoine de bonne qualité n'a nullement l'amertume que SPIELMAN & quelques autres
auteurs prétendent que l'on trouve dans le pain fait
avec cette ſemence : elle ne paroît pas plus aceſcente
que les autres farineux ; & quand elle eſt réduite en
malt, elle fermente facilement, & donne une eſpèce de bière, qui a rarement beaucoup de force,
mais qui eſt très-agréable & ſans aucune amertume.
L'on ſait très-bien en Ecoſſe que l'Avoine eſt fort
nourriſſante, tant pour les hommes que pour les
animaux ; & je penſe que l'on peut appliquer, à
l'égard de ſes parties ſaccharine & huileuſe, le raiſonnement que j'ai fait plus haut en parlant du
Riz. Les médecins & le vulgaire ſe ſont formé des

idées oppofées de l'Avoine; mais je crois qu'ils font les uns & les autres dans l'erreur. Les premiers, fur-tout en France, la regardent comme rafraîchif-fante; mais elle n'eft telle, que parce qu'elle eft un aliment végétal qui n'échauffe pas. Le vulgaire, & fpécialement la plus grande partie du peuple en Angleterre, croit qu'elle eft échauffante, parce qu'elle produit facilement une efpèce de fer chaud, ou un fentiment de chaleur à l'eftomac; & faute de con-noître la nature des maladies, l'on a prétendu auffi que l'Avoine produifoit des affections cutanées; ces maladies ne font pas cependant plus fréquentes en Ecoffe que dans d'autres pays, & ne font pas pro-duites par un aliment particulier, mais toujours par la contagion communiquée d'une perfonne à l'autre. Quant à la chaleur que l'on reffent dans l'eftomac, elle eft l'effet de l'acidité que le pain d'Orge, qui fe fait communément fans levain, eft fujet à pro-duire; & j'ai fréquemment obfervé que le pain de froment qui n'avoit pas fermenté étoit également fujet à produire le même fentiment de chaleur. Je crois qu'il eft convenable d'indiquer ici la manière dont on pourra rendre auffi agréable qu'il eft pof-fible la décoction de farine d'Avoine, ou l'eau de gruau, lorfqu'on voudra en faire ufage. Une once de farine d'Avoine fuffit pour faire deux pintes d'eau de gruau; on verfe fur cette quantité de farine trois pintes d'eau de fontaine froide, que l'on met en-fuite fur le feu: l'on remue conftamment la farine jufqu'à ce que l'eau bouille, & on la laiffe bouillir jufqu'à ce que l'eau foit diminuée d'un tiers; puis on paffe la décoction à travers un linge fin dans un vafe un peu plus grand qu'il ne faut pour contenir la liqueur; on l'y laiffe refroidir, & alors on la voit fe féparer en deux parties, dont l'une eft un nuage ou un fédiment farineux, & l'autre une liqueur très-légère & claire: on décante la dernière avec

foin, & on la garde pour l'ufage. Je laiffe aux gardes-
malades, ou aux médecins, le foin de rendre,
comme ils jugeront à propos, cette liqueur plus
agréable, en y ajoutant du fucre, des acides, ou
des aromates, ou même quelques fubftances médicinales.

ZEA, le MAYS ou BLED DE TURQUIE.

CETTE femence, qui eft uniquement originaire
de l'Amérique, donne une excellente farine, très-
nourriffante, tant pour les hommes que pour les
animaux, comme le confirme complétement l'ufage
que l'on en fait en Amérique. Ces femences font
d'une fubftance dure, quand elles font parvenues à
leur maturité; mais on peut aifément les réduire
en une farine très-fine : elles font peu fucrées, &
je n'ai pu y reconnoître d'acidité : feules, ou même
lorfque l'on y ajoute de la levure de bière, elles ne
fermentent pas affez pour donner un pain léger;
mais l'on peut en faire un pain parfait, en en ajoutant une très-grande quantité à la farine de froment.

TRITICUM, le FROMENT ou BLED.

C'EST l'aliment farineux dont les perfonnes aifées
font le plus d'ufage dans toute l'Europe, excepté
dans fes parties les plus feptentrionales, où il ne
peut croître; mais on l'y tranfporte même pour
ceux qui font riches. Il a l'avantage de former un
pain plus parfait que celui que l'on fait avec tout
autre farineux connu tiré des graminés; & je crois
qu'il eft convenable, avant d'aller plus avant, de
faifir cette occafion de dire quelques mots du pain
en général.

Il eft fouvent néceffaire, lorfque les alimens font
dans la bouche, de les y retenir, afin de les arracher

convenablement ; & lors même qu'ils font tellement mols qu'ils n'ont pas befoin d'être machés, il eft certainement utile, pour favorifer la digeftion, de retenir ces mêmes alimens dans la bouche jufqu'à ce qu'ils foient divifés en petites parties, & intimement mêlés avec la falive. Il eft évident qu'il n'y a pas de moyen plus propre pour retenir ainfi les alimens jufqu'à ce qu'ils foient convenablement mâchés, que d'y joindre une quantité de matière sèche, friable, & prefque infipide : cette matière eft le pain, qui eft auffi par lui-même nourriffant. Je pourrois m'étendre ici fur les avantages de fon ufage ; mais pour prouver qu'il eft particuliérement propre à remplir les objets de l'économie humaine, il fuffit de remarquer que le genre humain eft très-univerfellement porté, par une forte d'inftinct, à l'employer. Les farineux, qui font répandus avec tant de profufion fur toute la furface de la terre, & qui forment le principal objet de la culture, font prefque par-tout transformés en pain, & il eft auffi général d'en mettre une portion dans la bouche avec prefque chaque morceau des autres alimens. Cet ufage eft un inftinct général, propre à remplir le but de l'économie animale, comme le prouve évidemment l'habitude où font les Lapons, qui mangent des végétaux farineux, de réduire en poudre les arêtes des poiffons, pour en faire du pain. Telle eft l'idée générale que l'on doit fe former de l'objet auquel eft deftiné le pain, qui fe fait très-univerfellement avec une farine végétale : mais comme il y auroit de l'inconvénient à l'employer en poudre, l'on en forme avec l'eau une maffe cohérente, que l'on deffeche enfuite, & que l'on rend friable, en l'expofant à un degré convenable de chaleur, ou en la mettant, comme on dit communément, au four, par ce moyen on la rend plus propre à être divifée ou mangée par morceaux féparés.

L'on peut faire du pain avec toutes les subſtances farineuſes dont j'ai parlé juſqu'ici ; néanmoins, dans pluſieurs cas , le pain ainſi préparé eſt moins ſec & moins friable , & par conſéquent moins miſcible avec la ſalive & les autres alimens, & peut-être moins ſain qu'on pourroit le deſirer ; c'eſt pourquoi l'on a étudié & trouvé les moyens de corriger ces défauts & ces imperfections qui ſe rencontrent dans le pain fait avec la farine & l'eau ſeulement ; & l'on a trouvé que pour remplir l'objet que l'on avoit en vue , il falloit ſoumettre la pâte faite avec la farine & l'eau à un certain degré de fermentation acide , avant de la faire ſécher de nouveau, ou de la mettre au four pour former le pain : pendant cette fermentation il ſe dégage de la pâte une grande quantité d'air , qui probablement s'évapore ; mais comme il en reſte encore qui eſt répandu dans toute la maſſe, cette dernière ſe gonfle , prend plus de volume, & le pain qui en réſulte eſt , après la cuiſſon , d'un tiſſu plus ſpongieux , plus tendre, plus friable , & ſe mêle plus facilement avec la ſalive & les autres alimens.

Ces qualités conſtituent le pain le plus parfait ; mais l'on ne peut procurer la fermentation la plus complète avec autant de ſuccès à toute ſorte de farines. La plupart de celles dont j'ai fait mention juſqu'ici étant réduites en une pâte humide, & conſervées dans un endroit chaud, entrent dans une eſpèce de fermentation acide , & cette portion qui a fermenté, ajoutée à une autre quantité de la même pâte , communique un degré de fermentation à toute la maſſe, qui, étant cuite, donne un pain plus léger que celui qui eſt produit par la pâte qui n'a pas fermenté. Dans d'autres cas , où la pâte ſeule ne fermente pas auſſi facilement qu'on le deſire , on peut aider la fermentation , en y ajoutant de la levure ou de la lie de bière ; mais cette addition même ne forme de pain parfait avec aucune farine, excepté celle de froment. Ce n'est par conséquent qu'avec la farine de froment seule que l'on peut former du pain parfait, sans l'addition d'aucun levain étranger, en l'abandonnant uniquement à sa fermentation spontanée. Il est évident que cette propriété est particulière au froment ; car il suffit, pour en obtenir d'excellent pain, d'en joindre une certaine quantité aux farineux même, qui seuls ne peuvent, par un art quelconque, faire du pain parfait.

Il y a long-temps que l'on a observé cette propriété particulière du froment ; néanmoins l'on n'en a pas connu la cause, tant que l'on a cru que cette semence ne possédoit, presque à tous égards, que les qualités communes à la plupart des autres farineux : mais vers l'an 1728, BECCARIA découvrit dans la constitution du froment une substance qui différoit beaucoup de ce qu'il avoit pu observer dans les autres farineux : cette substance est une matière glutineuse qui reste après que l'on a enlevé par des lotions réitérées la partie amylacée, & qui a les propriétés des substances animales, qui sont fort différentes des propriétés des autres parties du froment, & de celles de toute farine végétale connue jusqu'ici. Cette découverte a été depuis complétement confirmée par plusieurs autres physiciens & chymistes de l'Europe ; on l'a consignée depuis dans un si grand nombre d'écrits, & elle est si généralement connue, qu'il me paroît inutile d'entrer ici dans un plus grand détail sur cet objet. Nous en avons fait mention, particuliérement pour en conclure qu'il est probable que c'est cette partie constitutive du froment qui le rend plus propre à fermenter spontanément, & peut-être à subir un mode particulier de fermentation, d'où il résulte un pain plus parfait que celui que l'on obtient de toute autre substance farineuse sans aucun mélange. Il est très-probable que cela est l'effet de la partie glutineuse du froment ; car en ajoutant une portion de cette partie glutineuse aux autres farineux, l'on peut avoir un pain plus parfait que celui que l'on obtiendroit par tout autre moyen sans cette addition.

Nous avons ainsi développé la propriété particulière [dont jouit le froment de donner un pain plus parfait que toute autre substance farineuse ; mais je n'ose déterminer en quoi il differe d'ailleurs des autres farineux. Depuis la découverte de BECCARIA, tous les physiologistes, à l'exception de M. PARMENTIER, pensent, parce que le froment renferme une matière qui approche de la nature de la substance animale, qu'il doit donner aux animaux une plus grande quantité de nourriture qu'un poids égal des substances qui ne contiennent pas une semblable matière : ceci n'est cependant pas absolument certain ; l'on ne peut, il est vrai, par les procédés de BECCARIA, obtenir des autres farineux une matière glutineuse, de même que du froment, dans lequel elle paroît séparée du reste, même lorsqu'il est en grain ; néanmoins cette matière peut exister dans les autres farineux, mais y être plus divisée, & par conséquent plus difficile à séparer. La propriété dont jouissent les autres farineux de se coaguler à un certain degré de chaleur, & qui est particulière aux substances animales, donne lieu de présumer qu'ils contiennent quelque chose de ce genre ; & il ne paroît pas certain que le froment nourrisse davantage les hommes, ou les animaux, que quelques-uns des autres farineux. Enfin, jusqu'à ce que l'expérience ait décidé cette question, je suis disposé à conclure que la propriété qui fait employer & préférer si généralement le bled, ne dépend que de la supériorité dont il jouit de produire du pain plus parfait.

Pendant qu'il est question du pain, il me paroît très-convenable de discuter une opinion qui a beaucoup

beaucoup influé fur la manière dont les modernes ont jugé des qualités des farineux employés en alimens. La découverte de la circulation du fang a porté naturellement les médecins à confidérer l'obftruction comme une caufe principale de maladie ; mais comme ils ignoroient ou n'avoient pas fait attention aux autres caufes capables de produire l'obftruction, ils admirent qu'un certain état des fluides en étoit la principale caufe. Ceci donna lieu aux Cartéfiens d'introduire la doctrine du lentor ou de la vifcofité, qui a dominé depuis dans la pathologie ; j'ai déjà parlé de l'application que l'on a faite de cette doctrine : je n'examinerai pas ici fi elle eft bien ou mal fondée ; je me contenterai de faire mention d'une erreur à laquelle elle a donné lieu relativement à l'ufage des fubftances farineufes. Le *glatinofum pingue* eft, fuivant le docteur BOERHAAVE, une des maladies fimples des fluides, & il en a admis comme première caufe l'ufage des *farineux non fermentés :* fon favant commentateur a adopté cette opinion, & elle fe retrouve dans plufieurs parties de fon ouvrage; mais il n'eft pas toujours également d'accord à fon égard. En m'occupant de cet objet, je fuis difpofé à convenir d'abord que tout farineux réduit en pain parfait par le moyen de la fermentation, eft la forme la plus faine fous laquelle on puiffe faire ufage de ces fubftances comme partie de notre nourriture ; j'ajouterai même que les farineux non fermentés mangés fans modération, peuvent être une caufe de maladie, fur-tout à un certain période de la vie, ou lorfque l'eftomac eft affecté de dyfpepfie : mais il me paroît que tout ce que l'on a dit à ce fujet eft exagéré ; car les effets morbifiques des farineux non fermentés font vraiment rares ; & ces farineux, quoique non fermentés, font en général très-appropriés à l'économie humaine.

Tome I.   T

L'ufage du pain fermenté eft très-étendu ; néanmoins celui des farineux non fermentés eft encore
très-grand & confidérable parmi prefque tous les
peuples de la terre. Les habitans de l'Afie vivent de
riz non fermenté ; & je crois que les Américains,
avant de connoître les Européens, employoient le
maïs dans le même état, comme ils le font encore
le plus communément. Dans l'Europe même, l'ufage
du pain non fermenté, & des farineux non fermentés employés fous d'autres formes, eft encore
très-étendu, & je foutiens que l'on en obferve très-
rarement des effets morbifiques. Les neuf dixièmes
de la claffe inférieure du peuple (ce qui forme la
plus grande partie de la population) ne vivent en
Ecoffe que de pain non fermenté, & de farineux
non fermentés qu'ils emploient fous d'autres formes ;
& je crois que l'on ne connoît point de peuple qui
jouiffe d'une meilleure fanté. J'ai eu occafion de
m'en affurer pendant cinquante ans que j'ai exercé
la médecine dans cette contrée ; & je n'y ai pas
vu une maladie de quelque conféquence, que l'on
pût attribuer à l'ufage des farineux non fermentés.

Les médecins, qui regardent ces fubftances comme
nuifibles, font en même temps obligés de reconnoître
que l'on en fait fouvent ufage impunément dans
tous les pays de l'Europe : ils objectent, contre la
conféquence que je voudrois tirer de ce fait, qu'il
n'y a que les perfonnes robuftes & qui travaillent
beaucoup, qui peuvent faire ufage fans danger de ces
fubftances ; je réponds qu'on en donne en Ecoffe,
non-feulement aux valets des laboureurs, qui travaillent beaucoup, mais même aux ouvriers qui
mènent une vie fédentaire, aux femmes & aux enfans ; tous ceux de cette claffe deviennent très-forts,
& jouiffent d'une bonne fanté, excepté un très-petit
nombre, dont l'eftomac eft mauvais, qui ne font
pas à l'abri des maladies auxquelles font fujets ceux

qui vivent de pain blanc fermenté. Je ne dirai rien de ce qui pourroit arriver aux enfans que l'on nourriroit dès leur naissance de bouillie, au lieu du lait de leur mère, parce que je n'ai pas eu occasion d'observer cette pratique ; en Ecosse, où les enfans n'ont guère d'autre nourriture que le lait de leur mère pendant les cinq premiers mois qui suivent leur naissance ; mais passé ce temps, on les accoutume par degré à un potage fait avec la farine d'avoine & le lait de vache, & cet aliment devient une partie de leur nourriture. Lorsqu'ils sont sevrés, on ne leur en donne pas d'autre, & je n'en ai jamais vu résulter de suites fâcheuses à aucune de ces deux époques.

Il est évident, par tout ce que je viens de dire, que l'on a exagéré les effets nuisibles des farineux non fermentés. J'ai observé plus haut que les médecins modernes seroient étonnés de voir CELSE (qui ne tombe guère dans l'erreur, de même que les autres anciens) avancer que les farineux non fermentés sont plus sains que le pain fermenté. Je suis prêt à convenir qu'il étoit dans l'erreur ; mais je soupçonne qu'il n'a adopté cette opinion, que parce qu'il avoit remarqué que le bas-peuple, qui vit de pain non fermenté, se portoit généralement mieux que les personnes les plus aisées qui font usage de pain bien levé.

Nous venons de faire quelques réflexions sur les différentes espèces de *Cereália* proprement dits dont l'on fait usage en Angleterre ; il me reste à dire quelques mots sur les substances farineuses qui ne sont pas de la classe des graminés, mais d'une nature très-analogue aux premières.

FAGOPYRUM, le BLED NOIR ou SARRASIN.

L'ON fait si peu d'usage de cette semence comme aliment en Ecosse, que je n'ai guère eu d'occasion d'obferver fes effets ; mais elle jouit, fuivant toutes les apparences, de la propriété générale des farines. L'ufage qu'en font communément les tifferands prouve qu'elle eft d'une nature mucilagineufe ; & elle paroît être très-nourriffante, puifque l'on s'en fert pour engraiffer la volaille.

SAGO, ou SAGOU.

Nous avons rapporté, dans notre Catalogue, cette farine au *Cycas circinalis* ; mais je ne puis affurer fi ce rang lui convient ou non ; & il n'eft pas néceffaire de déterminer cet objet plus exactement ici, parce que je crois que l'on tire le Sagou de plufieurs arbres, qui, quoique un peu différens entre eux, produifent une feule & même fubftance, que l'on nous apporte fous le nom de *Sagou*.

Le Sagou eft une matière farineufe qui nous vient en grains, qui, bouillie dans l'eau, fe fond & forme une gelée infipide prefque tranfparente. L'état gélatineux de cette fubftance indique qu'elle eft nutritive ; l'on affure qu'elle eft fort en ufage dans les Indes orientales, & que dans quelques endroits de cette contrée elle fait une grande partie de la nourriture des habitans. L'on a un exemple frappant du cas que les Japonois en font, par ce qu'en rapporte THUNBERG dans fa *Flora Japonica*, à l'article du *Cycas revoluta*.

Drupæ comeduntur à Japonenfibus ; medulla autem caudicis, fuprà modum nutriens ; inprimis magni æftimatur : affeverant enim, quod tempore belli fruftulo parvo vitam diu protrahere poffunt milites ; ideoque ne commodo eodem fruatur hoftis extraneus, fub capitis pœna vetitum eft, Palmam è regno Japonico educere.

Nous n'avons pas d'expériences propres à déterminer la proportion de nourriture que donne le

Sagou en Europe; mais il y a lieu de croire qu'elle est considérable; & en raison de la facilité avec laquelle cette substance se dissout, elle convient comme aliment aux personnes foibles auxquelles on l'a prescrit en Ecosse.

SALEP, ou la RACINE DE L'ORCHIS MORIO.

LA manière dont on prépare cette racine pour la réduire en farine est aujourd'hui très-connue : l'on croit que celle que l'on nous apporte de Turquie est faite avec l'espèce d'Orchis que je viens d'indiquer : mais d'après ce que rapporte M. MOULT dans les *Transactions philos.* vol. LIX, il paroît que l'on peut obtenir cette farine de plusieurs autres espèces du même genre, & j'en ai vu faire à Edimbourg avec l'*Orchis bifolia*, qui étoit aussi pure & aussi parfaite que celle qui vient de Turquie. Cette farine, quelle que soit l'espèce d'Orchis dont on la tire, est toujours une substance insipide, dont une petite quantité peut, par un procédé convenable, convertir un volume considérable d'eau en gelée : cette qualité gélatineuse donne lieu de présumer que le Salep est nourrissant; mais nous ne connoissons aucune expérience propre à déterminer le degré de sa qualité nutritive, & nous pensons qu'on l'a beaucoup trop exaltée.

J'examinerai par la suite les qualités adoucissantes de cette farine & de la précédente.

Il convient maintenant de m'occuper d'une autre racine farineuse, dont j'ai promis de parler après les autres farineux : je veux dire la POMME DE TERRE, ou la racine de *Solanum tuberosum*, qui, étant convenablement desséchée, se réduit facilement en une farine qui a toutes les propriétés des *Cerealia*, excepté qu'elle ne donne pas de gluten ou de matière animale, de même que la farine de froment.

On en tire une grande quantité d'amidon, qui eſt précisément de la même nature que celui que l'on obtient du froment, ou de toute autre eſpèce de *Cerealia* : ſa qualité nutritive en général eſt aujourd'hui bien conſtatée par l'uſage que l'on en fait dans toute l'Europe ; car il n'y a preſque pas de contrée dans cette partie de la terre où elle ne faſſe une partie conſidérable de la nourriture du peuple. Néanmoins, comme la Pomme de terre contient une telle quantité d'eau, qu'elle fait la moitié de ſon poids, ou même plus, l'on ne peut croire qu'elle donne autant de nourriture que les autres *Cerealia*, en proportion de ſon volume ; mais cela eſt compenſé par le tiſſu aqueux de cette racine, qui la rend aiſée à diſſoudre & à être digérée dans l'eſtomac, & je penſe qu'elle eſt moins ſujette à s'aigrir & à produite le fer chaud que les autres *Cerealia* qui ne peuvent pas fermenter.

Non-ſeulement la Pomme de terre eſt nourriſſante, comme je viens de le dire, mais je n'ai pu y reconnoître aucune qualité nuiſible ; & je ſuis fort étonné de voir que M. PARMENTIER ſe ſoit donné tant de peine pour déterminer pluſieurs phyſiciens françois à approuver l'uſage de cette racine ; tandis que le vulgaire, dirigé par l'expérience, qui eſt un guide ſûr, n'en redoute en général rien. Je ne crois pas qu'il ſoit néceſſaire, pour confirmer cela, d'avoir recours à d'autres preuves chymiques que celles que j'ai données plus haut.

En Ecoſſe, où le peuple ne fait pas autant de cas du pain fermenté que dans les autres pays, on ne ſonge guère à faire avec la Pomme de terre un pain levé ; mais l'on y remplit fréquemment l'objet général du pain, en en faiſant uſage bouillie ; car alors on remarque ſouvent qu'elle ſe sèche & ſe réduit en farine.

Les autres manières de préparer la Pomme de

terre pour la rendre propre à servir d'aliment, font aujourd'hui suffisamment connues ; & quiconque est curieux d'en savoir davantage sur cet objet, peut consulter MM. PARMENTIER & BERGIUS.

CASTANEA, la CHATAIGNE.

COMME ce fruit ne donne pas d'huile par expression, je ne puis insérer cet article parmi les *Nuces oleosæ*, comme j'ai fait autrefois, & j'ai été un peu incertain sur la place que je lui donnerois ; mais je n'en trouve pas de plus convenable que de le mettre à la suite des *Cerealia* & des autres substances farineuses qui leur ressemblent.

La Châtaigne a un goût fort sucré, que la chaleur développe davantage ; & la facilité avec laquelle son suc fermente est une preuve suffisante de sa nature saccharine : elle ne donne pas d'huile par expression ; néanmoins, comme l'on en trouve évidemment dans le fruit du *Fagus sylvatica*, ou Hêtre, l'on peut supposer que la Châtaigne en contient aussi, mais que cette huile y est plus intimement unie avec la partie saccharine : l'une & l'autre se réduisent en une matière farineuse, que l'on peut conserver en pain, & préparer d'autant de manières que les autres farineux. Ses qualités nutritives sont très-connues dans les parties méridionales de l'Europe, où le peuple en fait souvent sa principale, & même presque sa seule nourriture. L'on dit que la Châtaigne se dissout & se digère difficilement ; on pourroit en effet le soupçonner en raison de son tissu ferme ; mais, comme je l'ai dit plus haut, on croit souvent cette qualité plus nuisible qu'elle ne l'est.

T 4

b. *Legumina*, les *Légumineux*.

L'APPLICATION que l'on fait de ce terme n'est pas exacte ; mais je le bornerai strictement pour désigner les fruits des plantes papilionacées ou légumineuses, dont la capsule, qui est d'une structure déterminée, a reçu aujourd'hui des botanistes le nom de *Legumen*.

Je ne puis m'empêcher, en m'occupant de cet objet, de commencer par une observation, qui n'a pas, en apparence, de rapport avec notre Traité de matière médicale, mais qui néanmoins n'y est pas absolument étrangère. Je veux dire que les semences des plantes légumineuses font une substance farineuse qui donne une matière alimentaire, d'après les mêmes principes que les *Cerealia* & les *Farinacea* en général. Ces deux substances, les *Cerealia* & les *Legumina*, constituent la plus grande partie des alimens tirés des végétaux dont les hommes font usage ; c'est pourquoi ils font très-universellement des objets de culture : & il est bon d'observer combien ces deux ordres de plantes, les *Culmiferæ* & les *Papilionaceæ*, font adaptés à cet objet. Les *Culmiferæ* élevées sur le même sol plusieurs années de suite, l'épuisent & le rendent stérile, de manière qu'on ne peut en conserver la fertilité sans le laisser en jachère, ou sans y mettre de l'engrais ; mais lorsqu'au lieu de réitérer sur le même sol les récoltes des *Culmiferæ*, on y sème alternativement des plantes légumineuses, l'on peut conserver la fertilité du sol plusieurs années de suite sans le laisser reposer, ou sans y mettre d'engrais. L'expérience m'a convaincu de ce fait, qui prouve combien ces deux objets de culture font propres à remplir ce but du cultivateur : comme les farineux font en général les substances alimentaires les plus nécessaires, la nature

nous en a donné deux genres différens, pour favoriser la culture de l'un & l'autre. Le fermier n'apporte pas toujours à ce fait toute l'attention qu'il
mérite ; mais il a été connu, & en général observé dans la plus haute antiquité ; c'est pourquoi
VIRGILE dit :

Aut ibi flava seres mutato semine farra ;
Unde prius lætum siliqua quassante legumen,
Aut tenues fœtus viciæ, tristisque lupini
Sustuleris fragiles calamos, sylvamque sonantem.

On sème un pur froment dans le même terrein
Qui n'a produit d'abord que le frêle lupin,
Ou la vesce légère, ou ces moissons bruyantes
De pois retentissans dans leurs cosses tremblantes.
Georg. liv. I. Traduction de M. l'abbé de Lille.

Les autres anciens qui ont écrit sur l'Agriculture
parlent tous de l'ensemencement des plantes légumineuses, comme d'un moyen qui peut tenir lieu
d'engrais : il seroit aisé d'en rendre raison, mais ce
n'est pas ici le lieu convenable.

Les semences des plantes légumineuses parfaitement mûres & sèches, se réduisent facilement en
une poudre fine, qui ressemble, par sa consistance,
à la farine des *Cerealia* ; mais elle a une mollesse
plus onctueuse, & un goût plus sucré. Ces semences
triturées dans l'eau donnent une dissolution plus lai-
teuse que les *Cerealia* ; & lorsqu'elles sont entières,
elles fournissent évidemment, par l'expression à un
degré considérable de chaleur, une exudation huileuse : il s'en développe pendant leur germination
une grande quantité de matière saccharine, & l'on
peut alors faire assez facilement passer leur dissolution à la fermentation vineuse. Leur ressemblance
avec les *Cerealia* est encore confirmée, en ce que
l'on en retire, en employant un procédé convena-

ble, une grande quantité d'amidon. Toutes ces obfervations prouvent que les légumineux contiennent autant de matière faccharine que les *Cerealia*, & une plus grande quantité d'huile ; d'où il eft aifé de voir pourquoi les premiers font plus nourriffans que les derniers : cela eft confirmé par ce qui s'obferve tous les jours fur les animaux ; & je fuis convaincu, par l'obfervation fuivante, qu'il en eft de même à l'égard de l'homme : dans certaines fermes d'Ecoffe, où les légumineux croiffent fort abondamment, l'on nourrit en grande partie les valets de laboureurs avec cette efpèce de grain ; & lorfqu'ils paffent à une ferme où on les nourrit de *Cerealia*, faute d'avoir une affez grande quantité de légumineux, ils s'apperçoivent bientôt de la diminution de leurs forces ; & il eft ordinaire à ceux qui changent ainfi de ferme d'infifter pour qu'on leur donne tous les jours, ou toutes les femaines, une certaine quantité de farine des femences légumineufes.

C'eft peut-être parce que les femences légumineufes font d'une qualité plus huileufe, qu'elles ne fe diffolvent pas auffi facilement dans l'eftomac que les *Cerealia*, & qu'elles conviennent par conféquent mieux aux perfonnes les plus robuftes : elles ont encore une autre qualité qui contribue beaucoup à en rendre la digeftion moins aifée ; car il paroît, par les expériences de BOYLE & de HALES, que ces femences contiennent beaucoup d'air fixe, qui, pendant la digeftion, fe développe en plus grande quantité dans l'eftomac qu'il ne peut s'en abforber ; c'eft pourquoi l'on a reproché de tout temps à ces légumineux de caufer des vents, & quelquefois des coliques.

Il faut remarquer que les légumineux fe mangent dans deux états différens : le premier, quand ils font nouveaux, & par conféquent d'un tiffu tendre, aifé à digérer, & moins fujets à produire des vents ; mais alors ils font moins nourriffans : le fecond état eft celui de leur maturité ; ils font dans ce cas plus nourriffans, mais difficiles à digérer, & produifent, comme nous l'avons dit, des vents. L'on peut juger des qualités particulières aux états intermédiaires felon que ces femences approchent plus ou moins de l'un ou l'autre de ces deux ex-trêmes.

Après m'être ainfi étendu fur les légumineux en général, il me refte peu de chofe à dire de chacun en particulier.

PISUM, le POIS ; *FABA*, la FÈVE.

CES deux légumes different peu, relativement aux qualités générales dont nous avons parlé plus haut. Les Pois, quoique peut-être moins nourrif-fans & moins venteux que les Fèves, font en géné-ral plus tendres ; c'eft pourquoi on les met plus fré-quemment & prefque uniquement fur nos tables, lorfqu'ils font parfaitement mûrs : on y obferve la même différence, lorfqu'ils font jeunes ; mais je penfe qu'il eft, par la raifon fuivante, plus conve-nable de manger les Pois nouveaux que les Fèves. L'enveloppe du jeune Pois eft une fubftance tendre & foluble qui ne fe fépare jamais de la partie char-nue ; l'enveloppe de la Fève, au contraire, n'eft pas auffi foluble ; c'eft pourquoi on la fépare com-munément, & avec beaucoup de raifon, du corps même de la Fève, fur-tout lorfqu'elle approche un peu de fa maturité.

Ces deux légumes varient beaucoup, quand ils font jeunes, tant pour l'ufage que l'on en fait dans les jardins, que pour la table ; mais la différence de leurs qualités, relativement au dernier objet, n'eft pas fort confidérable ; & il eft aifé d'en juger par leur goût, qui eft plus fucré ou plus mucilagineux.

PHASEOLI, les HARICOTS.

LES Haricots ne mûriſſent guère dans notre climat, & paroiſſent en conſéquence rarement ſur nos tables : l'on dit, & il me paroît en effet, qu'ils ſont moins nourriſſans & moins venteux que les Pois & les Fèves. L'on ne mange en Ecoſſe que les Haricots jeunes & verts, & il y a quelques eſpèces de Pois que l'on peut manger de la même manière. Dans ces deux cas, leur ſubſtance eſt, quand on l'a bien fait bouillir, du genre des *Oleracées* ; mais, quoique plus ſucrée & plus nutritive, elle eſt plus tendre, & ſe digère plus facilement.

c. *Nuces oleoſæ.*

L'ON comprend ſous ce nom les ſemences farineuſes, dans la compoſition deſquelles il entre une grande quantité d'huile. Nous avons dit plus haut, que l'huile étoit toujours une des parties conſtitutives des farineux ; mais ſouvent elle eſt ſi intimement unie avec la partie ſaccharine, que l'on ne peut en appercevoir les qualités diſtinctives ; il eſt cependant très-aiſé de reconnoître cette huile dans les ſemences dont il s'agit, ou au moins de l'obtenir par expreſſion ou par la chaleur, ſous la forme qui lui eſt propre.

L'on ne voit pas trop comment cette huile exiſtoit avant dans la ſemence. L'opinion commune eſt qu'elle eſt contenue dans la ſemence même dans un état ſéparé, & logée dans des cellules diſtinctes du reſte de la ſubſtance ; mais cela n'eſt pas certain ; car l'œil ne peut découvrir ces cellules avec le ſecours même du microſcope ; & il y a quelques ſemences dont on extrait, par infuſion, toute la ſubſtance ſous la forme d'un mucilage, ſans que l'on puisse y appercevoir d'huile séparée du reste ; l'huile est par conséquent unie dans ce mucilage avec les autres parties de la substance en dissolution, & il se peut qu'elle le soit de même dans la semence entière ; mais il n'est pas aisé d'expliquer, dans ce cas, comment cette huile se sépare par expression ; l'on peut néanmoins y parvenir jusqu'à un certain point, d'après les observations que nous venons de faire, sans être obligé d'admettre que cette huile existe séparément dans la semence.

J'ai touché cet objet, qui appartient particuliérement à la chymie, parce qu'il a rapport à quelques questions qui se sont présentées dans ce que j'ai dit plus haut ; mais il n'est pas nécessaire de m'y arrêter davantage présentement ; car il suffit que l'huile contenue dans les *Nuces oleosæ* existe dans un état farineux, ou sous forme d'huile, pour prouver, comme nous nous le proposons, que ces espèces de noyaux sont très-nutritives, & qu'à volume, ou à poids égaux, elles sont plus nutritives qu'aucun des farineux dont nous avons parlé jusqu'ici : c'est pourquoi l'on s'en sert pour nourriture, & ils en font quelquefois une partie considérable : ceci n'arrive, il est vrai, que dans quelques cas, & sur-tout lorsque ces semences sont jeunes & loin de leur maturité ; car il paroît que pendant leur accroissement leur matière saccharine, & proprement farineuse, se développe d'abord avec une petite quantité d'huile, & qu'à mesure qu'elles approchent de leur maturité, la quantité & la proportion d'huile augmentent constamment, jusqu'à ce qu'elle soit parvenue à son plus haut degré. L'on peut ainsi rendre raison de l'usage considérable que l'on fait du Cacao sous la Zone torride.

Dans les autres cas où l'huile se trouve en grande quantité en proportion du reste de la substance de ces noyaux, je doute que l'on puisse en prendre

autant pour nourriture fans aucun mêlange. Quelle
que foit la puiſſance du fluide gaſtrique, je penſe
qu'il n'agit fur aucune fubſtance végétale, à moins
qu'elle ne puiſſe fubir un certain degré de fermentation; or, les matières huileufes en paroiſ-
fent peu fufceptibles : c'eſt pourquoi elles font difficiles à digérer, elles reſtent long‑temps dans l'eſtomac, & y produiſent fouvent un mal‑aiſe. Il eſt
vrai que l'huile même fe digère; mais il eſt probable
que c'eſt en fe mêlant avec les acides qui fe trouvent dans l'eſtomac, & lorſque l'huile & l'acide
font en même temps dans un état de fluidité. Il
femble que la diſſolution feule des farinacés huileux
eſt difficile ; car j'ai vu fouvent des parties entières
de ces fruits huileux être rejettées de l'eſtomac, par
une efpèce de rumination, long-temps après les avoir
mangés.

J'ai fuffifamment parlé de la nature des farinacés
huileux en général, & il me reſte peu de choſe à
dire fur chacun en particulier.

L'AVELINE, les AMANDES DOUCES & la NOIX
contiennent tous beaucoup d'une huile douce, dont
la proportion eſt, à peu de choſe près, la même dans
chaque ; leur nature & leurs qualités, tant comme
alimens que comme médicamens, fe rapprochent en
conféquence extrêmement. Il faut uniquement remarquer, comme nous l'avons dit plus haut, que
ces noyaux huileux paſſent par différens états, à
meſure qu'ils approchent de leur maturité, & qu'ils
doivent en conféquence différer felon la nature du
climat, qui leur donne un degré plus ou moins parfait de maturité. Ainfi les Avelines & les Noiſettes
d'Ecoſſe ne contiennent pas autant d'huile que celles
des régions plus méridionales.

Les trois Noix huileufes dont il s'agit ont chacune une peau mince qui enveloppe leurs parties fari-
nacée & huileuſe : dans les deux premières, cette

enveloppe eſt une ſubſtance aſtringente qui s'en va en pouſſière, & qui, quand on la mange avec les Noix, s'attache à la gorge, y reſte long-temps, & excite la toux ; ce qui n'arrive pas lorſque l'on a ſoin d'enlever cette peau.

La PISTACHE ne contient pas une ſi grande quantité d'huile que les autres Noix dont je viens de parler, & je ne ſais pas encore comment elles ſont nourriſſantes.

Il me reſte à parler du CACAO, qui eſt un des farinacés huileux le plus important. Je ne ſais en quoi ſa partie farineuſe diffère de celle qui ſe trouve dans les autres ſemences ; mais elle me paroît être, dans le noyau, très-parfaitement enveloppée par la partie huileuſe : il me ſemble auſſi qu'elle eſt particuliérement propre à s'unir par la trituration avec cette huile, lorſqu'on l'en a ſéparée d'une manière quelconque. L'huile ſemble unie avec cette farine dans une proportion auſſi conſidérable que dans tout autre farinacé huileux ; elle eſt auſſi douce qu'aucune de celles que l'on retire des autres ſubſtances du même genre, & elle a en outre l'avantage d'être beaucoup moins ſujette à ſe rancir.

Il paroît, d'après ce que je viens de dire, que le Cacao doit être auſſi nourriſſant qu'aucune autre ſubſtance de ce genre, & peut être, moins nuiſible pour l'eſtomac : néanmoins il ne ſe digère pas toujours facilement, & il produit quelquefois dans l'eſtomac tous les accidens particuliers aux autres farineux ; mais l'on peut prévenir en grande partie ces inconvéniens, en triturant le Cacao avec beaucoup de ſoin, & en uniſſant intimement la partie farineuſe avec la partie huileuſe. Il paroît que l'on a cet objet en vue, toutes les fois que l'on prépare le Cacao pour aliment ; mais il me ſemble qu'on ne l'exécute nulle part auſſi parfaitement qu'à Londres : au lieu de le broyer ſur la pierre, comme on le pratiquoit autrefois, on le fait paſſer entre deux cylindres que l'on roule l'un contre l'autre. Le Chocolat ainſi préparé peut reſter également ſuſpendu, & preſque en diſſolution, dans l'eau ou le lait, ſans que l'on apperçoive aucune parcelle d'huile flotter ſéparément ſur ſa ſurface, comme je l'ai vu arriver à toutes les autres préparations de Chocolat. Il faut en même temps remarquer qu'il ſe digère plus facilement, lorſqu'en le préparant on a plus intimement uni enſemble ſes parties huileuſe & farineuſe.

J'aurois pu ajouter à la liſte des *Nuces oleoſæ* les *ſemina Papaveris albi*, ou les ſemences de Pavot blanc, qui contiennent, outre une portion de ſubſtance farineuſe, une grande quantité de matière huileuſe, que l'on peut en retirer abondamment par expreſſion. Cette huile jouit exactement des mêmes qualités que les autres huiles obtenues par expreſſion, & on en fait les mêmes uſages, tant comme aliment que comme médicament. Il eſt à peine néceſſaire de dire aujourd'hui que ces ſemences n'ont nullement la vertu narcotique qui domine tellement dans les capſules, ou les têtes de Pavot, dont on les tire. L'on peut en manger une grande quantité, ſans y découvrir aucune qualité narcotique, ou d'autres, que celles qui ſont communes aux *Nuces oleoſæ* dont nous avons parlé.

L'on pourroit encore mettre dans la liſte des ſemences huileuſes, les ſemences des Cucurbitacées, vulgairement connues ſous les noms de ſemencesfroides majeures. Toutes contiennent, outre une portion de matière farineuſe, une quantité d'huile, qui eſt un titre pour les placer ici : on les uniſſoit en conſéquence très-ſouvent autrefois avec les Amandes, pour en faire des émulſions. On peut les employer ſans inconvénient ; mais leurs qualités ne ſont pas différentes de celles des Amandes, & elles-n'ont

certainement

certainement aucune vertu rafraîchissante particulière qui puisse les rendre recommandables ; c'est pourquoi on les a retranchées, avec raison, dans les dernières éditions des pharmacopées de Londres & d'Edimbourg.

La partie huileuse des farinacés séparée spontanément, est presque de la même nature dans les différentes espèces ; elle ressemble beaucoup à l'huile d'olive, dont je vais parler, & qui est d'un usage plus fréquent en aliment que toutes les autres huiles,

DE L'HUILE D'OLIVES.

IL y auroit beaucoup de choses à dire sur cette huile comme médicament ; mais je me bornerai ici à en parler comme aliment. Quiconque considérera combien la matière huileuse est nécessaire au système animal, concevra facilement pourquoi il en entre une si grande quantité dans nos alimens. Outre la quantité de matière huileuse presque toujours unie & entremêlée avec la nourriture animale que nous prenons, nos cuisiniers mêlent encore généralement une partie même de cette nourriture, & une portion très-considérable de nos alimens végétaux, avec l'huile, sous différentes formes ; il n'y a même guère de peuple connu qui ne fasse usage de l'huile pure, & qui n'ait quelque provision pour cet effet : il est vrai que ces provisions sont tirées de différentes sources, suivant les climats ; mais elles paroissent être, à peu de chose près, par-tout de la même nature, c'est-à-dire, une huile douce & agréable, qui a peu d'odeur ou de goût, dans laquelle on ne trouve guère de différence, soit qu'on la tire des végétaux, dont un grand nombre en fournissent, ou des animaux, quels qu'ils soient ; car il n'y en a presque pas à excepter. Ces huiles sont au moins

à-peu-près les mêmes, quand on les a purifiées au
même degré, & ne different que par leur confiftance. L'on doit par conféquent facilement convenir
que les huiles douces & onctueufes des végétaux
font très-convenables au corps humain, foit qu'il
exige de la nourriture à mefure que l'accroiffement
fe fait, ou qu'il ait befoin d'être reftauré lorfqu'il eft
épuifé.

L'huile fe raffemble dans certaines parties du
corps en grande quantité pour les befoins de l'économie animale; d'où l'on pourroit croire, comme
on l'a fait, que l'huile que l'on mange fert uniquement à augmenter ou réparer celle qui fe trouve
dans le tiffu cellulaire ; qu'elle paffe telle qu'on
la prend, fans fubir de changement dans les premières voies ; & qu'elle refte même divifée dans les
vaiffeaux fanguins fans fe mélanger, jufqu'à ce qu'elle
tranfude à travers les pores de ces vaiffeaux dans la
membrane adipeufe. J'ai néanmoins tâché de donner
une autre idée de cet objet, & de prouver que l'huile
reçue dans l'eftomac fe mêle enfuite réellement avec
le propre fluide animal, & en conftitue une partie
confidérable. Il paroît convenable d'obferver, conformément aux autres parties de la théorie que j'ai
donnée fur cet objet, qu'il femble que par une
efpèce d'inftinct naturel, l'on mange particuliérement l'huile & les matières huileufes avec les fubftances acefcentes, c'eft-à-dire avec la plupart des
végétaux.

L'on ne peut parfaitement diftinguer, parmi les
huiles dont l'on fait ufage pour aliment, quelles font
celles qui conviennent le mieux; je les crois toutes
également convenables, pourvu qu'elles foient déga-
gées de toutes les matières qui pourroient y être
adhérentes, & exemptes elles-mêmes de rancidité.

La plupart des hommes mangent volontiers, &
digèrent facilement une grande quantité de matières

huileuſes ; néanmoins il y en a dont l'eſtomac ne ſupporte qu'avec beaucoup de peine, ou même nullement ces matières. J'en ai connu pluſieurs qui, pendant le cours d'une longue vie, ont toûjours reſſenti un tel mal-aiſe de l'uſage des huileux, qu'ils ont été obligés de s'en abſtenir totalement : ainſi une femme de quatre-vingts ans, que j'ai connue, n'avoit jamais goûté de beurre ; j'en ai vû d'autres qui mangeoient, à certains périodes de leur vie, les matières huileuſes ſans averſion, mais chez qui elles ne ſe mêloient pas réellement avec les autres fluides de l'eſtomac, & qui les rejettoient dans le même état huileux où elles étoient en les prenant, & parfaitement ſéparées des ſubſtances avec leſquelles on les avoit exactement mêlées pour les manger.

Il y a encore une différence conſidérable dans l'uſage des matières huileuſes ; les uns en prennent & en digèrent facilement une petite partie, quoique ces matières aient contracté un goût aſſez conſidérable d'empyreume & acquis de la rancidité, pendant que d'autres qui en mangent habituellement une grande quantité, les trouvent indigeſtes, dès qu'elles ont le plus léger degré d'empyreume ou de rancidité.

J'ai cru convenable d'indiquer ces différentes manières dont ſe digèrent les huiles ; mais je ne vois pas comment on pourroit les expliquer, ou en rendre raiſon. L'on a très-bien prouvé depuis peu l'exiſtence du menſtrue gaſtrique ; mais l'on n'a pas encore développé les cauſes de ſes diverſes manières d'agir, ſelon la différence des animaux & des hommes. J'ai admis l'exiſtence de ce menſtrue & de ſes puiſſances diſſolvantes en général, & j'ai tâché d'expliquer, d'après cette hypothèſe, les qualités des différentes eſpèces d'alimens ; mais je ne prétends nullement rendre raiſon des différences nombreuſes que l'on obſerve ſuivant les individus.

J'ajouterai à ce que je viens de dire ſur les diffé-

rentes manières dont ſe digèrent les huiles, une
obſervation qui ne diminue pas nos difficultés, mais
qui mérite d'être remarquée comme un fait. J'ai
obſervé qu'il ſe trouvoit une quantité extraordinaire d'acide dans l'eſtomac des différentes perſonnes
chez leſquelles les huiles ne ſe mêloient pas facilement avec les autres fluides contenus dans ce viſcère. Je laiſſe à ceux de mes lecteurs qui aimeront
à s'occuper de pareilles théories, à déterminer quelle
influence ce fait peut avoir, ou s'il peut influer ſur
la doctrine que j'ai établie plus haut, en avançant
que l'acide étoit le principal moyen d'unir l'huile
avec les autres parties du fluide animal.

J'ai placé dans mon Catalogue, après les autres
alimens tirés des végétaux, la principale eſpèce de
Champignons propres à manger ; comme l'on n'en
trouve pas de variétés en Ecoſſe, je n'ai pas ſuffiſamment d'expérience pour indiquer les diverſes qualités que l'on peut obſerver dans les différentes eſpèces ; mais ce que j'ai à dire en général à leur ſujet
mérite attention. En admettant que les Champignons ſoient véritablement une matière végétale, ce
dont quelques perſonnes ont douté, l'on peut dire
qu'ils different réellement de tous les autres végétaux connus ; car lorſqu'on les diſtille ſans addition, ils ne donnent pas d'abord un acide, mais
une grande quantité d'alkali volatil ; & ſi on les
abandonne à une fermentation ſpontanée, ils ne
paſſent pas à l'aceſcence, mais deviennent ſur le
champ putrides. Ces deux circonſtances, dont je
me ſuis aſſuré moi-même par l'expérience, prouvent que les Champignons ſe rapprochent beaucoup
de la nature des ſubſtances animales, & que l'on
doit juger de leurs qualités d'après cette reſſemblance. Il paroît que l'on ne doit pas les unir, de
même que les autres végétaux en général, aux ſubſtances animales, pour prévenir ou modérer la diſ-

poſition à la putridité particulière aux derniers ; je préſume auſſi qu'ils ſont plus nourriſſans que preſque toutes les autres ſubſtances vraiment végétales.

Il ſe trouve ici, dans le Catalogue que j'ai donné plus haut, une erreur qui eſt due à ce que j'ai copié à la hâte le Catalogue que l'on a inſéré dans l'édition ſuppoſée de mes leçons. L'on y a mis après les *Cibi ex vegetabilibus*, les Sections qui traitent des *Potus* & des *Condimenta*; mais il eſt aiſé de voir qu'on doit les placer après ce qui concerne les alimens ; je vais en conſéquence ſuivre cet ordre.

SECTION II.

Des ALIMENS tirés du RÈGNE ANIMAL.

CES alimens different un peu entre eux, ſelon qu'ils ſont pris de l'une ou l'autre des ſix claſſes dans leſquelles les naturaliſtes ſont convenus aujourd'hui de diviſer tous les objets du Règne animal; ſavoir, les *Mammalia*, les *Aves*, les *Piſces*, les *Amphibia*, les *Inſecta* & les *Vermes* : je vais en conſéquence conſidérer les ſubſtances alimentaires animales, ſelon qu'elles ſont priſes de l'une de ces claſſes.

§. I.

Des ALIMENS tirés de la claſſe des MAMMALIA, ou des animaux qui ont des mamelles.

Cette claſſe renferme deux ordres, les *Primates* & les *Cete*, dont je ne parlerai pas davantage comme alimens : les premiers même ſervent, il eſt vrai, de nourriture à certains peuplés, & les derniers ſont plus fréquemment uſités dans cette vue chez pluſieurs nations ; néanmoins je ne m'en occuperai pas dans ce Traité, parce que les peuples civiliſés n'en

faisant guère d'usage, nous ignorons presque entiérement la manière dont on s'en sert, & nous n'avons
aucun détail sur lequel on puisse compter.

Nous nous bornerons à considérer ici les alimens
pris des autres ordres des *Mammalia*, que les natu-
ralistes ont désignés autrefois sous la dénomination
de *Quadrupèdes*.

Le lait des femelles comprises dans certains ordres
de ces Quadrupèdes fait fréquemment une partie de
nos alimens; & l'on pense communément, avec
raison, que cette substance est d'une nature intermédiaire entre les alimens purement végétaux & ceux
qui sont purement animaux; il me paroît en conséquence convenable, avant de considérer les différentes espèces, de m'occuper d'abord de cet aliment
intermédiaire ou mixte.

ARTICLE PREMIER.

Du Lait.

Nous devrions peut-être, en nous occupant de
ce sujet, commencer par expliquer la manière dont
se forme le Lait chez les femelles, & dire quel est
son objet : néanmoins nous réservons à traiter ces
matières quand nous aurons déterminé la nature de
ce fluide, autant qu'on peut le faire d'après l'observation & l'expérience.

Nous nous bornerons cependant à examiner les
espèces de Lait dont l'on fait usage comme alimens
dans le pays que nous habitons, parce que nous ne
sommes pas suffisamment instruits pour parler clairement des autres espèces de Lait qui sont en usage
ailleurs. Je ne considérerai donc ici que le Lait de
femme, ou des animaux domestiques, tels que l'*ânesse*,
la *jument*, la *vache*, la *chèvre* & la *brebis*.

Ces espèces de Lait paroissent avoir des propriétés

qui leur font en général communes ; elles font formées de parties qui font toutes, à peu de chofe
près, de la même nature dans chaque efpèce, & les
Laits femblent principalement différer par la proportion de ces parties entre elles, relativement à la
maffe totale. Il eft par conféquent jufte, & même
convenable, de commencer par confidérer le Lait
en général.

Le Lait, lorfqu'il fort ou eft exprimé des vaiffeaux
qui le renferment, paroît être une liqueur homo-
gène ; mais lorfqu'il eft refté quelque temps en repos
expofé à l'air libre, on remarque qu'il contient différentes parties ou fubftances qui fe féparent fpontanément, & qui font toujours une *partie huileufe*,
une *coagulable*, & une *aqueufe*, vulgairement connues fous les noms de *crême*, de *caillé* & de *petit-
lait*. Nous fuivrons, en examinant ces parties, l'ordre
dans lequel nous venons de les nommer.

Les circonftances ordinaires qui accompagnent
cette féparation fpontanée s'obfervent fi fréquemment, qu'il eft inutile de les décrire ici ; mais les
circonftances auxquelles le Lait fe trouve expofé, &
les différens procédés que l'on emploie, occafionnent
beaucoup de variétés dans cette féparation ; c'eft
pourquoi, en examinant les différentes parties du
Lait, je parlerai des circonftances & des procédés
qui peuvent influer fur leur féparation, & des différences qui réfultent dans ces parties lorfqu'elles font
féparées.

Je confidérerai d'abord la partie huileufe du Lait,
qui d'ordinaire fe fépare fpontanément la première.
Lorfque le Lait vient d'être trait, & qu'on le laiffe
quelque temps en repos, fans y mettre rien capable
de le cailler, une partie s'en fépare fpontanément,
flotte fur la furface de tout le liquide, & paroît être
d'une confiftance plus épaiffe que le refte ; cette
partie eft évidemment d'une nature huileufe ou onc-

tueufe ; on la connoît vulgairement fous le nom de *crême* ; la féparation peut s'en faire dans des vaiffeaux fermés ; mais elle eft plus prompte & plus complète lorfque la furface du Lait eft expofée à l'air ; & fa quantité eft plus confidérable, toutes les fois que le Lait préfente une plus grande furface, fur laquelle il paffe conftamment un doux courant d'air. La partie de crême qui fe fépare la première, & forme une couche épaiffe entre l'air & le corps du Lait, eft une nouvelle preuve de l'influence de l'air ; car l'on obtient plus de crême d'une quantité donnée de Lait, en enlevant fur le champ la première crême à mefure qu'elle fe forme, & en expofant par ce moyen une nouvelle furface de Lait à l'air libre.

Il y a encore, à ce qu'il paroît, une précaution propre à accélérer & à augmenter la féparation de la partie huileufe, qui confifte à faire bouillir fur le feu le Lait, immédiatement après qu'il eft trait : l'on en dégage par ce moyen une grande quantité d'air ; & le gonflement du lait, qui a toûjours lieu dans ce cas, prouve que chaque partie de toute la maffe eft dans une agitation confidérable. La théorie de cet effet de l'ébullition n'eft pas fort claire ; il femble cependant dépendre de ce que les parties huileufes du Lait font extrêmement divifées & difperfées parmi les autres, avec lefquelles elles font unies par une attraction d'adhéfion : mais comme l'attraction des parties huileufes entre elles eft plus forte que celle qu'elles ont avec les autres parties du Lait, il fuffit peut-être d'agiter le tout pour mettre les parties huileufes en contact entre elles, afin de les unir enfemble, & d'en procurer une féparation plus prompte & plus abondante. Je penfe que l'on trouvera que cette théorie peut fervir à expliquer le procédé communément ufité pour obtenir le beurre de la crême, comme je le dirai par la fuite.

L'état dans lequel fe trouve le Lait à mefure que

les autres substances s'en séparent, influe beaucoup sur la séparation de la crême : au bout de peu de temps le lait devient acide, & peu après il se coagule en une seule masse, de manière que, à mesure que l'acidité fait des progrès, la séparation de la crême est en quelque sorte interrompue, & elle cesse entiérement dès que la coagulation a lieu. Ainsi, comme l'acescence & la coagulation sont accélérées dans un temps chaud, & retardées dans un temps froid, l'on doit obtenir plus ou moins de crême, suivant l'état de l'atmosphère. L'on a observé que le tonnerre, & une certaine disposition de l'air à produire ce météore, accéléroient l'acidité & la coagulation du Lait : ce que je viens de dire explique les effets du tonnerre & de l'état particulier de l'air, qui influent sur la séparation de la crême.

La proportion de la partie huileuse contenue dans le Lait dépend des différentes circonstances où se trouve l'animal qui le produit. Il n'est pas douteux que certaines femelles jouissent d'une constitution particulière, d'où il résulte que leur Lait contient une plus grande quantité d'huile que celui des autres animaux de la même espèce ; quoique les uns & les autres se trouvent précisément dans les mêmes circonstances : l'on ne peut évidemment appercevoir à quoi tient cette différence ; il se peut, & il paroît même en quelque sorte certain qu'elle dépend de la constitution particulière de l'animal ; mais elle s'observe plus fréquemment dans les animaux nourris dans quelques lieux particuliers, tels que l'île d'Alderney, dont je ne connois pas exactement le climat ni le sol : nous sommes néanmoins assurés que cette différence est constante à l'égard des animaux nourris & élevés dans les pays montagneux, tels que les montagnes de Suisse & d'Ecosse.

Néanmoins, la constitution des animaux étant donnée, d'autres circonstances peuvent occasionner des var[...]es dans la proportion d'huile que renferme leur Lait ; elle augmente communément à mesure que l'animal avance en âge, ou en raison du temps qui s'est écoulé depuis qu'il a mis bas ; elle augmente sur-tout, lorsque le sol où croit le pâturage est sec, ou lorsqu'il a servi plusieurs années de pâturage ; la quantité d'huile diminue au contraire, lorsque le sol est humide, & l'herbe plus remplie de sucs.

Après avoir ainsi déterminé la quantité de partie huileuse contenue dans le Lait, nous observerons que quand cette première partie s'est ainsi séparée sous forme de crême, cette dernière contient toujours, outre la partie huileuse proprement dite, une certaine quantité des parties coagulable & aqueuse du Lait. L'huile se sépare de ces parties par l'agitation ; c'est ce que l'on appelle battre le beurre, & elle prend par ce procédé la forme qui lui fait donner le nom de beurre. Nous avons déjà indiqué plus haut la théorie de cette manœuvre ; & comme elle réussit sans qu'il s'échappe d'air, ou sans aucune autre marque de fermentation, & même quoiqu'on mêle diverses substances au Lait, il est probable que le beurre est l'effet de l'agitation seule qui agit de la manière que nous avons indiquée plus haut ; & cette théorie paroît confirmée, en ce qu'elle explique en même temps les effets de l'ébullition, par le secours de laquelle l'on sépare, dans le Devonshire, le beurre de la crême, en l'agitant beaucoup moins qu'il est nécessaire dans les autres cas.

Je viens d'exposer les moyens propres à séparer, autant qu'il est possible, la partie huileuse du Lait ; je vais présentement considérer la nature & les qualités particulières de cette substance.

Cette huile récente paroît être, tant par ses qualités sensibles que par l'analyse chymique, absolument de la nature des huiles onctueuses tirées par expression des végétaux & de la graisse des animaux.

Le beurre a, il est vrai, plus de consistance que la plupart des huiles végétales, ce que je crois dû à la matière mucilagineuse qui y adhère, & qui semble aussi adhérer aux autres huiles ; mais il est probable que la partie mucilagineuse ou caséeuse du Lait est ici plus intimement unie au beurre, en raison de l'acide du Lait qui y adhère aussi. Le beurre, de même que les autres huiles douces & grasses, est sujet à un changement que l'on appelle rancidité, par lequel il acquiert une odeur & un goût particulier très-connu, & que l'on ne peut décrire, parce qu'il est entiérement *sui generis*. L'on n'a pas encore bien développé en quoi consiste ce changement : il semble dépendre, non de l'altération de l'huile propre du beurre, mais de quelque matière qui y est adhérente ; car lorsque le beurre n'est pas parfaitement séparé du babeurre, ou du lait de beurre, il se rancit plus facilement que celui qui en est plus complétement séparé ; & l'on peut mettre plus long-temps le beurre à l'abri de la rancidité, en le faisant fondre, & en le dégageant d'un sédiment qu'il laisse lorsqu'on le tient quelque temps fondu, & dans ce cas il devient en même temps plus fluide ; ce qui, à ce que je pense, donne lieu de croire qu'il forme alors une huile plus pure qu'il n'étoit avant.

Il est difficile de déterminer quelle est la nature de la matière qui se sépare ainsi du beurre, & qui est l'objet propre de la rancidité ; je crois qu'elle est en partie acide, parce que l'adhérence du babeurre accélère la rancidité, & que le beurre rance corrode facilement le cuivre ; ce que ne fait pas le beurre frais. Il est aussi évident qu'il se trouve avec cet acide une matière mucilagineuse ; & il me semble qu'il s'établit une fermentation dans ces deux matières, qui produit la rancidité dont il s'agit. Néanmoins l'on connoît encore peu cette fermentation particulière ; & tant qu'elle ne sera pas mieux

connue, l'on ne pourra trouver, ce qui feroit fort à
defirer, le moyen de prévenir la rancidité du beurre
& des autres huiles graffes. Le feul moyen que
nous connoiffions jufqu'à préfent pour conferver le
beurre, confifte à le féparer de fes parties acides &
mucilagineufes, & à y ajouter du fel marin. Lorfque le fel que l'on emploie eft très-parfait, il n'en
faut qu'une petite quantité ; & en augmentant fa
puiffance antizymique par l'addition d'un peu de
nitre & de fucre, on peut conferver le beurre très-
long-temps, de manière à pouvoir s'en fervir comme
aliment.

Je vais, après la partie huileufe, confidérer la
partie coagulable du Lait. La crême fe fépare du
Lait peu de jours après qu'il a été trait, & le refte
fe coagule fpontanément en une maffe molle qui a
un peu de confiftance, dans laquelle font renfermées
les parties aqueufes du Lait, qui font alors conftamment dans un état acide, & cet état précède prefque toujours la coagulation du total.

Peu de temps après que la coagulation eft formée, la partie aqueufe fe fépare du caillé proprement dit, de manière qu'on peut raffembler ce dernier plus parfaitement feul, & on en mange fouvent dans cet état ; mais on ne le raffemble jamais
fous forme folide, ou on n'a jamais tenté de le
réduire fous cette forme, de manière qu'il puiffe
mériter le nom de fromage. L'on fe fert quelquefois
du caillé que la crême produit fpontanément pour
faire une efpèce de fromage ; mais tous les autres
fromages fe font par une coagulation artificielle,
c'eft-à-dire, en ajoutant une matière propre à cailler
le lait entier immédiatement après qu'il eft trait,
ou celui dont on a féparé la crême, peu de temps
avant que la coagulation fpontanée ait commencé : la
matière que l'on emploie pour cet effet fe nomme
préfure : on l'obtient communément én rempliffant

le quatrième eftomac d'un veau de lait, qui s'y coagule, & l'on conferve pour l'ufage cet eftomac, dans le fel & l'eau, avec la préfure qu'il renferme. Il eft inutile de dire ici quelles font les précautions qu'exige l'ufage de cette préf**** néanmoins je ne puis m'empêcher d'obferver que la manière ordinaire dont on la prépare a donné lieu de fuppofer que la vertu qu'elle a de coaguler le Lait dépendoit de l'acidité qui fe trouve dans l'eftomac du veau, & qui fe communique au Lait que l'on y verfe ; cependant les expériences du docteur YOUNG prouvent évidemment que la vertu de la préfure ne dépend pas de cette acidité, mais qu'elle a une qualité qui réfide dans l'eftomac du veau, de même que dans celui de plufieurs autres animaux, & dans quantité de fubftances fort éloignées de tout foupçon d'acidité.

Il eft très-difficile de décider, d'après ces expériences, d'où dépend réellement la vertu coagulante de la préfure, & de plufieurs autres fubftances que l'on peut employer dans la même vue ; & nous refterons dans l'incertitude fur toute cette matière, jufqu'à ce que l'on ait fait un plus grand nombre d'expériences ; mais il fuffit, pour notre objet, d'obferver que le fromage qui fert d'aliment fe fait toujours avec la préfure ordinaire, & qu'en conféquence rien ne peut faire varier les qualités du fromage qui en réfulte, que l'efpèce & les qualités du Lait que l'on emploie, ainfi que les différentes circonftances & les procédés qui ont lieu dans fa préparation : mais avant d'examiner les différentes efpèces de fromages, il eft néceffaire de parler de la nature du fromage en général.

Une qualité commune à toutes les efpèces de fromage, eft d'être fujet à la putréfaction ; l'on peut dire que cette qualité le rapproche de la nature des fubftances animales, & ce qui confirme cette opinion, c'eſt que la matière qui forme le fromage ſe coagule, de même que les ſubſtances animales, par les acides, l'alcohol & la chaleur : il eſt vrai que les deux derniers, & même les acides minéraux, n'agiſ-ſent pas ſur la partie coagulable du Lait dans les mêmes circonſtances, ni de la même manière que ſur le ſerum du ſang des animaux ; néanmoins ils agiſſent ſur le Lait de manière à prouver qu'il y a une grande reſſemblance entre les deux objets. La nature animale du fromage eſt ſur-tout confirmée par l'alkali volatil qu'il donne à la diſtillation. Je conviens que ce fait eſt conteſté ; mais je l'adopte ſur l'autorité de chymiſtes célèbres, & d'après les expériences qui ont été faites ſous mes yeux. Une livre de fromage fait avec du Lait écrêmé, & qui n'étoit nullement altéré par la putréfaction, a d'abord donné à la diſtillation une eau très-pure, très-légére-ment acide ; enſuite une liqueur qui faiſoit une forte effervefcence avec les acides minéraux ; il s'éleva en troiſième lieu un ſel alkalin qui s'attachoit par-tout ſous forme concrète ſur les parois du réci-pient, & l'on obtint à la fin de la diſtillation une huile empyreumatique.

Je conclus de tout ceci, que le fromage, ou la partie coagulable du Lait, approche infiniment de la nature des ſubſtances animales ; & en admettant, ſuivant l'opinion commune, que le Lait eſt ſpéciale-ment formé par le chyle, ou par les alimens que l'on vient de prendre, nous reconnoîtrons facilement qu'il doit toujours ſe mêler avec la lymphe qu'il rencontre dans les vaiſſeaux lactés & le canal tho-rachique ; nous conviendrons par conféquent que cette lymphe conſtitue une partie du Lait, & ſur-tout de la portion coagulable ; d'où nous jugeons que l'on eſt fondé à croire que le Lait contient une portion de matière animaliſée, & que celui des ani-maux, qui ſe nourriſſent entiérement, ou en grande partie, de végétaux, est réellement un aliment qui tient un milieu entre le végétal & l'animal.

Telle est notre doctrine sur le fromage en général ; mais il faut observer que ses espèces, considérées comme aliment, different beaucoup entre elles. Nous avons déjà dit que l'on ne faisoit jamais de fromage avec la substance qui résulte de la coagulation spontanée du Lait, ou au moins que l'on n'en faisoit que dans le cas que j'ai indiqué plus haut. Dans tous les autres cas le fromage est formé par le caillé que produit l'addition de la présure, & ce fromage se distingue principalement par l'état du Lait avec lequel on le fait. Ainsi la présure s'ajoute au Lait entier tel qu'on le tire de l'animal qui le produit, ou au Lait privé de sa crême, ou à la crême séparée des parties aqueuses du Lait, ou enfin à une portion de Lait entier, à laquelle on joint une certaine quantité de crême prise d'une autre portion du même Lait ; ce qui doit spécialement produire une différence considérable dans le fromage, en raison des différentes proportions des parties coagulable & huileuse contenues dans le Lait dont l'on a fait usage : enfin, l'on peut n'employer, pour faire le fromage, que le lait d'un seul animal, ou mêlanger, dans des proportions différentes, plusieurs des espèces de lait dont l'on fait usage en aliment, mais particuliérement ceux de vache, de chèvre & de brebis, qui sont les seuls dont l'on fait du fromage en Ecosse.

Outre ces différences qui résultent de l'état & de la qualité du Lait que l'on emploie, il y en a plusieurs autres qui sont dues aux différentes méthodes de faire le fromage : telles sont les circonstances variées qui accompagnent la coagulation, les moyens que l'on emploie pour former le coagulum ou le caillé, la compression qu'on lui donne, la manière dont on le sale, & dont on le fait sécher, & enfin la manière de le conferver. L'on peut, d'après ces réflexions, juger des variétés infinies de fromage que l'on préfente fur nos tables. Je ne puis expliquer toutes les caufes de ces variétés ; & il ne paroît pas néceffaire de le tenter, parce qu'elles font plutôt relatives à des vues économiques & au goût, qu'à notre objet, qui eft de confidérer le fromage comme aliment.

Nous confidérerons le fromage fous ce dernier point de vue, après avoir parlé des différentes parties du Lait ; mais je me contenterai, pour le préfent, d'examiner une queftion curieufe relative aux variétés du fromage.

Les fromages fe diftinguent communément par les différens diftricts de la contrée qui les produit, & fouvent ils font d'un genre particulier à chaque diftrict. Il eft aifé de voir, d'après ce que j'ai dit, que la méthode des différentes contrées peut extrêmement varier, & donner une qualité différente au fromage : il feroit à defirer, pour obtenir ces qualités particulières, ou au moins pour les adapter aux différens goûts, que l'on pût déterminer les méthodes particulières à chaque contrée, de manière à pouvoir les imiter dans l'occafion ; mais cela eft extrêmement difficile, & dépend, à ce qu'il paroît, de ce que les matériaux que l'on emploie dans chaque manufacture font fort variés, ainfi que les méthodes adoptées pour les mettre en œuvre, de manière qu'il eft prefque impoffible à deux perfonnes qui n'ont pas fouvent opéré enfemble, de prendre exactement les mêmes mefures dans chacun des détails qu'exige un procédé long.

Après avoir ainfi indiqué ce qui m'a paru convenable à l'objet préfent relativement à la partie caféeufe, il me refte à examiner le troifième ingrédient qui conftitue le Lait, c'eft-à-dire, la partie aqueufe, vulgairement appellée Petit-lait.

L'eau

L'eau pure élémentaire forme toujours une portion très-confidérable du Lait, comme on le voit
évidemment, en examinant la quantité qui fe
fépare fpontanément ou artificiellement des autres
parties du Lait, ou celle que l'on obtient par l'évaporation, en n'appliquant qu'un degré léger de
chaleur qui ne puiſſe guère élever d'autre matière que l'eau pure. Il paroît, par les expériences
d'Hoffmann & d'Young, que dans ces cas l'eau
forme au moins les fept huitièmes de la maſſe totale
du Lait.

L'on peut obferver, d'après ce que je viens de
dire, que le Lait doit toujours être confidéré comme
un aliment très-liquide ; néanmoins cette obfervation n'eſt pas également appliquable à toutes les
efpèces de Lait ; car, quoiqu'elles different beaucoup par la proportion des parties huileufe & coagulable, la proportion de la partie aqueufe ne varie
pas autant. Le réfidu de quatre onces de Lait de
vache & de femme eſt, après l'évaporation, à trèspeu de chofe près le même ; ce réfidu eſt dans le
premier de trois gros trente-deux grains, & dans le
dernier de trois gros trente-quatre grains.

La partie aqueufe, féparée des autres parties du
Lait, diffère fuivant la qualité du Lait dont elle
eſt féparée : mais, quelles que foient les circonftances qui en accompagnent la féparation, cette
partie aqueufe tient toujours en diſſolution une
quantité de matière, dont la nature & la proportion different fuivant l'état où fe trouvoit le Lait
lorfque l'on en a féparé la partie aqueufe.

Le Lait nouvellement trait & coagulé par la préfure donne une partie aqueufe appellée proprement
Petit-lait, qui contient toujours une quantité confidérable de parties huileufe & caféeufe qui y font
difperfées, & que l'on peut en féparer de nouveau
par certaines méthodes. Le Petit-lait fait avec le

Lait écrêmé contient encore une quantité de la partie caséeuse, mais moins de la partie huileuse. La partie aqueuse du Lait qui se sépare de la partie huileuse en battant le beurre, se nomme Ba-beurre ou Lait de beurre, & ce Petit-lait contient une très-grande quantité de partie caséeuse, & très-peu de partie huileuse : enfin, l'on peut séparer la partie aqueuse du Lait entier ou écrêmé par la coagulation spontanée; ce qui forme toujours un Petit-lait acide, & dégagé en même temps, autant qu'il est possible, des parties huileuse & caséeuse. Je parlerai par la suite des qualités que peuvent avoir, dans ces états différens, les parties aqueuses du Lait comme aliment.

Après avoir indiqué les différens états dans lesquels on peut obtenir la partie aqueuse du Lait, je reviens à l'examen de l'état dans lequel on emploie le plus communément cette partie, c'est-à-dire, telle qu'on l'obtient du Lait entier lorsqu'on l'a fait cailler par la présure. La partie aqueuse diffère alors suivant les animaux dont le Lait est tiré, & cette différence n'est pas toujours proportionnée aux substances contenues dans le Lait avant la séparation de ses parties : ainsi, l'on pourroit croire que le Petit-lait de vache est plus chargé d'huile que celui de chèvre, parce que le Lait de la première semble contenir une plus grande quantité d'huile; mais j'ai observé tout le contraire, & cela dépend, à ce que je crois, de ce que l'huile du Lait de chèvre ne se sépare pas si facilement des parties aqueuses que celle du Lait de vache; mais cette huile adhère plus fortement à ces parties, & le Petit-lait en entraîne une plus grande quantité.

Outre les parties huileuse & caséeuse que contient toujours, comme nous l'avons dit, le Petit-lait, il s'y trouve aussi une matière saccharine, que l'on peut séparer du Lait ou du Petit-lait par différens procédés très - connus aujourd’hui. La matière que l’on obtient par ces procédés eft un véritable fucre, qui ne diffère de celui de la canne à fucre que par quelques parties huileufes & caféeufes du Lait qui y font encore adhérentes, mais dont on peut entiérement le dégager par des diffolutions & des cryftallifations réitérées, au point de lui donner le même degré de pureté qu’au véritable fucre.

Le Petit-lait peut, en raifon du fucre qu’il contient, paffer à la fermentation vineufe, & donner par conféquent à la diftillation un efprit ardent.

C’eft par la préfence de ce même fucre que le Petit-lait paffe fi facilement à la fermentation acéteufe, & qu’il devient acide dans les différentes circonftances dont j’ai parlé plus haut. Cet acide, gardé quelque temps, acquiert plus d’acidité, & conftitue probablement un acide d’un genre particulier, quoiqu’on ne l’ait pas encore, à ce que je crois, examiné chymiquement.

Après avoir parlé des différentes parties qui conftituent en général le Lait, il eft convenable de rechercher quelles font les proportions de ces parties fuivant les efpèces de Lait dont l’on fait ufage pour alimens dans le pays que nous habitons.

Ces Laits fe tirent de la brebis, de la chèvre, de la vache, de la jument, de la femme & de l’âneffe; les trois premiers font dus à des animaux ruminans, & les trois autres à des animaux non ruminans: j’ai cru devoir indiquer cette diftinction, quoique je ne puiffe déterminer comment les circonftances de la rumination & de la non-rumination influent fur l’état du Lait.

Je fuivrai, en indiquant la proportion des différentes parties que renferment ces efpèces de Lait, les expériences du docteur YOUNG : felon cet auteur, la proportion de la partie caféeufe eft plus grande dans la première efpèce, moindre dans la fuivante,

& ainſi de ſuite, en ſuivant l'ordre dans lequel je viens de citer les différentes eſpèces de Lait. Il eſt évident que la partie caſéeuſe eſt plus conſidérable dans les animaux ruminans que dans ceux qui ne ruminent pas. On peut très-exactement la déterminer dans les premiers; mais cela eſt beaucoup plus difficile à l'égard des derniers; & il me paroît qu'il faut un beaucoup plus grand nombre d'expériences que l'on en a faites juſqu'à préſent, pour déterminer les circonſtances qui influent ſur la coagulation de ces eſpèces de Lait, & par conſéquent la proportion de leurs parties caſéeuſes.

YOUNG dit que la proportion des parties ſéreuſes eſt, comme on auroit pu s'y attendre, en raiſon inverſe de la partie caſéeuſe, en ſuivant l'ordre indiqué ci-deſſus, comme on peut le voir par ſa table, page 59. L'on pourroit croire auſſi que les parties ſéreuſes ſont dans la même proportion que les parties aqueuſes que l'on obtient par l'évaporation : mais je doute que les expériences que l'on a faites ſur cet objet ſoient ſuffiſamment exactes; car ce que dit YOUNG à la fin de la Sect. III du Chap. VIII, du réſidu qu'il a trouvé après l'évaporation des différens Laits, diffère un peu des expériences particulières qu'il a données dans la première partie de ſon ouvrage.

La proportion de la partie huileuſe eſt plus conſidérable dans le Lait de brebis, enſuite dans le Lait de vache, & moindre dans celui de chèvre; mais je crois qu'il eſt difficile de déterminer cette proportion, parce que la partie huileuſe du Lait de chèvre ne ſe ſépare pas auſſi facilement des autres parties que celle qui ſe trouve dans le Lait de vache. Entre les animaux qui ne ruminent point, le Lait de femme paroît contenir plus d'huile que celui de jument ou d'âneſſe : & cela paroît moins dépendre de la différence de conſtitution que de la nourriture ; car les femmes mangent communément une plus grande quantité de matière huileuse que les jumens ou les ânesses ; & je me suis assuré par l'expérience, que la proportion de matière huileuse diminue beaucoup dans le Lait des femmes que l'on astreint sévérement au régime végétal.

Nous avons ainsi assigné les proportions de chaque partie constitutive des différentes espèces de Lait, autant qu'il est possible de les déterminer par les expériences que l'on a faites jusqu'ici ; & je crois pouvoir admettre ces proportions comme une chose démontrée par les raisonnemens que je ferai sur cet objet ; mais il faut observer, avant de quitter cette matière, que les expériences que l'on a faites pour comparer le Lait ou les Laits de deux animaux différens, ne peuvent être de la plus grande exactitude ; car le Lait de chaque individu varie en raison de sa constitution particulière, de son âge, du temps qui s'est écoulé depuis l'accouchement, & de la différence du régime : ainsi, si en comparant le Lait de deux espèces différentes, l'on ne choisit pas deux individus qui se trouvent dans la même disposition à l'égard des circonstances dont je viens de parler, le résultat que l'on obtiendra ne pourra servir à établir aucune règle générale relativement aux deux espèces. En voici un exemple : le Lait de brebis fournit communément plus de crême & de beurre que celui de vache ; néanmoins je pense qu'il y a des vaches d'Alderney dont le Lait donne plus de crême & de beurre que celui de quelque brebis que ce soit.

Cette réflexion servira peut-être à rendre raison de la différence qui se trouve entre les expériences du docteur FERRIS & celles du docteur YOUNG à l'égard du Lait de jument & celui de femme ; il faut remarquer que la manière de vivre occasionne beaucoup plus de variétés dans le Lait de femme que

l'on en obferve dans celui des animaux, & c'eft particuliérement ce qui rend un peu incertain le rang
que tient le Lait de femme dans les Tables d'YOUNG
& de FERRIS.

Après avoir ainfi confidéré le Lait en général &
fes différentes efpèces, je vais examiner la manière
dont s'engendre cette liqueur chez les femmes. L'on
peut demander en premier lieu pourquoi le Lait
paroît pour la première fois lorfque le corps des
femelles fe trouve dans une circonftance particulière,
c'eft-à-dire, dès que le fœtus eft formé, & que la
femelle eft délivrée; mais nous ne répondrons à
cette queftion qu'après avoir examiné la manière
donr le Lait s'engendre pendant tout le temps que
les femelles continuent d'en fournir.

L'opinion communément adoptée fur cet objet
eft prife de la reffemblance apparente qui fe trouve
entre le Lait & le chyle, dans lequel fe convertiffent
toujours les alimens contenus dans l'eftomac & les
inteftins avant de paffer dans les vaiffeaux fanguins:
l'on a cru, d'après cette reffemblance, que le chyle
fe portoit, fans fe mêler aux autres parties du fang,
directement aux mamelles, & qu'il s'y manifeftoit
fous forme de Lait.

Je ne puis admettre cette doctrine, quoique très-
généralement adoptée; je penfe qu'elle eft fondée
fur plufieurs erreurs de phyfiologie, & qu'elle en a
également engendré un grand nombre. D'abord je
ne puis admettre que le chyle qui a paffé dans les
vaiffeaux fanguins, refte quelque temps fans fe mêler
avec les autres parties du fang; l'on affure en avoir
vu diftinctement dans le fang peu de temps après
avoir pris des alimens; mais je penfe qu'il y a eu
quelque erreur dans ces obfervations, & que l'on a
pris pour du chyle quelques autres changemens fur-
venus dans le fang, comme il eft arrivé plufieurs
fois; ou s'il eft poffible que l'on y ait réellement

apperçu du chyle dans certains cas, il est certain que cela n'arrive pas suivant l'ordre ordinaire de l'économie animale ; car il y a des exemples sans nombre que l'on a tiré du sang des veines à différens intervalles, après avoir mangé, sans y observer rien qui ressemblât au chyle : il est même presque impoſſible que cela puiſſe arriver. Le chyle met toujours beaucoup de temps à paſſer dans la veine souclavière, & il n'y paſſe par conséquent qu'en petite quantité à chaque fois, d'où il résulte qu'il doit être mêlé sur le champ avec un volume considérable de sang ; le volume du sang avec lequel il se mêle augmente, lorsque le tout est porté dans le ventricule droit du cœur ; & pendant ce paſſage, ainſi que dans le suivant à travers les poumons & le ventricule gauche du cœur, il se trouve des puiſſances qui agiſſent sur la maſſe totale, divisent le chyle de la manière la plus subtile, & le mêlent intimement avec les autres parties de fluides qui sont d'une couleur plus foncée. Il est presque impoſſible, d'après un mélange auſſi exact, que l'on trouve dans aucune partie des artères, ou des veines, le chyle réuni sous une seule maſſe & sous la couleur qui lui est propre, à moins que l'on ne prouve que lorsque le sang est en repos, il exiſte une puiſſance qui dispose le chyle à se séparer des autres parties : l'on n'a pas parlé de cette puiſſance, & elle ne pourroit pas exiſter sans que l'on eût reconnu le chyle dans pluſieurs cas d'extravaſation, où néanmoins l'on n'en apperçoit certainement pas.

Le Lait n'est donc pas particuliérement produit par le chyle tel qu'il paſſe du canal thorachique dans les vaiſſeaux sanguins qui se portent aux mamelles des femelles, & il ne reçoit pas, quand il y est parvenu, la matière & les qualités que l'on reconnoît dans le Lait : cette hypothèse est très-mal étayée, par l'idée où l'on est que le chyle reste

X 4

féparé des autres parties du fang quelque temps
après qu'il a été tiré des vaiffeaux fanguins. L'on
obferve, il eft vrai, qu'une grande quantité des
alimens nouvellement pris contribue à la production du Lait; mais l'on verra qu'il n'eft nullement
probable que le chyle, en prenant ce cours, conferve la même forme & le même état de crudité où
il fe trouve lorfqu'il paffe dans les vaiffeaux fanguins ; & l'on conviendra qu'il eft beaucoup plus
probable que le Lait s'engendre dans les mamelles
par les puiffances particulières des fecrétions, quoique myftérieufes,

Quoique le Lait ne foit pas le même fluide qui
paffe du canal thorachique dans la veine fouclavière,
il y a plufieurs preuves qui nous portent à croire que
la matière du Lait eft particuliérement engendrée
de celle du chyle, ou de la fubftance alimentaire
que l'on a prife en dernier lieu ; mais l'on fait communément une fort mauvaife application de ces
preuves, & on les porte trop loin. L'on cite pour
preuve à ce fujet, l'odeur particulière aux alimens
que l'on a pris en dernier lieu, qui fe reconnoît
fouvent dans le Lait dont la fecrétion fe fait immédiatement après : cela eft vrai dans plufieurs cas,
mais ne l'eft pas univerfellement; car j'ai vu des
nourrices manger une grande quantité de fubftances
odorantes, fans que l'on pût les reconnoître dans
leur Lait : fi même cet effet étoit plus général, je
ne le regarderois pas comme une preuve qu'une portion confidérable des alimens prend ce cours. Il y a
certaines odeurs qui fe répandent d'une manière
étonnante, & que l'on fent fouvent dans les lieux
où il n'exifte pas une grande quantité de la matière
qui les fournit. L'on peut admette ici le raifonnement que nous avons fait plus haut à l'égard de
l'odeur que l'Afperge communique aux urines, &
en conclure par conféquent que l'odeur des alimens

que l'on apperçoit dans le Lait immédiatement après avoir mangé, n'eſt pas une preuve qu'il y ait une grande quantité de matière alimentaire qui a pris ce cours.

L'on objecte encore que l'on reconnoît ſouvent dans le Lait d'autres qualités, qui prouvent qu'une portion conſidérable de la matière particulière aux alimens contribue à la production de ce fluide. Cela peut être bien fondé dans quelques cas ; mais je ſoupçonne que les faits que l'on a rapporté relativement à cet objet ont été fort éxagérés. L'on a par exemple prétendu que les purgatifs que prenoit une nourrice influoient ſur ſon nourriſſon ; mais le docteur YOUNG, qui a examiné attentivement ce fait, ne l'a jamais trouvé vrai ; & j'ai vu cinquante exemples où l'enfant n'a pas été affecté par les purgatifs que ſa nourrice avoit pris : & quoique cela ſoit arrivé dans quelques cas, la matière dans la quelle réſide ſouvent la vertu des purgatifs eſt ſi ſubtile & en ſi petite quantité, que je crois devoir regarder cet effet comme une foible preuve qu'une grande partie des alimens prend conſtamment ce cours. Ce qui me confirme que les qualités particulières des alimens n'influent pas toujours ſur le Lait qui eſt produit immédiatement après avoir mangé, c'eſt que j'ai vu beaucoup de nourrices prendre une grande quantité de liqueurs enivrantes, & s'enivrer elles-même, ſans avoir obſervé dans un ſeul cas que l'ivreſſe ſe fût communiquée à leur nourriſſon.

Il me ſemble que le plus fort argument que l'on ait donné pour prouver que les alimens que l'on vient de prendre contribuent ſpécialement à la production du Lait, eſt fondé ſur ce que la quantité de Lait qui ſe porte aux mamelles augmente toujours beaucoup immédiatement après que l'on a mangé ; & ſi l'on n'a pas pris une quantité convenable d'aliment dans un temps donné, la ſecrétion du Lait diminue évidemment. Tout ceci est vrai, & est sur-tout sensible à l'égard des alimens liquides : il est aisé de concevoir qu'une quantité de liquide introduite dans le corps doit augmenter toutes les secrétions ; & il est suffisamment évident qu'elle doit particuliérement augmenter la secrétion du Lait, qui contient une si grande quantité d'eau. Tout le monde sait que la quantité de Lait que donne une nourrice dépend beaucoup plus de la boisson qu'elle prend que de la quantité d'alimens solides. Une observation particulière m'a appris jusqu'à quel point la secrétion du Lait dépendoit des liquides dont l'on faisoit usage. J'ai vu des nourrices qui, ne ressentant aucune soif, étoient affectées d'une altération considérable, dès que leur enfant approchoit de leurs mamelles & commençoit à tetter. Cet effet me paroît être une institution de la nature, qui indique aussi que la boisson est spécialement nécessaire pour favoriser la génération du Lait. Je conclus de tout ce que je viens de dire, que je ne vois pas que l'augmentation de la secrétion du Lait, après avoir mangé, soit une preuve qu'une portion considérable de la matière solide des alimens, ou qu'une portion pure du chyle se porte immédiatement aux mamelles, pour produire cette secrétion.

J'ai ainsi tenté de détruire l'erreur où l'on est que le chyle fournit immédiatement & entiérement la matière du Lait, sans avoir éprouvé aucun changement dans les vaisseaux sanguins. J'ai rejetté quelques - unes des preuves que l'on a données pour appuyer cette hypothèse, & j'ai tâché d'en affoiblir d'autres ; néanmoins mon dessein n'est pas de refuser absolument d'examiner quelques-unes de ces preuves. Il est évident, d'après tout ce que j'ai dit, que le Lait contient, outre l'eau, une portion d'une autre matière, dont il faut que j'expose l'origine. Les parties huileuse & coagulable peuvent se séparer par les fecrétions de la maſſe du ſang, quel que ſoit en général ſon état ; mais il y a, outre ces parties, une matière ſaccharine, que l'on apperçoit très-rarement dans quelque portion que ce ſoit de la maſſe du ſang, & l'on peut préſumer avec confiance que cette matière eſt fournie par la ſubſtance ſaccharine de nos alimens végétaux, qui reſtent quelque temps ſans s'aſſimiler au propre fluide animal.

J'avoue qu'il peut y avoir quelque erreur dans ce raiſonnement ; car le diabète prouve que les puiſ-ſances de l'économie animale peuvent produire ou extraire de nos alimens une plus grande quantité de ſucre que de coutume, & même le conſerver plus long-temps, ſans l'aſſimiler à nos liquides : ainſi, l'on ne pourra pas connoître l'effet que cette puiſ-ſance produit ſur la ſecrétion du Lait, juſqu'à ce que l'on ait vu une nourrice affectée de diabète, ce qui, à ce que je crois, ne s'eſt pas encore rencontré.

J'ai effleuré en paſſant cette queſtion, parce qu'elle me paroît curieuſe ; mais·je reviens à mon objet, & je crois qu'il eſt aſſez probable que la matière ſaccha-rine du Lait eſt produite par la matière de ce genre renfermée dans les végétaux récemment introduits dans le corps, & qui ne s'eſt pas encore aſſimilée ; c'eſt pourquoi l'on obſerve tous les jours que les alimens végétaux augmentent la quantité de Lait qui ſe porte aux mamelles des femmes : il eſt abſolument néceſſaire de vivre de végétaux, pour produire un Lait auſſi aceſcent que celui qui ſe trouve dans les mamelles des femmes, comme le prouvent évidemment les expériences que le docteur YOUNG a faites ſur les chiennes. Une chienne uniquement nourrie de végétaux a donné un Lait aceſcent, & qui ſe coaguloit ſpontanément, de même que celui des animaux ruminans ; mais la même chienne ayant été peu de temps entiérement nourrie de viande, ſon Lait eſt devenu évidemment alkalin, & ſe coaguloit

ſpontanément. J'examinerai par la ſuite quelle eſt
l'application que l'on peut faire de ce fait dans la
pratique ; il ſuffit d'obſerver préſentement que ces
expériences prouvent évidemment que le mélange
d'alimens doit, chez les animaux, de même que chez
les femmes, rendre le Lait qui s'engendre alors beaucoup plus aceſcent ou plus alkalin, en raiſon de la
manière générale de vivre ; mais je ne puis guère
concevoir qu'il y ait d'autre différence dans le Lait
des animaux qui vivent de végétaux, que celle qui
réſulte de la plus ou moins grande quantité d'alimens, & je ne crois pas qu'aucune ſubſtance purement médicinale puiſſe produire aucun effet à cet
égard.

Les organes ſecrétoires ſont adaptés avec un art
admirable à une ſecrétion particulière, & ne conviennent qu'à celle-là ſeule, de manière qu'ils ne
livrent guère paſſage à toute matière étrangère à cette
ſecrétion. Il y a, il eſt vrai, des exemples que ces
organes ont laiſſé paſſer des matières qui ne faiſoient
pas partie de leur propre ſecrétion ; mais ces exceptions ſont beaucoup plus rares qu'on ne le croit, &
le nombre en eſt ſi petit, qu'elles ne peuvent que
confirmer la règle générale. Il paroît que les mamelles de femmes rejettent les matières qui ne ſont
pas propres à former le Lait ; & les exemples que
nous en avons donnés ſuffiſent pour prouver que
l'opinion commune, qui admet que ces matières
peuvent paſſer facilement aux mamelles, eſt mal
fondée. La chèvre eſt un animal multivore, & l'on
s'eſt formé des idées vagues des qualités du Lait &
du Petit-lait que produit cette variété d'alimens ;
mais je puis aſſurer, d'après des expériences multipliées, que l'on obſerve très-rarement quelque différence dans les qualités du Lait de cet animal ; & je
conclus de tout ce que je viens de dire, que les projets de Galien & d'Hoffmann, d'imprégner le

Lait de vache ou d'âneffe de fubftances médicales, eft un rafinement frivole & dénué de probabilité.

Après avoir confidéré les qualités générales du Lait, & fes différens états, fuivant les différentes efpèces d'animaux, ou dans le même individu en différens temps, je vais paffer à l'objet qui nous concerne particuliérement ; favoir, l'ufage du Lait comme fubftance alimentaire.

L'objet qui fe préfente le premier en nous occupant de cette matière, eft l'ufage du Lait comme conftituant la nourriture propre des animaux nouvellement nés de la claffe des *mammalia*. Je n'ofe tenter d'expliquer comment cette nourriture eft adaptée à tous ces animaux ; je fuis obligé de me borner à examiner les petits de ceux qui fourniffent le Lait dont l'on fait ufage comme aliment en Ecoffe, & je m'occuperai fur-tout de ce qui a un rapport fpécial à l'efpèce humaine.

La première production du Lait fe fait toujours en même temps que celle du fœtus, & alors le bout des organes qui donnent le Lait, ou les parties prôpres à la fuccion, fe développent, & l'animal nouveau-né, dirigé par l'inftinct & inftruit par la nature, s'en faifit ; ce qui ne laiffe aucun doute que le Lait qui s'engendre eft particuliérement deftiné & approprié à la nourriture du nouveau-né ; & nous allons tenter d'expliquer plus particuliérement comment il eft adapté à remplir cet objet dans l'efpèce humaine.

Les phyfiologiftes fe font contentés à bien peu de frais dans la folution qu'ils ont donnée de cette queftion, en difant que le chyle produifoit le Lait, de même que ce dernier produifoit le chyle fans le fecours des organes de la digeftion, qui, n'étant pas encore exercés à cette fonction, ne pouvoient la remplir fur le champ. Nous avons déjà prouvé que la première propofition étoit fauffe, & nous pouvons en conclure que la dernière n'eſt pas mieux fondée. Il eſt probable que le Lait qui pénètre les vaiſſeaux lactés n'eſt pas dans le même état où il ſe trouvoit en entrant dans l'eſtomac ; car dès que le Lait eſt dans ce viſcère, il s'y coagule toujours par la préſure qu'il y rencontre, & il a par conſéquent beſoin de la puiſſance diſſolvante du fluide gaſtrique, pour reprendre de nouveau ſa fluidité : il eſt également probable que le Lait devient plus ou moins acide dans l'eſtomac, & qu'il faut qu'il ſe combine d'une certaine manière avec les fluides animaliſés, pour qu'il puiſſe ſe trouver dans l'état où le chyle eſt toujours lorſqu'il entre dans les vaiſſeaux lactés : le Lait introduit dans l'eſtomac ne devient donc pas lui-même du chyle, & ce n'eſt point parce qu'il eſt un chyle tout préparé qu'il eſt propre à la nourriture des nouveaux-nés. Il faut tâcher par conſéquent de réſoudre d'une autre manière la queſtion propoſée ; il me paroît qu'il y a une réponſe très-aiſée à faire, à laquelle néanmoins les phyſiologiſtes n'ont pas fait d'attention juſqu'ici.

Tant que le fœtus ou l'animal naiſſant eſt dans le ſein de ſa mère, tous ſes fluides ſont les mêmes que ceux que renferment les vaiſſeaux de la matrice, dont ils tirent leur origine, & ces fluides ſont par conſéquent dans un état auſſi complétement alkaleſcent que peut le permettre l'économie humaine ; mais l'on ſait auſſi que cet état du ſang dégénéreroit bientôt chez les adultes même & acquerroit une qualité dangereuſe, ſi les parties les plus alkaleſcentes n'étoient entraînées par les ſecrétions & par l'uſage d'alimens nouveaux & moins alkaleſcens : or, le ſang du nouveau-né eſt dans un état qui le diſpoſe à un changement de cette nature ; il eſt donc néceſſaire de prévenir ce changement par de nouveaux alimens, & même par des alimens qui ne ſoient pas abſolument alkaleſcens : les végétaux paroissent propres à remplir cet objet ; mais il est probable qu'un aliment de ce genre ne pourroit être adapté aux puissances de la digestion, ni proportionné sur le champ à l'état des vaisseaux de l'enfant, accoutumés jusqu'alors à un sang parfaitement alkalescent. Il paroît en conséquence nécessaire de donner une nourriture intermédiaire qui puisse changer le sang par degrés, & cet aliment intermédiaire est le Lait.

Nous ne pouvons pas reconnoître avec précision les différens états d'alkalescence du sang des différens animaux ; mais nous présumons qu'il est plus alkalescent dans les animaux entiérement carnivores que dans l'espèce humaine, dont la nourriture est partie végétale & partie animale. Pour que les fonctions de l'économie humaine s'exercent convenablement, il semble qu'il faut un certain degré d'alkalescence inférieur à celui de l'état le plus alkalescent du sang : c'est pourquoi l'homme est dirigé comme par instinct à faire usage des alimens végétaux.

Néanmoins les vaisseaux du fœtus sont d'abord remplis, pour des vues que nous ne pouvons clairement expliquer, d'un sang aussi complétement alkalescent que ceux de l'adulte : mais afin de procurer & de conserver au sang l'état le plus propre aux fonctions de l'économie humaine, il étoit nécessaire de préparer un aliment végétal pour l'enfant : l'on observe en conséquence que pendant même les premières années de la vie, rien n'est plus propre pour conserver la santé que de faire en grande partie usage d'une nourriture végétale ; cependant un changement aussi considérable ne pouvoit se faire impunément chez l'enfant que par degrés ; & un aliment mixte, tel que le Lait, étoit par conséquent le plus propre pour les premiers mois de l'enfance. Ce que je viens de dire est confirmé par les inconvéniens qui sont résultés de toutes les tentatives que l'on a faites

pour introduire dès les premiers temps de la naiſ-
ſance l'uſage conſidérable d'alimens purement végétaux.

Nous avons ainſi tenté d'expliquer pourquoi le
Lait eſt un aliment particuliérement adapté à la
nourriture de l'enfant nouvellement né, & il ne s'eſt
trouvé perſonne qui en ait douté, excepté VAN-
HELMONT, dans les ouvrages duquel on trouve fréquemment des biſarreries étranges. M. BROUZET s'eſt
arrêté depuis peu à cette opinion de VAN-HELMONT;
mais ce qu'il dit à ce ſujet me paroît être également
frivole & mal fondé.

Le Lait étant l'aliment le plus convenable aux
animaux nouvellement nés, l'on ne peut guère douter
que le plus propre à tout être qui vient de naître doit
être celui des animaux de ſon eſpèce, & par conſéquent celui de la mère qui vient de lui donner le
jour.

Les raiſonnemens dont M. BROUZET fait uſage
à ce ſujet me ſemblent très-peu ſatisfaiſans, & ſouvent erronés; mais comme je ne vois pas que ſes opinions aient été fort goûtées des ſavans, il me paroît
inutile de ſacrifier ici mon temps & mes ſoins pour
les rectifier.

Il eſt difficile de déterminer combien de temps
cette nourriture eſt la plus propre à l'enfant; mais
le but même de la multiplication de l'eſpèce indique
que la nature y a mis des limites : car, autant que
nous pouvons nous en rapporter aux obſervations
que nous avons faites ſur l'eſpèce humaine, je crois
qu'il y a des inconvéniens à allaiter trop peu de
temps ou trop long-temps, & il me paroît que
moins de ſept mois, ou plus de onze, ſont en général nuiſibles, de manière que l'uſage ordinaire,
qui eſt de neuf mois, me ſemble bien fondé. L'on
peut varier ſans danger ce temps dans quelques cas
particuliers; mais je ne crois pas que l'on ait juſqu'ici

qu’ici convenablement déterminé les circonftances de la conftitution de l’enfant qui exigent de varier plus ou moins à cet égard : le plus fûr eft de prolonger un peu le terme ordinaire ; mais je fuis perfuadé qu’en allaitant trop long-temps les enfans on contribue à augmenter la difpofition au rachitis ; & toutes les fois que la dentition fe fait lentement, il me paroît nuifible de prolonger l’allaitement des enfans.

Après avoir ainfi déterminé, autant qu’il m’a été poffible, le temps pendant lequel le Lait de la mère eft l’aliment le plus convenable pour l’enfant, il fe préfente une autre queftion à réfoudre ; favoir, combien de temps on doit ne faire ufage que de ce feul aliment, ou quand il eft convenable d’en fubftituer un d’un autre genre : nous avons déjà obfervé qu’il ne convient pas de mettre de fort bonne heure les enfans à l’ufage des végétaux, & je fuis perfuadé que l’on ne peut admettre ces alimens fans danger quelques mois après la naiffance ; mais je n’ofe déterminer d’une manière précife combien on doit prolonger ce temps. Je fuis difpofé à croire, d’après ce que j’ai obfervé, que l’on ne doit guère donner d’alimens tirés des végétaux, dans quelques cas que ce foit, avant cinq mois accomplis, & paffé ce temps même, il faut en augmenter par degrés la quantité jufqu’au fevrage, de manière qu’à ce dernier période on ne faffe pas de changemens confidérables.

Je dois obferver, avant de quitter ce fujet, que le Lait même de la mère ne fe digère pas convenablement chez quelques enfans, & en particulier qu’il devient plus acide qu’il ne doit l’être, d’où il réfulte des maladies pour l’enfant. Il feroit très à defirer que l’on pût indiquer comment on pourroit prévenir cet inconvénient, ou y porter remède ; mais je ne me fens pas en état de le faire d’une manière fort claire : il n'eſt pas toujours aiſé de reconnoître la cauſe de ce mal, & de s'aſſurer s'il dépend de la qualité du Lait de la nourrice, ou de la qualité des autres nourritures que l'on donne en même temps, ou de l'état de l'eſtomac de l'enfant.

Quant à la première cauſe, l'on pourroit ſoupçonner peut-être que l'uſage des alimens trop acides ne ſeroit pas convenable à la nourrice, mais je ne m'en ſuis pas encore apperçu ; & j'ai remarqué que les nourriçons de celles qui prenoient une grande quantité de nourriture animale étoient auſſi fréquemment attaqués de la maladie que ceux dont les nourrices vivoient plus particuliérement de végétaux ; & j'ai vu tenter, ſans ſuccès, de guérir cette maladie, en donnant à la nourrice une plus grande quantité de nourriture animale que de coutume.

Je ſuis perſuadé que la ſeconde cauſe produit quelquefois la maladie dont il s'agit ; car j'ai obſervé que dans pluſieurs cas cette maladie affectoit les enfans que l'on avoit mis de bonne heure à l'uſage des alimens tirés des végétaux ; ce qui engendroit un acide différent de celui du Lait, que les puiſſances digeſtives de l'enfant ne pouvoient prévenir ou corriger qu'avec beaucoup de difficulté.

J'ai fréquemment obſervé, relativement à la troiſième cauſe, que les puiſſances digeſtives de quelques enfans pouvoient vaincre les mauvaiſes qualités du Lait & des autres alimens ; ce qui me perſuade que la foibleſſe de ces puiſſances eſt ſouvent, chez d'autres enfans, la cauſe de la maladie dont nous parlons ; mais je trouve que dans ces cas même, il eſt difficile de reconnoître ſi le vice dépend uniquement des organes de la digeſtion, & je crois qu'on ne doit le ſuppoſer, que quand on apperçoit des marques de foibleſſe dans tout le ſyſtême. Le Lait coagulé que l'on trouve dans les ſelles de l'enfant eſt, à ce que je crois, un ſigne de la foibleſſe des organes de la digeſtion.

D’après cette incertitude fur les caufes de la maladie, il eft difficile de dire comment on doit en général la traiter : je laiffe en conféquence aux praticiens habiles à juger de fes caufes fuivant les cas particuliers, & à diriger leur traitement en conféquence.

Il me refte à dire, au fujet de l’ufage principal que l’on fait du Lait de femme, quel eft le meilleur moyen de mettre les nourrices en état de fournir du Lait en très-grande quantité, & de la meilleure qualité. Il eft inutile d’obferver que fi l’on choifit une nourrice d’une bonne conftitution, tout ce qui peut en général conferver la fanté eft principalement, & peut-être uniquement néceffaire pour en faire une bonne nourrice : je ne crois pas devoir expofer quelles font en général les mefures convenables à prendre pour parvenir à ce but. Après m’être auffi étendu fur la correfpondance que l’on obferve entre la manière de vivre & le Lait qui en réfulte, l’unique objet qui me refte à confidérer ici en particulier, eft de déterminer, autant qu’il me fera poffible, quel eft le régime le plus convenable aux nourrices.

Il faut obferver, pour décider cet objet, que les différentes efpèces de Lait dont les hommes font ufage font toutes tirées d’animaux qui vivent uniquement de végétaux, & qu’en conféquence le Lait qui en réfulte eft affez convenable à l’économie humaine ; mais l’on peut douter qu’il foit le plus convenable, en ce que le Lait deftiné aux enfans nouvellement nés eft celui de femme qui peut vivre & qui vit communément d’un mélange de fubftances animales & végétales ; d’où l’on peut conclure que le Lait qui réfulte d’un pareil régime eft le plus convenable à l’économie humaine, même dans l’enfance.

Si l’on confidère néanmoins que le Lait de femme contient autant de matière végétale que tout autre, & que la nature l’a deftiné à être employé dans un temps où le but principal femble être d'introduire la matière végétale, une manière de vivre admiſſible, & peut-être néceſſaire dans d'autres temps, n'eſt pas une preuve qu'elle ſoit convenable dans cette occaſion.

Je pourrois donner ici un grand nombre de preuves que l'économie humaine, ſi l'on en excepte un petit nombre de cas, n'exige pas abſolument l'uſage de la nourriture animale; qu'il y a encore beaucoup de cas où elle en exige une grande quantité, & qu'en général la ſanté de l'homme ſe ſoutient mieux en faiſant particuliérement uſage de végétaux pour alimens, d'où je crois qu'il réſulte naturellement que l'on peut ſans danger entretenir la ſanté des femmes qui nourriſſent par l'uſage ſeul des alimens végétaux.

L'uſage que l'homme fait de la nourriture animale ne prouve donc pas qu'elle ſoit néceſſaire ou convenable aux femmes pendant qu'elles nourriſſent; je crois même qu'il eſt reconnu par l'expérience que la quantité de liquide étant égale, les nourrices qui vivent entiérement, ou en grande partie de végétaux, donnent une plus grande quantité de Lait, & d'une meilleure qualité que celles qui mangent beaucoup de nourriture animale : c'eſt ce que je puis aſſurer, d'après cinquante ans d'obſervations; j'ai connu pendant ce temps un très-grand nombre d'enfans très-bien portans dont les nourrices ne vivoient que de végétaux, & j'en ai vu pluſieurs devenir malades pour avoir été allaités par des nourrices qui, au lieu de ne vivre que de végétaux, comme elles avoient coutume, s'étoient miſes à l'uſage d'une grande quantité de nourriture animale. J'ai même connu des enfans qui ont été incommodés, parce que leur nourrice avoit mangé à un ſeul repas plus de viande que de coutume.

Si le but de la nature eſt, comme il ſemble, de donner à l'enfant une grande quantité de lait aceſcent, les expériences que le docteur YOUNG a faites fur les chiennes démontrent combien les végétaux font néceffaires pour parvenir à ce but ; car ces expériences nous apprennent qu'en nourriffant une chienne uniquement de viande, non - feulement la qualité de fon Lait en fut confidérablement altérée, mais la quantité même diminuée.

L'on peut objecter contre les preuves que je viens de donner en faveur de la nourriture végétale pour les nourrices, que je fuis convenu que l'eftomac des enfans étoit quelquefois fujet à une acidité morbifique, que l'on pouvoit attribuer à l'acidité extraordinaire du Lait de leurs nourrices, produite peut-être par les acides dont elles vivoient : je ne nie pas la poffibilité de cet effet, mais je fuis perfuadé qu'il eft très-rare. La puiffance de l'économie animale a tellement le pouvoir de changer la qualité des fubftances acefcentes en un état alkàlefcent, que je penfe que l'excès des alimens acefcens, ou même l'acidité qui en réfulte, ne fe reconnoît jamais au-delà des premières voies, excepté dans le cas du Lait où l'on a cru la reconnoître.

Dans ce cas même, l'on peut affurer avec certitude que l'acidité ne paffe jamais le degré qu'exige l'économie ; car l'on n'a jamais trouvé d'acide dans le Lait récent ; & l'on peut préfumer que chez les nourrices, de même que chez les autres perfonnes, les fluides animalifés qui fe trouvent dans l'eftomac & les inteftins, & la lymphe, qui fe mêle toujours avec le chyle, y font en fi grande quantité, qu'elles doivent, conjointement avec l'action des poumons, empêcher qu'il y ait jamais une furabondance de matière acefcente, même dans le Lait : il me paroît auffi très - probable qu'il ne s'y trouveroit pas de matière faccharine & acefcente, fi elle n'y étoit engendrée par la puiffance de la fecrétion. Ces réflexions, & le changement de nourriture que j'ai

tenté inutilement pour corriger l'acide que l'on foup-
çonnoit dans le Lait des nourrices , me perfuadent
que l'on ne doit jamais attribuer l'acidité morbifique,
qui fe manifefte fouvent dans l'eftomac des enfans,
au régime acefcent de la nourrice , mais à l'une des
caufes dont j'ai parlé plus haut.

L'on me permettra d'ajouter encore une réflexion
en faveur de la nourriture végétale des nourrices, ou
au moins contre l'abus qu'elles font de la viande.

Il me paroît que la détermination du fang vers
l'utérus & les ovaires eft fufpendue un certain temps
chez les nourrices , de manière que pendant ce temps
les règles font interrompues, & la conception n'a
pas lieu. Je fais que le contraire s'obferve chez quelques nourrices , & je fuis perfuadé que ces deux
états font particuliers à celles qui font naturellement
d'une conftitution pléthorique, ou qui le font devenues par le grand ufage de la nourriture animale :
néanmoins l'on croit en général , & probablement
d'après l'obfervation, que la menftruation & la conception font toujours incompatibles avec les qualités
propres à une bonne nourrice : il eft donc convenable
que les nourrices , pour éviter ces inconvéniens,
s'abftiennent entiérement de la viande, ou au moins
qu'elles n'en ufent qu'avec la plus grande réferve.

Ceci me fuggère une obfervation que je crois à
propos de faire avant de quitter cet objet. En re-
commandant, avec autant d'empreffement que je
viens de le faire, la nourriture végétale aux nourrices, j'ai eu particuliérement en vue les nourrices
mercenaires, que l'on prend fréquemment dans la
dernière claffe du peuple, & qui, dans tout le cours
de leur vie, ont été nourries uniquement de végétaux : j'ai toujours remarqué que quand l'on mettoit
ces nourrices à l'ufage de la viande, il en réfultoit
de mauvaifes conféquences : j'obferverai néanmoins
qu'il eft poffible que ces mêmes nourrices aient pré-

cédemment fait en partie ufage de nourriture animale ; & l’on peut faire une exception à leur égard,
c’eft-à-dire, ne pas les priver entiérement de cette
nourriture.

Néanmoins l’exception que j’ai particuliérement
en vue ici regarde les femmes de condition qui veulent nourrir leurs enfans. Ces femmes font très-cer-
tainement accoutumées à la nourriture animale, &
peut-être même à en manger beaucoup ; & je penfe
qu’il ne feroit pas prudent de les en priver entiérement, mais il feroit très-néceffaire d’en diminuer
beaucoup la quantité, & de ne leur en permettre
qu’en raifon de leur ancienne habitude.

Il me refte à examiner l’ufage du Lait comme aliment pour les adultes. Il eft rare que l’on emploie
le Lait de femme, ou d’âneffe & de jument, pour
toute nourriture, ou même comme partie principale
des alimens ; mais lorfque l’on peut en prendre une
fuffifante quantité, il n’eft pas douteux que ces efpèces conviennent affez pour cet objet, quoiqu’elles
donnent certainement une nourriture plus foible
qu’une égale quantité de Lait des animaux ruminans.
L’on emploie à Edimbourg le dernier, & fur-tout
celui de vache ; mais je n’ai guère eu d’occafions
convenables de faire des obfervations que fur ce
dernier ; c’eft pourquoi je vais particuliérement m’en
occuper ici.

Les différentes parties qui compofent en général
le Lait ont toutes une qualité nutritive, & il eft
probable qu’elles rempliffent mieux l’objet auquel
elles font deftinées, lorfqu’elles font introduites fous
une forme très-liquide : ainfi le Lait de vache contient communément une fuffifante quantité de fubftance nutritive pour le rendre un très-bon aliment ;
& l’on fait qu’il peut fouvent faire l’unique nourriture d’un homme, ou au moins en faire, dans beaucoup de cas, une très-grande partie.

Y 4

Le Lait, qui est ainsi généralement propre à la nourriture des hommes, semble leur convenir également dans tous les périodes de la vie, excepté quelques mois de l’enfance ; car, quoique le Lait de vache ait, dans certains cas, réussi aux nouveaux-nés, il ne paroît pas, d’après ce qui a été dit plus haut, qu’il leur convienne jamais aussi bien que le Lait de femme.

L’on ne peut guère douter que le Lait de vache ne soit un aliment suffisamment nourrissant pour l’homme à tout autre période qu’à celui que j’en ai excepté ; mais il peut l’être plus ou moins, selon les âges. Il paroît qu’en omettant la restriction que j’ai indiquée, les jeunes enfans sont ceux auxquels il convient le mieux, de même que les alimens tirés des végétaux sont nécessaires au même période, pour les raisons que j’ai données plus haut : mais comme il est douteux que l’économie humaine puisse être convenablement soutenue par les végétaux seuls, on y joint avec raison le Lait, parce qu’il donne une portion de matière alkalescente ; & j’ai connu un grand nombre de personnes qui, ne vivant que de Lait & d’alimens tirés des végétaux, en étoient suffisamment nourris pour remplir toutes les fonctions ordinaires de la vie.

L’on ne peut par conséquent douter qu’il convient d’élever les enfans de la même manière. Je pense qu’il est très - rarement nécessaire de donner aucune nourriture animale à ceux qui sont au-dessous de l’âge de puberté ; nous avons en Ecosse des exemples sans nombre d’enfans qui jouissent de la santé la plus parfaite, & qui sont devenus très-forts, sans jamais user d’aucune nourriture animale, si l’on en excepte la petite quantité contenue dans les œufs, qu’on ne leur accorde qu’avec beaucoup de ménagement & très-rarement. J’ai d’ailleurs observé que, lorsque l’on faisoit un grand usage de cette même

nourriture au-deſſous de l’âge de puberté, il en ré-
ſultoit des effets très-pernicieux ; qu’elle occaſionnoit
ſur-tout l’irritabilité & la diſpoſition inflammatoire
du ſyſtême.

Nous penſons cependant que la nature a deſtiné
une certaine portion de nourriture animale à l’économie humaine, & que cette nourriture lui eſt
très-propre : nous croyons qu’elle convient ſur-tout,
& qu’elle eſt peut-être néceſſaire dans les climats
froids, au période de la vie où les hommes ſont
engagés dans des affaires qui exigent du travail ; car
alors le Lait ne pourroit pas ſuffire pour remplir le
même objet.

Je n’oſe déterminer combien peut durer cet état ;
mais je ſuis perſuadé que quand les puiſſances vitales
& la vigueur commencent à décliner, l’état alkaleſcent des fluides augmente toujours à proportion
que l’on avance en âge ; ce qui me porte à croire
que plus cet état alkaleſcent s’accroît, plus l’on doit
de nouveau faire librement uſage du Lait & des
végétaux.

Il eſt aſſez évident qu’une certaine quantité de
Lait eſt un aliment très-convenable à chaque période
de la vie, & que tous les hommes peuvent en faire
conſtamment uſage, ſi l’on en excepte certaines perſonnes, dont l’eſtomac ne digère pas bien cet aliment : il eſt difficile de déterminer la cauſe de cet
effet. Le Lait ſe caille toujours dans l’eſtomac ; mais
il y en a quelques-uns où il paroît former un caillé
plus ferme que dans d’autres, & alors il réſiſte à
la puiſſance diſſolvante du fluide gaſtrique, comme
le prouvent les cas dont j’ai été témoin, où le Lait
a été rejetté par le vomiſſement pluſieurs heures
après l’avoir pris, en gros morceaux caillés. Je ne
ſais d’où cela dépend, & je ne connois pas encore
les moyens d’y remédier.

Nous avons d’autres fois obſervé que le Lait

s'aigriſſoit plus facilement dans certains eſtomacs que dans d'autres, & l'on ne peut douter qu'il ſe caille également dans ces eſtomacs ; mais comme l'on ſait que le Lait caillé ſpontanément, ou par les acides, ſe mange ſouvent ſans qu'il en réſulte aucun inconvénient, il me paroît que la coagulation, qui eſt dans ce cas réunie à l'acidité, n'a que peu ou point de part aux déſordres qui ſurviennent.

Les déſordres que produit le Lait aigri ſont les mêmes que ceux qui réſultent des végéaux aceſcens ; peut-être ſont-ils moins violens : la précaution recommandée par quelques auteurs d'éviter de manger du Lait en même temps que les aceſcens, n'eſt pas fondée ; car j'ai un grand nombre d'exemples que l'on a impunément négligé cette précaution.

Le Lait n'eſt certainement jamais nuiſible par ſon acidité, que dans le ſeul cas où l'eſtomac eſt extraordinairement diſpoſé à la fermentation acide ; je conviens qu'il peut alors nuire & aggraver la maladie, de même que les autres acides. Il faut cependant obſerver, en faveur du Lait, que quand ſa partie ſéreuſe s'aigrit dans l'eſtomac, les parties huileuſe & caſéeuſe conviennent particuliérement pour abſorber de nouveau l'acide, & s'unir avec lui pour former le fluide animal ; c'eſt pourquoi le Lait eſt, ſi je ne me trompe, en général aiſé à digérer, & remplit promptement de chyle les vaiſſeaux lactés. Nous avons une preuve de la facilité avec laquelle le Lait s'unit avec les acides, en ce que quand il eſt coagulé par les derniers, l'acide ſe joint toujours avec la partie caillée ; & dès que la coagulation ſpontanée commence, l'acide qui ſe forme preſque en même temps s'unit toujours intimement avec la partie caillée. Ceci eſt prouvé par pluſieurs exemples dont j'ai été témoin, où le fer chaud, produit par l'acidité qui dominoit dans l'eſtomac, a été guéri ſur le champ en buvant du Lait nouvellement trait.

Après avoir ainsi traité de tout ce qui a rapport au Lait comme aliment, je crois à propos d'en dire ici peu de mots comme médicament, parce que je ne trouverois pas d'occasion aussi convenable de le faire dans tout le cours de cet ouvrage.

J'ai dit plus haut que, quoique le Lait, tel que nous le mangeons, ne soit pas du chyle, il se transformoit néanmoins facilement, & peut-être même avec plus de facilité que tout autre aliment, en véritable chyle ; en conséquence, toutes les fois que les organes de la digestion sont affoiblis, le Lait peut réparer les pertes du corps beaucoup plus sûrement que toute autre substance : c'est pourquoi le Lait est un médicament restaurant dans tous les cas d'amaigrissement & de foiblesse, au moins toutes les fois que les organes de la digestion ne sont pas affectés de manière à ne pouvoir le digérer.

L'on a recommandé le Lait comme remède , nonseulement contre la foiblesse des solides , mais même dans tous les cas où les fluides étoient viciés. L'on ne peut douter qu'il est la substance la plus parfaite pour réparer les pertes du fluide animal ; car il ne tend nullement à augmenter l'alkalescence ou l'acescence de la masse du sang , & il est plutôt propre à corriger ces deux dispositions lorsqu'elles dominent : il passe en même temps facilement par les excrétions , en raison de sa fluidité , & en conséquence il ne peut guère porter à l'excès la pléthore du système sanguin : il donne néanmoins suffisamment de nourriture pour empêcher que ce même système ne se désemplisse trop ; d'où l'on doit conclure que le Lait convient pour fournir la quantité de fluide la plus convenable pour conserver l'équilibre du système.

Le Lait étant ainsi adapté à procurer l'état le plus parfait des fluides , tant pour leur qualité que pour leur quantité , si l'on considère que toutes les

matières étrangères introduites, ou engendrées dans
le corps, doivent former une partie de la férofité,
& être en conféquence entraînées par les excrétions;
l'on conviendra facilement que l'ufage du Lait continué quelque temps, eft non-feulement un moyen
de corriger toutes les matières viciées qui affectent
les fluides, mais même de les chaffer au dehors.

L'on peut en général regarder cette doctrine comme
très-vraie; mais nous fommes obligés de convenir
qu'elle eft fufceptible d'exceptions. Si les fluides
étoient viciés par un levain particulier, comme ils
paroiffent l'être dans la maladie vénérienne, &
même fréquemment, à ce que je crois, dans le cancer, le Lait pourroit fouvent modérer la violence
de la maladie, fans cependant la guérir, à moins
d'employer en même temps les moyens propres à
corriger & chaffer ce levain. Il y a encore d'autres
cas où l'on peut admettre une acrimonie répandue
dans les fluides, que le Lait ne peut corriger, &
où il eft en conféquence infuffifant pour procurer
la guérifon. Nous croyons que dans ces cas la maladie ne dépend pas uniquement de l'acrimonie des
fluides, mais d'un état morbifique du fyftême général, ou des fonctions de quelques organes particuliers, qui donne lieu à la ftagnation & à la corruption des fluides : tel paroît être le cas de plufieurs
affections cutanées que le Lait ne guérit point.

Il y a une maladie que le Lait ne peut guérir,
où l'on fuppofe cependant qu'il domine une acrimonie particulière, & dont quelques fymptômes
favorifent cette hypothèfe; ce font les écrouelles,
qui fe manifeftent fouvent chez des enfans qui vivent
prefque uniquement de Lait, & je crois avoir vu
plufieurs cas où elles ont plutôt empiré, lorfque ceux qui en étoient affectés mangeoient une
grande quantité de Lait. Il me paroît que cette
maladie dépend d'un certain état du fyftéme lym-

phatique que l’on ne connoît point ; mais je puis assurer, d’après l’expérience, que le Lait ne me paroît pas avoir la vertu de corriger cet état.

L’on conviendra, d’après ce que j’ai dit, que le Lait peut être un remède pour plusieurs maladies : il est en conséquence convenable de parler ici de quelques-unes de celles où l’on croit qu’il convient particuliérement.

La première dont je ferai mention est la phthisie pulmonaire ; & il ne sera pas difficile de prouver pourquoi le Lait y est souvent convenable. De quelque manière que l’on explique l’origine de cette maladie, je prétends que les symptomes qui lui sont particuliers ne se manifestent jamais sans que l’on reconnoisse que la diathèse inflammatoire domine en même temps dans tout le système. Le Lait qui fournit une moindre quantité de gluten, & un fluide moins alkalescent que la nourriture purement animale, doit en conséquence être utile pour prévenir la diathèse inflammatoire, & peut en même temps détruire entiérement la disposition à cette diathèse : il est possible que par ce moyen il modère, & même guérisse la maladie. Toute espèce de Lait peut produire ces effets ; mais je remarquerai, conformément aux principes que j’ai établis, qu’on les obtient plus sûrement du Lait des animaux non ruminans, & que celui d’ânesse ou de jument convient mieux que celui de femme. Il peut même y avoir des cas où l’on réussisse mieux en faisant usage du Petit-lait, que de quelque espèce de Lait que ce soit.

L’on croit communément le Lait de femme préférable, dans la phthisie, à celui de tout autre animal ; néanmoins j’en doute, parce que ce Lait contient une plus grande quantité d’huile que celui d’ânesse ou de jument : d’ailleurs, lorsqu’on considère combien il est rare qu’une femme donne une quantité de Lait suffisante pour nourrir un adulte, l’on conviendra que l’ufage du Lait d’âneffe eft plus fûr.

Après avoir ainfi démontré que le Lait étoit le remède de la phthifie pulmonaire, parce qu’il étoit propre à prévenir & diffiper la diathèfe inflammatoire, l’on pourra demander pourquoi l’on ne rempliroit pas mieux la même indication en vivant plus complétement de végétaux. Il eft difficile de réfoudre cette queftion ; néanmoins, pour le faire de mon mieux, j’obferverai qu’une nourriture plus végétale peut réellement être un remède plus certain, & qu’il y a des exemples qu’elle a réuffi : cependant cette nourriture n’eft pas toujours le remède convenable, parce qu’il y a des cas de phthifie pulmonaire où la diathèfe inflammatoire eft accompagnée d’une foibleffe des organes de la digeftion pour les alimens purement végétaux.

Il faut auffi obferver que la phthifie, quoique conftamment accompagnée de la diathèfe inflammatoire, eft fouvent réunie à un état de foibleffe confidérable, qu’il feroit dangereux de trop augmenter, comme il pourroit arriver en ne vivant que de végétaux. Mais comme je n’ai pas eu d’occafion de déterminer ces objets par des expériences exactes & décifives, je laiffe à d’autres à décider, d’une manière pofitive, fi l’ufage du Lait peut être univerfellement, ou même très-généralement le remède le plus convenable de la phthifie pulmonaire. J’obferverai, en terminant cet objet, qu’il eft difficile d’établir aucune règle générale à cet égard, parce qu’il eft très-certain que les différens cas de phthifie pulmonaire renferment beaucoup de variétés relativement à leur origine & à leurs fymptomes, que les médecins n’ont pas encore apperçues ou expliquées.

La goutte eft encore une maladie dans laquelle on regarde le Lait comme un remède convenable. L’on ne fera pas étonné qu’il fe foit élevé des conteftations à ce fujet, en faifant attention que l'on a adopté, relativement à la nature de la maladie, différentes opinions qui ont dû influer fur l'idée que l'on s'eft formée des remèdes que l'on a cru convenables. Je n'entreprendrai pas ici de rien décider entre ces différentes opinions, ni d'entrer dans aucune des difcuffions qui fe font élevées à ce fujet; je me contenterai d'expofer la doctrine qui me paroît la plus probable, & de la foumettre au jugement de mes lecteurs.

Il me femble que la goutte commence toujours par un état de pléthore; que la même caufe l'entretient, & donne lieu à fes retours; & par conféquent, que fi l'homme ne faifoit jamais ufage de nourriture animale, il feroit abfolument exempt de cette maladie : nous avons une forte preuve que ce que j'avance eft communément vrai, en ce que l'on n'obferve prefque jamais la goutte chez ceux qui ont été élevés & nourris uniquement de Lait & de végétaux. L'on peut ajouter à cette obfervation les exemples nombreux de perfonnes réduites accidentellement à vivre de peu, qui ont été guéries par-là de la goutte à laquelle elles étoient fujettes avant. Pour faire l'application de ce fait à l'objet préfent, j'obferverai que comme le Lait ne peut jamais produire un état de pléthore, l'on peut, à ce que je crois, en en faifant fa principale nourriture, fe mettre abfolument à l'abri de la goutte. L'on fait que chez les goutteux d'une conftitution pléthorique, il faut un certain degré de vigueur, & une certaine fermeté de ton de tout le fyftème; que l'on reconnoît particuliérement au degré de ton de l'eftomac, pour produire l'inflammation des extrémités, qui eft la crife néceffaire à ces fortes de conftitutions : ainfi, la diminution de la vigueur & du ton du fyftème peut produire différens défordres chez ces perfonnes. Il eft en conféquence poffible que l'ufage du Lait, fur-tout quand on le fubftitue à un régime plus nourriffant, puiffe produire cet effet ; c'eft pourquoi je penfe que pour préferver abfolument de la goutte, il eft néceffaire de fe mettre de très-bonne heure à l'ufage du Lait, avant que la diathèfe goutteufe foit formée : mais lorfque la goutte s'eft manifeftée, on ne doit avoir recours au Lait pour la guérir, que pour les perfonnes qui confervent encore toute leur vigueur : il y a des exemples que l'on en a fait ufage dans ces cas avec avantage & fans inconvénient ; mais il peut être dangereux de mettre au Lait, pour toute nourriture, les goutteux qui font avancés en âge, & où il y a perte de ton : j'obferverai cependant que comme le Lait ne donne pas une nourriture auffi foible que le régime végétal feul, le premier eft toujours moins dangereux que le dernier.

Quelques médecins ont prétendu que, pour guérir ou prévenir la goutte, il n'étoit pas néceffaire de vivre de Lait toute la vie, mais qu'il fuffifoit de s'y aftreindre rigoureufement pendant un an. Il eft poffible que ce régime produife cet effet à un certain période de la vie, en détruifant la difpofition à l'état de pléthore, qui revient moins facilement à un certain âge : cependant l'on ne peut pas compter fur cet effet ; car l'on a fouvent vu des goutteux foulagés en fe mettant quelque temps au Lait & au régime végétal, & qui étant revenus à leur genre de vie accoutumé, ont non-feulement été attaqués de la goutte avec plus de violence qu'avant, mais même ont été fujets à différentes maladies ; & je fuis perfuadé que, quand l'on s'eft aftreint un certain temps à un genre de vie abftême, l'on ne peut guère fans danger ufer librement des alimens fort nourriffans.

Plufieurs médecins ont propofé le Lait comme un remède dans les maladies fébriles. J'ai déjà remarqué que

que l'ufage du Lait fans mélange d'aucune nourriture animale, étoit fouvent utile pour prévenir &
corriger la diathèfe inflammatoire qui domine dans
le fyftéme, & par conféquent pour arrêter l'état
fébrile qui accompagne cette diathèfe : mais je dois
obferver que le Lait pur eft un remède douteux,
quand la pyrexie ou la fièvre eft complétement formée. Il eft rare qu'il forme une boiffon agréable
dans les cas de fièvre continue, & il ne diminue
guère la foif; j'ai remarqué que le plus fouvent
l'eftomac ne pouvoit le fupporter, & qu'il excitoit
fréquemment la foif, que l'on fe propofoit de diminuer par fon moyen : j'ai fait cette obfervation dans
toutes les fièvres qui étoient formées, foit qu'elles
fuffent inflammatoires ou putrides. Il paroît que
dans la fièvre il y a quelque chofe dans l'état de
l'eftomac qui s'oppofe à la digeftion convenable du
Lait. Je ne puis expliquer clairement en quoi cela
confifte ; mais une longue expérience m'a convaincu
du fait : c'eft pourquoi, malgré les recommandations
générales & indéfinies dont j'ai parlé plus haut, je
ne prefcris jamais le Lait pur dans aucune fièvre ;
d'ailleurs, plus il eft liquide & acide, plus il eft
agréable, & mieux il paroît convenir aux différentes
indications que l'on fe propofe de remplir.

Après avoir ainfi confidéré l'ufage du Lait en
général, comme aliment ou comme médicament,
il me refte à parler du choix des différens Laits
que l'on peut employer ; ce que je ferai en peu de
mots.

Toutes les fois que l'on fe propofe de donner
beaucoup de nourriture, & que l'on ne craint pas
en conféquence de favorifer l'état de pléthore, l'on
doit préférer le Lait des animaux ruminans, pourvu
feulement que les organes de la digeftion puiffent
parfaitement le digérer.

Lorfque l'on fe propofe d'une autre part de prévenir & de diminuer l'état pléthorique & la diathèfe inflammatoire, il eft plus convenable d'employer le Lait des animaux non ruminans, fur-tout lorf-que l'on foupçonne que les organes de la digeftion font foibles.

Il me refte, pour conclure, à dire quelle eft la manière la plus convenable d'employer le Lait pur : l'on ne peut douter qu'il ne convient jamais mieux, pour remplir les différentes indications aux-quelles on le deftine, que quand il vient d'être trait, & certainement avant la féparation de fes différentes parties, à laquelle il eft difpofé : plu-fieurs médecins, & en particulier BOERHAAVE, ont cru que le Lait ne pouvoit refter expofé quelque temps à l'air, fans qu'il fe fît une évaporation d'une portion de fa partie la plus volatile & la plus im-portante ; mais perfonne n'a pu encore donner au-cune preuve évidente d'une évaporation de ce genre, ou en déterminer la nature ; on s'eft toutefois fervi de l'argument fuivant pour l'admettre : c'eft, a-t-on dit, pour conferver le principal ufage de cette por-tion, qui eft de fervir à la nourriture de l'enfant, que la nature a voulu que le Lait fût exprimé par la fuccion ; elle a ainfi pourvu à ce que ce liquide n'eût aucune communication avec l'air avant d'être reçu dans l'eftomac de l'animal nouvellement né ; mais cet argument eft faux, de même que plufieurs autres qui font fondés fur notre manière de juger des caufes finales. Nous ne voyons pas qu'aucun des animaux connoiffe, ou puiffe mettre en ufage aucun autre moyen que la fuccion, pour exprimer le Lait des mamelles des femelles, ou en faire part à leurs petits ; & quoique l'homme puiffe, pour cet effet, employer quelque autre moyen artificiel, je fuis perfuadé qu'il eft impoffible, de quelque manière que l'on s'y prenne, d'exprimer tout le Lait des mamelles d'une femme autrement que par la fuccion de l'enfant; & je pense que la nature a eu cet objet en vue, sans que l'on puisse en conclure que le Lait éprouve aucun changement nuisible, lorsqu'il est exposé peu de temps à l'air.

L'on peut encore démontrer plus évidemment, de manière qu'il ne reste aucun doute à cet égard, que le Lait ne perd pas de ses parties volatiles les plus importantes, en faisant attention à l'usage constant où sont plusieurs nations de faire bouillir légèrement celui de vache immédiatement après qu'il est trait, sans observer néanmoins que ses qualités soient altérées en aucune manière, & qu'il soit moins propre à remplir les objets auxquels on le destine. L'on remarque au contraire que le Lait bouilli est moins disposé à s'aigrir, probablement parce que l'ébullition le prive d'une grande quantité d'air qui auroit pu favoriser cette fermentation.

Il me reste à traiter une autre partie de mon objet, c'est-à-dire, à déterminer les qualités alimentaires ou médicinales des différentes parties du Lait employées séparément; mais j'exposerai très-brièvement les observations que j'ai à faire à ce sujet.

Le beurre, ou la partie huileuse du Lait, jouit précisément des mêmes qualités que les autres huiles par expression, vulgairement nommées huiles grasses, soit qu'on les tire des animaux ou des végétaux; nous examinerons dans un autre endroit les usages que l'on fait de ces huiles comme alimens ou comme médicamens. L'unique question qui doit particuliérement nous arrêter ici est de déterminer s'il vaut mieux employer la partie huileuse du Lait dans l'état de crême, lorsqu'elle est jointe à une portion des parties caséeuse & séreuse, ou lorsqu'elle en est plus complétement séparée sous la forme de beurre. Je ne puis répondre d'une manière positive à cette question; mais il me paroît qu'une quantité d'huile, sous forme de crême, se digère mieux qu'une égale quantité de partie huileufe fous forme de beurre : cela peut néanmoins varier un peu, felon que les différens eftomacs digèrent plus ou moins facilement les huiles; & j'ai connu des perfonnes qui digéroient la crême plus facilement que le beurre. La plus ou moins grande difpofition de l'eftomac à l'acidité peut encore donner lieu à quelque différence à cet égard, & la crême peut être plus nuifible que le beurre aux eftomacs qui abondent en acide.

La partie caféeufe ou coagulable eft certainement la principale partie nutritive, l'on pourroit même dire la plus nutritive du Lait; l'on doit en confé-quence la confidérer, prife feule, comme une fubf-tance très-nourriffante; on peut même la regarder comme nutritive, lorfqu'on la mange telle que la donne la coagulation fpontanée, quoiqu'elle foit en très-grande partie féparée de fa portion huileufe : mais lorfqu'on fait cailler artificiellement le Lait nouveau, & que la partie huileufe eft en confé-quence réunie à la caféeufe, on peut confidérer le produit qui en réfulte comme renfermant à-peu-près toute la fubftance nutritive du Lait; & fi l'on enlève le caillé fans en féparer le Petit-lait, il retiendra certainement toute la partie nutritive, & fe digérera auffi facilement que le Lait pris fous forme fluide. Il eft donc indifférent, tant pour la manière dont fe digère le Lait, que pour la nourriture qu'il donne, qu'on le prenne fluide ou nouvellement caillé.

Le caillé féparé du Petit-lait devient alors une fubftance plus nutritive que le Lait dont il eft tiré; mais il eft probable qu'il fe digère plus difficile-ment que le Lait même, ou que le caillé entier dont je viens de parler : néanmoins, tant que le caillé, dont on a féparé en grande partie le Petit-lait, refte dans un état d'humidité, c'eft-à-dire, tant qu'il y a une portion de Petit-lait qui y eft adhérente, il fe digère plus facilement que quand l'humidité en est plus parfaitement enlevée, & que toute la masse plus étroitement serrée est réduite sous forme de fromage.

Les espèces de fromage sous forme sèche varient beaucoup, comme nous l'avons dit plus haut ; mais il est aisé de reconnoître les qualités qui lui sont particulières dans ces différens états : quand il est fait avec le Lait écrêmé, il peut être très-nourrissant ; mais il est très-difficile à digérer, & ne convient qu'aux personnes les plus robustes, & la difficulté même avec laquelle il se digère peut alors le rendre moins nourrissant.

Le fromage fait avec le Lait entier doit encore être une substance plus nourrissante, &, à ce que je crois, beaucoup plus aisée à digérer ; le fromage fait de même avec le Lait entier, auquel on ajoute une portion de crême d'un autre Lait, nourrit encore davantage, & n'est guère moins aisé à digérer, parce que les parties huileuses par-tout interposées entre les parties du gluten doivent rendre la cohérence de ce dernier moins forte. L'on fait souvent du fromage avec la crême seule ; mais il est aisé de juger de ses qualités d'après ce que je viens de dire.

J'ai dit plus haut que non-seulement l'on faisoit du fromage avec le Lait de vache, mais même avec celui de brebis ou de chèvre, & que souvent l'on ajoutoit une portion des deux dernières espèces de Lait à celui de vache. Comme les Laits de brebis & de chèvre contiennent une plus grande quantité de parties huileuse & caséeuse, plus l'on en fait alors entrer dans le fromage, plus il devient nourrissant, mais il est en même temps plus difficile à digérer.

On mange non-seulement le fromage nouveau & frais, mais même celui qui a passé quelques-uns des différens degrés de la corruption particulière à laquelle il est sujet, de manière qu'il acquiert alors

de nouvelles qualités : il devient plus ou moins âcre
& ftimulant, fuivant fon degré de corruption, tant
à caufe de l'acrimonie qu'il contracte, qu'à caufe du
grand nombre d'infectes qui s'y engendrent très-
conftamment, lorfqu'il eft dans cet état. Le fromage
ainfi corrompu ne fe mange guère en affez grande
quantité pour que l'on puiffe le confidérer comme
une fubftance alimentaire, & je ne puis expliquer
clairement jufqu'à quel degré, ou de quelle manière il peut, comme on le fuppofe communément,
devenir un affaifonnement qui influe fur la digeftion
des autres alimens qui fe trouvent dans l'eftomac.

Il y a, relativement au fromage, une chofe particulière qui mérite d'être remarquée ; c'eft que fouvent on le mange après l'avoir fait griller, c'eft-à-
dire, après l'avoir fait chauffer à un degré confidérable fur le feu ; l'on fépare par ce moyen une portion de fon huile, & les autres parties s'uniffent
plus étroitement enfemble. Je connois plufieurs perfonnes qui paroiffent très-bien digérer cet aliment ;
mais il eft certain que les eftomacs foibles ne le
digèrent pas aifément, & il ne convient nullement
à ceux qui font fujets aux indigeftions, ou échauffés
par un fouper lourd.

Une grande partie du peuple, fur-tout les pau-
vres qui habitent des pays de montagnes remplis de
pâturages, font beaucoup ufage de Lait caillé. Il
y a une manière de s'en fervir, qui eft, à ce que
je crois, particulière aux Ecoffois, & qui me paroît
mériter de trouver place ici.

Cette préparation fe fait de la manière fuivante :
on met une portion de Lait écrêmé dans un vafe de
bois, plus profond que large, dont le fond eft percé
d'un trou bouché avec une cheville, qui peut s'ôter
& laiffer écouler la liqueur ; l'on met ce vaiffeau
dans un autre plus large & plus profond, de manière que l'on peut y verfer de l'eau bouillante, &

en environner le plus petit vaiſſeau. Lorſque cela eſt fait, on laiſſe ainſi les vaiſſeaux un jour ou deux, plus ou moins, ſuivant l'état de l'atmoſphère ; au bout de ce temps, l'on trouve le lait caillé & la partie aqueuſe ſéparée du caillé précipitée au fond du vaiſſeau : on fait ſortir cette eau acide par le moyen de l'ouverture dont j'ai parlé plus haut ; on bouche de nouveau le petit vaiſſeau ; on le remet dans le plus grand, que l'on remplit d'eau bouillante, comme avant : après avoir laiſſé le tout dans cet état vingt-quatre heures de plus, l'on trouve encore une eau acide ſéparée du caillé ; on tire cette eau comme avant ; l'on remue & l'on agite fort vivement avec un bâton ce caillé, qui reſte & qui prend une conſiſtance très-épaiſſe, & on le préſente dans cet état ſur nos tables.

Les perſonnes aiſées font ſouvent uſage de ce mets en Ecoſſe pendant tout l'été, & il eſt fort connu à Edimbourg ſous le nom de *crême de Corſtorphin*, qui eſt le nom d'un village voiſin, où on le fait principalement ; on en porte au marché dans toutes les villes conſidérables d'Ecoſſe. C'eſt un aliment aſſez nourriſſant ; &, en raiſon de la quantité d'acide qu'il conſerve encore, il a une acidité modérée, mais agréable, & eſt rafraîchiſſant. Je l'ai ſouvent preſcrit aux phthiſiques, & je n'ai jamais obſervé qu'en en faiſant librement uſage, il en ſoit réſulté chez ces malades, ni chez d'autres perſonnes, aucunes maladies de l'eſtomac ou des inteſtins.

Après avoir ainſi parlé de tout ce qui eſt relatif à la partie caſéeuſe du Lait, il me reſte à examiner ce qui conſtitue, comme je l'ai indiqué plus haut, la troiſième partie du Lait entier, c'eſt-à-dire, la partie aqueuſe.

Je conſidérerai d'abord cette partie dans l'état de *Lait de beurre* produit de la manière que j'ai décrite. On le tire communément du Lait gardé quelque

temps., & devenu plus ou moins acide; mais on
peut en obtenir de celui qui vient d'être trait; alors
ce Lait de beurre n'est pas acide, & ne diffère du
Lait entier qu'en ce qu'il est privé de sa partie huileuse. Il est encore assez nourrissant dans cet état;
&, comme souvent il se digère mieux que le Lait
entier, je l'ai fréquemment employé dans la phthisie
avec plus de succès que je n'aurois pu en attendre
du Lait entier, ou de ses parties aqueuses, dans un
état plus acide : néanmoins c'est dans ce dernier état
qu'on l'emploie le plus communément, & il est très-
utile dans tous les cas où l'on veut rafraîchir; plus
on le garde, plus son acidité paroit augmenter, &
il en devient plus rafraîchissant. Quelques personnes
se sont imaginées que cette acidité pouvoit être dan-
gereuse dans certains cas ; je ne me suis pas néanmoins apperçu de ses mauvais effets, à moins que
l'on en ait pris une très-grande quantité, ou dans le
temps que le corps étoit fort échauffé; & il est probable que dans le dernier cas l'eau froide auroit produit le même mal. J'observerai que l'acide du Lait
de beurre, ou les autres états acides de la partie
aqueuse du Lait, n'augmentent pas l'acescence de
l'estomac, ou ne causent pas la flatulence que les
végétaux récens, acides & acescens, ont coutume
de produire : on peut par conséquent donner plus
sûrement cet acide à ceux qui ont l'estomac foible.

L'on fait particuliérement usage de la partie
aqueuse du Lait, lorsqu'il est dans l'état que l'on
appelle strictement *Petit-lait* : il est alors séparé du
Lait entier & du coagulum produit par la présure;
ainsi il contient toujours, outre la substance saccharine, une portion des parties huileuse & caséeuse,
& est par conséquent nutritif : il l'est cependant
moins que le Lait entier; c'est pourquoi le Petit-
lait paroît plus convenable, pour prévenir ou corriger l'état pléthorique ou phlogistique des fluides, que

le Lait entier ; l'on peut néanmoins douter que le Petit-lait que l'on tire du Lait des animaux ruminans soit aussi nourrissant que le Lait entier de ceux qui ne ruminent pas.

Il faut faire sur-tout attention à l'un des ingrédiens particuliers du Petit - lait , qui est le sucre ; l'on en obtient du Petit-lait & de tant d'autres substances alimentaires , qu'on doit le considérer comme très-salutaire à l'économie humaine : c'est cette substance , ou l'acide dans lequel elle se change , qui rend particuliérement le Petit-lait propre à prévenir l'état phlogistique & trop alkalescent de nos fluides ; & comme on peut communément en prendre une plus grande quantité que quelque espèce que ce soit de Lait entier , il peut, dans beaucoup de maladies , être un remède plus efficace. Ce n'est qu'en admettant que l'on peut introduire une plus grande quantité de Petit-lait , qu'il m'est possible de concevoir les vertus si vantées du *sucre de Lait* ; car quand il est purifié à un certain degré , je ne vois pas qu'il differe du sucre que l'on tire de la canne à sucre ou des autres substances ; & quand on l'emploie sans être purifié , je ne comprends pas comment la petite portion des autres parties de Lait qui y restent adhérentes peut lui donner les vertus qu'on lui attribue.

Nous avons jusqu'ici considéré les vertus du Petit-lait avant qu'il ait subi la fermentation acide ; mais on le prend fréquemment dans son état acide , comme une partie des substances alimentaires , ou conjointement avec ces substances ; l'on doit, dans cet état , le regarder comme moins nutritif , & particuliérement comme un acide qui n'est utile que pour remplir les indications dont nous avons parlé plus haut. Il faut cependant observer , à l'égard des qualités du Petit-lait , que la disposition qu'il a à s'aigrir dans certains estomacs , peut quelquefois être portée à un degré nuisible , & produire la flatu-

lence & les autres fymptomes qui accompagnent
l'acidité morbifique : la même qualité faccharine du
Petit-lait le rend auffi laxatif; mais j'aurai occafion
d'examiner, dans un autre endroit, fi cette qualité
dépend de ce qu'il conferve entiérement fon état
faccharin, & de ce qu'il ftimule dans cet état les
inteftins, ou fi elle eft due à ce que l'acide qui réfulte de cet état fe mêle avec la bile.

A r t i c l e I I.

De la nourriture animale proprement dite, c'eft-à-
dire, de la nourriture qui confifte en tout ou
en partie dans la fubftance des animaux.

Les parties folides & fluides des *mammalia*, ou
des animaux à mamelles, fe reffemblent tellement
par leur nature, que l'on ne peut guère douter que
tous ceux de cette claffe font propres à nourrir les
carnivores des autres claffes, & qu'ils conviennent
en conféquence plus ou moins à l'efpèce humaine,
cela eft même on ne peut mieux conftaté par
des expériences fort nombreufes : c'eft pourquoi, en
nous occupant des animaux à mamelles comme propres à la nourriture de l'homme, je me contenterai
d'examiner le plus ou moins d'aptitude des ordres,
des genres & des efpèces différens pour remplir cet
objet. Je confidérerai d'abord les qualités qui rendent
la nourriture animale plus ou moins propre à fervir
d'aliment à l'homme, & j'examinerai enfuite jufqu'à quel point ces qualités fe rencontrent dans les
efpèces particulières d'animaux dont l'on fait communément ufage dans cette vue.

La qualité des fubftances animales qui les rend
propres à fervir d'alimens, & qui mérite d'être indiquée ici, me femble être leur degré de folubilité
dans l'eftomac de l'homme. La diffolution des ali-

mens peut être aidée, chez l'homme, par la masti-
cation; mais certainement elle dépend en grande
partie de l'activité de ce qu'on appelle communément
suc gastrique, qui est destiné par la nature à être, à
un certain degré, le dissolvant des différentes matières solides ou pourvues de consistance qui sont
introduites dans l'estomac.

La puissance de ce dissolvant est néanmoins,
comme nous l'avons observé plus haut, plus ou
moins grande chez les différens animaux; & elle
paroît varier de même chez les divers individus de
l'espèce humaine. Je n'ai pas encore pu reconnoître
jusqu'à quel point cette puissance dépend des différens états du fluide gastrique chez l'homme; mais
elle varie évidemment chez chaque individu, suivant
la qualité particulière des alimens dont il fait usage,
& sur-tout suivant le degré de solubilité que leur
donne cette qualité : je vais en conséquence examiner
spécialement chacun de ces objets.

La qualité des alimens qui leur donne spécialement plus ou moins de solubilité, dépend du degré
de solidité du tissu des substances animales; & ce
degré varie dans les différentes espèces d'animaux,
suivant qu'ils sont entiérement carnivores ou phytivores; car la substance des premiers est plus dense
que celle des derniers. Cette observation, réunie à
quelques autres, sert à expliquer pourquoi l'homme
ne fait guère usage des premiers pour alimens, &
préfere si généralement les derniers. L'on pourroit
croire que cette différence de densité dépend de la
nature de l'aliment dont ces différens genres d'animaux font usage; & qu'en conséquence ceux qui
vivent en partie d'animaux & en partie de végétaux,
doivent être d'une substance plus dense que ceux
qui vivent uniquement de végétaux. Il paroît néanmoins que cela ne s'observe pas strictement; car la
substance du bœuf est plus dense que celle du chien.

Secondement., la denſité de ſubſtance differe dans les animaux phytivores , ſuivant les genres & les eſpèces , par une inſtitution de la nature , dont il n'eſt pas poſſible d'aſſigner la cauſe ; mais le fait eſt très-certain ; car la denſité du bœuf eſt, tout égal d'ailleurs , toujours plus grande que celle du mouton.

Troiſiémement, la denſité differe dans la même eſpèce en raiſon du ſexe ; la ſubſtance du mâle eſt toujours plus denſe que celle de la femelle. Néanmoins la caſtration faite de très-bonne heure , produit chez le mâle un changement conſidérable ; elle empêche qu'il acquiert le même degré de denſité de ſubſtance qu'il auroit acquis, ſi les parties de la génération étoient reſtées entières. La caſtration diſpoſe auſſi l'animal à devenir gras ; ce qui, comme je vais le dire , rend la viande plus ſoluble.

Quatriémement , la denſité de ſubſtance differe , dans la même eſpèce, ſuivant l'âge de l'animal ; & comme la denſité augmente toujours dans chaque animal à meſure qu'il avance en âge, la chair des jeunes animaux eſt en général plus ſoluble que celle des vieux ; & cela eſt au point qu'il y a pluſieurs eſpèces dont on ne mange que les jeunes individus , & preſque jamais ceux qui ſont avancés en âge. Il ſe préſente cependant ici une difficulté : la chair des jeunes animaux qui , en raiſon de ſon tiſſu, eſt plus ſoluble que celle des vieux, & qui paroît telle lorſqu'on la fait bouillir dans l'eau , ſe digère néanmoins plus lentement dans quelques eſtomacs ; ainſi il y a quelques perſonnes qui digèrent moins bien le veau, le bœuf & l'agneau, que le mouton. Le docteur BRIAN ROBINSON rapporte une obſervation ſingulière d'une perſonne chez laquelle le poulet ſe digéroit plus lentement que toute autre nourriture animale : il eſt difficile de déterminer d'où cela dépend. La diſſolution de la viande ne peut-elle pas , dans certains eſtomacs très-diſpoſés à l'aceſ-

cence, être retardée par cette même acefcence, &
n'eft-il pas poffible que les alimens les plus alkalefcens foient ceux qui fe digèrent le plus facilement dans ces eftomacs? La viande des vieux animaux étant plus alkalefcente que celle des jeunes,
comme nous le dirons par la fuite, cela pourroit
peut-être rendre raifon de la différence dont je viens
de parler, que l'on obferve quelquefois dans la manière dont ces viandes fe digèrent. Nous fommes
difpofés à croire que cela eft ainfi; car la chair des
jeunes animaux fe digère fur-tout avec peine dans
les eftomacs qui abondent le plus en acide.

Une autre caufe de la différence dont je viens de
parler, relativement à la digeftion, vient peut-être,
dans quelques cas, de la nature de la chair des jeunes
animaux, qui eft plus gélatineufe que celle des vieux:
cette caufe paroît y contribuer; car j'ai obfervé que
toutes les gelées des fubftances animales, quoique
extraites de vieux animaux, fe putréfioient plus lentement, & s'aigriffoient davantage avant de fe putréfier, que les fucs récens des animaux. Il n'eft peut-
être pas hors de propos de remarquer encore ici que
les alimens liquides extraits des fubftances animales
fe digèrent auffi plus difficilement dans les eftomacs
qui abondent en acide, que les alimens folides. Ceci
n'eft-il pas dû à ce que la liquidité favorife l'acefcence?

Cinquièmement, dans les animaux de la même
efpèce, du même fexe & du même âge, la chair
des individus eft plus ou moins denfe, felon qu'ils
font plus ou moins gras. Les fibres qui compofent
la chair des animaux maigres font plus étroitement
ferrées que celles des animaux gras; elles font plus
féparées dans ces derniers par un tiffu cellulaire rempli d'huile; leurs chairs font en conféquence plus folubles, non-feulement en raifon de leur tiffu lâche,
mais même, à ce que je crois, en raifon de la quantité d'huile qui pénètre la fubftance des fibres.

Il arrive néanmoins quelquefois que les viandes graſſes ſe digèrent plus difficilement que celles qui ſont maigres ; mais cela vient de ce que la graiſſe s'y trouve raſſemblée en maſſes ſéparées des fibres charnues ; & alors la digeſtion ſe fait avec peine, à cauſe de la difficulté de digérer une grande quantité d'huile ; car, comme nous le dirons par la ſuite, la puiſſance des différens eſtomacs varie beaucoup à cet égard.

Sixiémement, le degré de ſolubilité differe dans le même animal ſelon ſes differentes parties. Les parties charnues unies par un tiſſu cellulaire lâche ſe diſſolvent facilement ; les parties membraneuſes des tendons & des ligamens, dont le tiſſu eſt plus compacte, ſe diſſolvent au contraire plus difficilement.

Septiémement, le degré de ſolubilité des viandes dont les qualités ſont d'ailleurs les mêmes, eſt plus grand, ſelon que la putréfaction en eſt plus avancée. L'on ſait que cette dernière, portée à un certain degré, détruit la cohérence de toutes les ſubſtances animales ; & la diſpoſition à la putréfaction commence auſſi-tôt que l'animal meurt, ſi on ne la prévient par le défaut d'air, le froid, ou les antiſeptiques. C'eſt pour cette raiſon que la chair des animaux récemment tués n'eſt pas auſſi ſoluble que celle de ceux que l'on a gardés quelque temps. Néanmoins, lorſque la putréfaction eſt parvenue à un certain période, la viande ceſſe de convenir à l'économie humaine ; mais il eſt difficile d'en déterminer les limites ; car il y a certains eſtomacs qui ſont ſinguliérement rebutés par la viande, dès que les approches de la putréfaction ſe reconnoiſſent au goût ou à l'odeur ; d'autres, au contraire, digèrent facilement les viandes fort avancées, & quelquefois même avec plus de facilité que celles qui ſont fraîches.

Huitiémement, non - ſeulement les ſubſtances

animales font plus folubles, felon le degré de putréfaction auquel elles font parvenues ; mais elles paroiffent même l'être davantage, fuivant qu'elles font
plus alkalefcentes.

Il eft très-probable que cette folubilité varie,
non-feulement chez les différens animaux, mais
même chez les individus en différens temps ; il eft
néanmoins difficile d'en diftinguer les différens degrés,
ou d'en affigner les caufes. Dans beaucoup de cas,
le degré de folubilité paroît dépendre d'une inftitu-
tion de la nature, qui a doué de cette qualité certains genres ou certaines efpèces d'animaux plutôt
que d'autres, fans qu'il nous foit poffible d'en expofer clairement les caufes : mais la conftitution naturelle d'un animal étant une fois connue, il eft
fouvent poffible d'indiquer les circonftances qui augmentent ou diminuent cette qualité & cette difpofition des individus, & il fera certainement utile
de les déterminer le mieux que nous pourrons. L'état
de l'individu femble varier en raifon de fon âge, de
fa manière de vivre, & en particulier du plus ou
moins d'exercice auquel il eft accoutumé.

La difpofition à l'alkalefcence étant particulière à
l'économie animale, il eft probable qu'elle augmente
avec l'âge : nous avons expofé plus haut les raifons
qui nous portent à croire que la chair des jeunes
animaux eft moins alkalefcente que celle des vieux ;
mais il y a auffi différentes marques qui indiquent
que les fluides deviennent plus âcres à mefure que
l'on avance en âge, & qu'en conféquence l'alkalefcence des fubftances animales peut augmenter fuivant l'âge.

Quant à la manière de vivre, l'on ne peut douter
que l'alkalefcence des fluides animaux eft plus ou
moins grande, fuivant les alimens dont l'animal fe
nourrit ; & qu'en conféquence elle eft évidemment
plus confidérable chez les animaux entiérement car-

nivores que chez ceux qui ne font que phytivores; & nous penfons, comme nous l'avons dit plus haut, que c'eft pour cette raifon, ou par une efpèce d'inftinct, que l'homme choifit fi rarement les premiers, & fi communément les derniers pour fa nourriture. Les expériences du docteur YOUNG fur les chiennes jettent un grand jour fur l'état des animaux qui vivent tantôt de végétaux, & d'autres fois de viande, & prouvent combien la nourriture animale contribue à produire l'alkalefcence des fluides animaux.

L'on ne mange en Ecoffe aucun quadrupède qui nous procure l'occafion d'indiquer les effets que produit cette différence de nourriture ; mais il eft probable qu'il doit réfulter quelque différence chez les animaux de ce genre, qui vivent de grains, ou plus complétement d herbe : & il y a lieu de croire qu'il exifte une différence confidérable entre les oifeaux, fuivant qu'ils mangent une plus grande quantité de nourriture animale ou de végétaux, comme je l'obferverai plus particuliérement dans la fuite de cet ouvrage.

En dernier lieu, l'alkalefcence de la nourriture animale paroît dépendre du plus ou moins d'exercice auquel l'animal eft habitué ; car il eft affez probable que l'alkalefcence des fluides animaux eft produite, jufqu'à un certain point, & toujours augmentée, par l'activité de la circulation ; & comme l'exercice augmente confidérablement cette activité, il eft probable que plus les animaux font d'exercice, plus leurs fluides doivent être dans un état d'alkalefcence : cela eft confirmé par tous les autres moyens que nous avons de juger de cet objet, comme je le dirai plus particuliérement par la fuite.

L'on pourroit fuppofer, pour terminer ce fujet, que l'alkalefcence des différentes fubftances animales pourroit fe déterminer par la quantité d'alkali volatil que l'on en obtient par la diftillation : mais l'on n'a fait, relativement à cet objet, que peu ou point

d'expériences

d'expériences fur les différentes fubftances alimentaires ; & quoiqu'il foit probable que l'on puiffe
y trouver quelque différence, elle nous paroît fi
légère, d'après différentes expériences que nous avons
faites, qu'il feroit difficile de la déterminer d'une
manière fort précife, & d'en faire par conféquent
l'application à l'objet dont il s'agit.

Après avoir confidéré, comme nous avons fait,
le degré de folubilité des alimens tirés des animaux,
on peut encore les confidérer felon qu'ils font plus
ou moins perfpirables. Ce que Sanctorius rapporte du Mouton, & Keil des Huîtres, pourroit
nous donner lieu de croire que cette différence eft confidérable ; mais de Gorter n'a pu confirmer aucun
de ces deux faits par fes expériences : il eft néanmoins très-probable que les alimens tirés même des
animaux different à cet égard, & cette matière
mérite d'être examinée par de nouvelles expériences.
Je fuis très-furpris de ne pas trouver un plus grand
nombre d'obfervations fur cet objet dans Sanctorius, & les autres auteurs qui ont fait des expériences fur la tranfpiration : mais je fuis obligé
d'avouer, d'après les expériences que j'ai faites moi-
même, que la différence eft communément fi légère,
& qu'il fe rencontre en même temps un fi grand
nombre de circonftances qui peuvent varier l'état de
la tranfpiration, qu'il fera toujours difficile de déterminer quel eft celui qui dépend des alimens feuls.

Je crois néanmoins, en attendant de nouvelles
lumières, que l'on pourroit faire le raifonnement
fuivant : les parties alkalefcentes des fluides animaux étant celles qui forment les excrétions, nous
fommes perfuadés que, tout égal d'ailleurs, les alimens tirés des animaux font perfpirables en proportion de leur alkalefcence, comme je l'ai dit plus
haut ; & autant que l'on peut compter fur les expériences faites à ce fujet, cette opinion eft con-

firmée par l'expérience, & particuliérement en ce que les viandes des animaux avancés en âge, ou, comme on pourroit les appeller, les plus salines, font plus perspirables, ou passent plus facilement par la transpiration insensible, que celles des jeunes animaux, & que les gélatineuses.

J'observerai, en dernier lieu, que les alimens tirés des quadrupèdes different en raison de la quantité de nourriture que chacun d'eux contient; j'avoue néanmoins que cet objet est difficile à déterminer. L'on pourroit croire que la substance nutritive doit être proportionnée à la quantité de matière soluble, & par conséquent à la quantité des extraits que l'on obtient par les dissolutions que l'on en fait hors du corps ; mais il n'est pas aisé d'admettre cette supposition, en faisant attention que le suc gastrique dissout, comme je le crois, plus parfaitement, & même plus promptement, toute la substance des différens alimens, que ne peut le faire l'eau bouillante : nous pensons en conséquence que la quantité de substance nutritive que fournissent les différens alimens dont nous nous occupons, doit s'estimer par la quantité de matière animale que peut dissoudre le suc gastrique particulier à chaque espèce, & que cette substance doit être proportionnée à la densité respective des alimens.

Nous avons supposé que les alimens se dissolvoient plus ou moins promptement par le suc gastrique, suivant leur degré de solubilité, qui varie dans chacun par les circonstances que nous avons indiquées plus haut ; mais nous ne pouvons déterminer d'une manière positive si l'on doit mettre des bornes à la puissance dont jouit le suc gastrique de dissoudre plus ou moins complétement toutes les parties de la substance sur laquelle il exerce, d'une manière quelconque, son action. Le suc gastrique de l'estomac de l'homme ne dissout point les os ou les cartilages des animaux ; peut-être même diſſout-il les parties plus fermes & membraneuſes moins complétement que les parties charnues ; & il ne paroît diſſoudre en entier que les dernières. Je ne déterminerai pas préciſément s'il décompoſe ces parties de la même manière que l'eau dans laquelle on les fait bouillir, & s'il laiſſe en conſéquence une portion de leur partie terreſtre non diſſoute : mais une pareille décompoſition ne me paroît nullement probable ; d'où je conclus, comme ci-deſſus, que la quantité de ſubſtance nutritive entiérement diſſoute dans ces cas par le ſuc gaſtrique, eſt proportionnée à la quantité de matière alimentaire contenue dans la viande. Je crois, d'après ces principes, qu'en admettant des poids égaux de bœuf & de veau, le premier contient plus de ſubſtance nutritive que le dernier, malgré ce que l'on obſerve lorſqu'on les fait bouillir dans l'eau, & cela eſt certainement confirmé par l'expérience que nous en avons relativement aux animaux qui vivent de ce genre d'aliment. Je ne parlerai pas ici de la différence qui peut réſulter de l'état plus alkaleſcent & plus perſpirable de l'un, & de l'état plus gélatineux & moins perſpirable de l'autre.

Avant de terminer les généralités relatives aux alimens tirés des quadrupèdes, je vais expoſer en peu de mots leurs effets généraux ſur la conſtitution humaine.

Leur premier effet remarquable eſt de donner, à volume égal, plus de nourriture qu'aucun des alimens végétaux. Les derniers peuvent, comme nous l'avons dit, fournir tous les ſucs du corps humain ; mais ce n'eſt certainement pas en proportion de la quantité que l'on en prend ; au lieu que les ſubſtances animales qui peuvent parfaitement ſe diſſoudre dans le ſuc gaſtrique, ſemblent, en proportion de cette quantité, ſe convertir entiérement, ſuivant

l'expreſſion, *in ſuccum & ſanguinem*. Si en même
temps que l'on en prend la plus petite quantité poſſible, ils ſont moins perſpirables, ils doivent beaucoup augmenter l'état de pléthore des vaiſſeaux ſanguins ; c'eſt pourquoi la nourriture animale eſt toujours diſpoſée à produire cet état, & elle doit, chez
les jeunes animaux, néceſſairement favoriſer, & probablement accélérer l'accroiſſement : l'exercice, &
les autres moyens qui entretiennent les excrétions,
peuvent, il eſt vrai, prévenir chez les adultes cet
effet de la nourriture animale ; néanmoins elle tend
toujours à produire la pléthore *ad volumen*. D'ailleurs, comme les alimens tirés des animaux intro-
duiſent une plus grande quantité de matière huileuſe,
ils donnent lieu à une plus grande ſecrétion d'huile
dans le tiſſu cellulaire, & produiſent par cette raiſon
l'obéſité, qui doit, quand elle eſt conſidérable,
diminuer le volume des vaiſſeaux ſanguins, & produire la pléthore *ad ſpatium*.

La nourriture animale qui tend auſſi fortement à
remplir les vaiſſeaux, doit en entretenir conſtamment la tenſion, & par conſéquent donner, à ce
qu'il me ſemble, un plus grand degré de force à
tout le corps ; & d'après ce que j'ai dit plus haut
ſur l'irritabilité du ſyſtême, il eſt aiſé de voir que
la nourriture animale doit vraiſemblablement augmenter cette irritabilité.

Il faut ſur - tout faire attention que l'équilibre
n'étant pas toujours fort exact entre les différentes
parties du ſyſtême, l'état de pléthore peut être plus
conſidérable dans une partie que dans une autre, &
cet état peut diſpoſer à l'épilepſie, s'il produit un
plus grand degré de tenſion dans les vaiſſeaux du cerveau ; ou bien à l'aſthme, ſi ce degré extraordinaire
de tenſion a lieu dans les vaiſſeaux du poumon. Si
l'on fait ſur-tout attention que toutes les fois que le
corps eſt dans un état de pléthore, les poumons

doivent toujours être remplis au plus haut degré dont ils font fufceptibles, & que la nature a pourvu à ce que les vaiffeaux du cerveau foient conftamment dans un degré convenable de tenfion, l'on comprendra facilement pourquoi ces deux parties doivent toujours être promptement affectées par toute pléthore extraordinaire du fyftême, & comment l'irritabilité générale, qui a en même temps lieu, peut occafionner plufieurs maladies particulières.

Il faut auffi obferver que quand la nourriture animale produit une pléthore générale des vaiffeaux fanguins, cette dernière peut ne point fe faire dans une proportion convenable, fi l'équilibre entre les artères & les veines n'eft pas exact; & fi les artères font plus remplies que de coutume, il peut furvenir une hémorrhagie artérielle; ou, s'il fe porte une quantité extraordinaire de fang dans les veines, il pourra en réfulter une furcharge dans le fyftême de la veine-porte, ou dans le fyftême veineux de la tête; & il eft inutile de dire quelles peuvent en être les fuites.

Quelques-uns de nos lecteurs jugeront peut-être qu'une grande partie de ce que je viens de dire pouvoit fe concevoir aifément, d'après la doctrine générale de la pléthore; mais comme je penfe que l'on n'a pas toujours bien faifi cette doctrine générale, & qu'il étoit d'ailleurs de mon objet d'expliquer les effets de la nourriture animale, j'ai jugé néceffaire de prouver que fes principaux effets étoient de donner un équilibre plus exact, à plufieurs égards, au fyftême, & de difpofer par-là à des maladies que l'on auroit pu éviter en faifant un ufage plus modéré de ce genre d'aliment. Il eft encore bon de remarquer que cette nourriture, prife dans une quantité convenable, peut, il eft vrai, lorfqu'on y joint un exercice proportionné, fe continuer long-temps fans que la fanté en fouffre; néanmoins, comme fon ufage conftant produit un équilibre plus variable des différentes parties du fyftême, il doit être toujours extrêmement dangereux de s'y livrer avec excès.

Ceci me conduit à un objet par où j'aurois peut-être dû commencer, c'eft-à-dire, à parler des effets que produit la nourriture animale fur l'eftomac, dès qu'elle y eft introduite; mais je crois plus convenable de traiter cette matière, après ce que j'ai dit jufqu'ici.

Je penfe que tout aliment reçu dans l'eftomac augmente, dès que ce vifcère commence à agir, l'action du cœur, & produit la fréquence du pouls: or l'énergie du cerveau étant, fi je ne me trompe, ainfi dirigée vers le cœur & l'eftomac, il s'enfuit un engourdiffement des fonctions animales, tant du fentiment que du mouvement, qui eft fouvent porté jufqu'à un degré d'affoupiffement. Tels font les effets des alimens, dès qu'ils font reçus dans l'eftomac; & il paroît également évident que ces effets font plus confidérables après la nourriture animale qu'après la nourriture végétale. Il n'eft pas moins évident que l'état fébrile qui furvient pendant la digeftion eft proportionné à l'alkalefcence de la nourriture animale que l'on a prife, & que le degré d'engourdiffement, de même que la continuité de l'état fébrile, font plus ou moins confidérables, fuivant la quantité d'alimens que l'on a pris, & felon qu'ils font plus ou moins folubles par le fuc gaftrique.

L'on peut expliquer, d'après ces obfervations, tous les phénomènes de la digeftion qui influent fur le refte du fyftême; d'où il réfulte en général que l'homme peut faire ufage de la nourriture animale; qu'elle peut être convenable & même néceffaire dans certaines circonftances de l'économie humaine; & dans beaucoup de cas, ne pas troubler la santé ; mais qu'il suffit le plus communement d'en prendre une petite quantité : son usage extrêmement modéré est le plus sûr moyen de conserver la santé & de parvenir à un âge fort avancé : son usage immodéré tend au contraire à produire des maladies, & à aggravér celles qui pourroient être déterminées par d'autres causes accidentelles.

Je suis très-disposé à remarquer que l'idée d'un ancien écrivain, qui n'est cependant pas HIPPOCRATE, est bien fondée. Il assure que le meilleur moyen de conserver la santé, est de *nunquam satiari cibis & impigrum esse ad labores ; ne jamais se rassasier d'alimens & être actif au travail :* & je crois que cela doit s'entendre de la nourriture animale. Je dois aussi observer qu'un ancien, d'ailleurs sage, a, suivant ma manière de voir, donné une règle très - pernicieuse. On peut accorder à CELSE ce qu'il dit, en parlant du manger : *modo minùs, modo plus justo assumere ; il faut en prendre tantôt un peu moins, tantôt un peu plus qu'il ne convient ;* mais lorsqu'il ajoute : *& semper plus dummodo hunc concoquat ; & toujours plus, pourvu que l'estomac le digère :* il donne un moyen extrêmement trompeur de juger de ce qui est sain, & cette règle est en général très-dangereuse.

Avant de quitter ce qui concerne en général les alimens tirés des animaux, je dois m'occuper d'une question qui y a, à ce que je crois, spécialement rapport ; savoir, s'il est sain de dormir après avoir beaucoup mangé. En s'en rapportant à l'institution de la nature chez les brutes, & en admettant que l'instinct est généralement dirigé chez eux de manière à conserver la santé de leur économie, l'on sera persuadé que le sommeil auquel ils se livrent après avoir mangé, favorise leur digestion ; mais l'on peut douter que ce même moyen convienne à l'économie humaine. La propension au sommeil, après avoir mangé, est communément la même chez l'homme que chez les brutes : je suis persuadé que les adultes peuvent s'y livrer, jusqu'à un certain point, après le dîner ; mais je suis également convaincu, d'après mes observations & l'expérience, qu'il est en général nuisible de beaucoup souper immédiatement avant de se coucher. Je ne puis déterminer positivement si les suites fâcheuses qui en résultent souvent, arrivent spécialement à ceux qui mangent deux fois par jour de la viande, ou si elles sont l'effet du long sommeil auquel on se livre après cette nourriture, pendant lequel non-seulement les fonctions animales, mais même les fonctions vitales & naturelles, doivent être dans un grand repos.

La solution de cette question, & de plusieurs autres de ce genre, est fort embarrassante, en ce que les erreurs que l'on commet à l'égard de la santé, dans la manière de vivre, ne produisent pas immédiatement leurs effets lorsqu'elles sont légères ; ce n'est qu'après un long espace de temps, & lorsque les imprudences ont été fréquemment réitérées, que leurs suites se manifestent, & alors l'ignorance grossière où nous sommes sur l'économie animale fait que nous n'appercevons pas la cause de la maladie qui survient, & que nous nous y trompons facilement.

Après avoir ainsi examiné les qualités des alimens que fournissent en général les quadrupèdes, nous allons tâcher de désigner quelles sont, entre ces qualités, celles qui dominent, & comment elles varient, suivant les genres & les espèces d'animaux.

Le premier de notre liste est le Bœuf. Sa chair est plus dense que celle des autres quadrupèdes ; & le Taureau, dont la chair se mange rarement, prouve combien cette densité en rend la dissolution difficile. La chair des femelles est d'une nature beaucoup plus soluble, & assez convenable pour servir de nourriture ; mais l'on préfere communément le Bœuf, dont la graisse est mieux mélangée, & dont la chair a plus de goût, en raison de ce qu'elle est plus alkalescente ; & on doit en général la préferer, à moins que l'animal ne soit fort vieux.

La principale différence d'aliment dans les animaux de ce genre, est celle que l'on observe entre les vieux & les jeunes ; la chair des derniers, que l'on nomme VEAUX, est moins dense, & paroît plus soluble, lorsqu'on la fait bouillir dans l'eau ; elle donne en conséquence une plus grande quantité d'extrait gélatineux que la chair des adultes ; mais elle n'en est pas pour cela plus nutritive, parce que le suc gastrique en dissout davantage que l'eau dans laquelle on la fait bouillir.

Le tissu plus mol des jeunes animaux dépend de ce qu'il y a peu de différence entre les fibres musculaires & le tissu cellulaire interposé entre elles, mais cet état est limité à un certain période de leur accroissement. Il s'observe dans le Veau, lorsqu'il est au-dessous de deux mois ; car passé ce temps, & quelquefois avant, les fibres musculaires deviennent plus distinctes, & toute la substance moins tendre. Nous tâcherons d'expliquer par la suite pourquoi le Veau donne une décoction plus gélatineuse que la chair des vieux animaux.

OVIS, la BREBIS. Ce genre donne une chair d'une substance dense, mais cependant moins dense que celle du Bœuf. La différence des sexes produit ici les mêmes effets que sur le Bœuf, & la chair de l'animal châtré est, dans ce genre, plus universellement préférée que dans les autres ; il y a aussi une circonstance qui est plus remarquable dans cette espèce que dans toute autre, qui consiste en ce que la chair de cet animal a plus de goût, & semble se digérer plus facilement, lorsqu'il est parvenu à un certain âge, que quand il est plus jeune. Le Mouton au-deſſous de deux ans a moins de goût, & ſe digère plus difficilement que quand il a quelques années de plus, & il paroît être à ſon plus haut degré de perfection à cinq ans. Nous attribuons cet effet en partie à ſon alkaleſcence, qui eſt plus grande à ce période que quand il eſt plus jeune; mais ſpécialement à la proportion dans laquelle ſe trouve le tiſſu cellulaire rempli d'huile avec les fibres ſolides interpoſées entre ce tiſſu. Nous ne pouvons déterminer juſqu'à quel point cela a lieu à un période de la vie plus avancé, comme quelques-uns le ſuppoſent; mais nous ſommes perſuadés que cet effet doit avoir ſes bornes; car la denſité du ſolide qui augmente à meſure que l'âge avance, doit beaucoup en diminuer la ſolubilité à un certain période.

Je crois qu'il y a dans ce genre, entre les jeunes Brebis & celles qui ſont avancées en âge, c'eſt-à-dire, entre l'Agneau & la Brebis qui a pris ſon accroiſſement parfait, la même différence qu'entre le Bœuf & le Veau.

L'Agneau peut différer ſuivant la manière particulière dont on l'élève. Lorſqu'on le laiſſe à ſa mère ſix mois, ou un peu plus, il devient un aliment plus nourriſſant, & plus aiſé à digérer que celui que donne un Agneau du même âge que l'on a ſevré, comme l'on a coutume, à deux mois.

CAPRA, la CHÈVRE. La chair des eſpèces de ce genre eſt plus denſe & ſe diſſout plus difficilement que celle de la brebis, tant en raiſon de la nature de l'animal qu'en raiſon de ſa manière de vivre & de l'exercice qu'il fait; c'eſt pourquoi ceux qui recherchent des alimens un peu délicats ne veulent guère de la chair de cet animal, même lorſqu'il a été privé de bonne heure des parties de la génération.

SUS, le genre du Cochon. Il eſt particulier aux alimens que fournit ce genre, de contenir une quantité de matière huileuſe ſéparée des parties musculaires & accumulée dans le tissu cellulaire, en beaucoup plus grande proportion que dans aucuns des quadrupèdes qui nous servent de nourriture.

Nous avons dit plus haut que l'huile des animaux entroit en grande partie dans la composition du fluide animal ; elle est donc une matière directement nutritive, & il est d'ailleurs nécessaire que, pour remplir plusieurs objets de l'économie animale, elle se dépose dans le tissu cellulaire de l'espèce humaine. Nous regardons en conséquence comme certain que la chair des quadrupèdes est un aliment plus nutritif & plus convenable, parce qu'elle contient une plus grande portion de matière huileuse, pourvu que cette matière ne s'y trouve pas en plus grande quantité que les organes de la digestion n'en peuvent proprement assimiler. L'on observe, comme je l'ai déjà dit, que les puissances digestives different beaucoup à cet égard, suivant les individus. Il y en a quelques-uns, chez lesquels la puissance d'assimiler la matière huileuse est très-grande, tandis qu'elle est extrêmement limitée chez d'autres ; elle differe même souvent chez la même personne en différens temps.

Je ne sais si c'est par défaut d'habitude, par une aversion produite accidentellement, ou en raison de leur constitution particulière, que beaucoup d'Ecossois ne veulent pas manger de porc ou de jambon, ou ne le digèrent pas facilement ; mais il est certain qu'on voit un plus grand nombre de personnes de ce genre en Ecosse qu'en Angleterre, qui est dans notre voisinage. Le Cochon est, pour ceux qui n'en sont pas dégoûtés, un aliment aisé à digérer & très-nourrissant.

L'on observe dans ce genre la même différence que dans les autres animaux, entre la chair des jeunes & celle de ceux qui ont pris leur accroissement ; la différence consiste en ce que le jeune Cochon est toujours moins gras que l'adulte ; c'est pourquoi il est plus aisé à digérer pour plusieurs personnes auxquelles le cochon, qui a pris son accroissement, est indigeste. Le sexe y établit aussi une différence, de même que dans les autres genres; il y a la même différence entre celui qui a subi la castration & celui qui est entier; mais il paroît que ces différences y sont moins sensibles que dans toute autre espèce de quadrupède : il faut aussi remarquer que cette espèce donne un aliment préparé d'une manière qui n'est pas applicable aux autres espèces; cette préparation s'appelle BRAWN (1); elle n'est pas aisée à dissoudre dans l'estomac, mais elle est très-nourrissante pour ceux qui peuvent la digérer. Le *Brawn* proprement dit paroît être particuliérement formé de la membrane adipeuse fortement comprimée; de manière que l'on en exprime beaucoup d'huile, pour que le tissu cellulaire reste serré au point de former une substance transparente.

CERVUS, le genre du *gibier* : le terme de *gibier* ou de *venaison* convient principalement & strictement à ce genre. Il y en a trois espèces, dont l'on fait particuliérement usage pour aliment en Ecosse; savoir, le Cerf ou la Biche, le Daim ou le Chamois, & le Chevreuil : ce sont des animaux sauvages accoutumés à faire beaucoup d'exercice, & en conséquence alkalescens; quoique d'une substance dense, ils sont, en raison de la graisse qu'ils contiennent en assez grande quantité, assez aisés à dissoudre à un certain âge, & assez nourrissans.

Le Cerf, qui fait plus d'exercice, est aussi celui dont la chair est plus dense, & peut-être plus

---

Note du Traducteur. Je ne connois point de terme dans notre Langue propre à désigner ce mets, qui est particulier aux Anglois; mais ce qu'en dit l'Auteur le fait suffisamment connoître.

alkalefcente ; c’eft pourquoi un grand nombre de perfonnes lui trouvent plus de goût ; mais le Daim étant communément plus gras, donne une nourri‑ ture plus foluble.

Le Chevreuil paroît avoir une chair dont la fubf‑ tance paroît plus tendre ; mais comme il eft rare qu’il foit fort gras, il fe diffout peut‑être avec moins de facilité.

LEPUS, le LIÈVRE. La chair de cet animal eft denfe, & ne fe diffout pas facilement, parce qu’il eft fauvage & fait beaucoup d’exercice ; mais il eft, par fa nature & par l’exercice qu’il fait, un aliment alkalefcent ; ce qui le rend plus aifé à digérer, & affez nourriffant : néanmoins, comme il eft un objet de chaffe, & que fouvent on ne le tue qu’après l’avoir long‑temps pourfuivi, il eft fréquemment privé d’une grande partie de l’huile qui devroit fe trouver dans fon tiffu cellulaire, & alors il fe digère plus difficilement que quand il a été tué tout‑à‑coup.

CUNICULUS, le LAPIN. Cette efpèce eft du même genre que le Lièvre ; mais il eft d’une qua‑ lité très‑différente, tant par fa nature, qu’en ce qu’il fait peu d’exercice ; fa chair eft cependant d’une fubftance fi denfe, qu’on ne la mange prefque jamais lorfque l’animal eft âgé. Les jeunes Lapins, qui font d’une fubftance tendre & blanche, donnent un aliment très‑aifé à digérer, & fort nourriffant.

Ce que je viens de dire de la chair blanche du Lapin me conduit à parler d’un objet dont j’aurois peut‑être dû m’occuper plutôt, c’eft‑à‑dire, de la différence qui a été remarquée il y a long‑temps par le docteur CHEYNE entre la viande blanche & la viande noire. Cette différence dépend certainement du plus grand nombre d’artères, & par conféquent des globules rouges qui fe trouvent interpofés en plus grande quantité dans un cas que dans l’autre entre les fibres mufculaires. Il eft probable que les globules rouges du sang font très-alkalescens; d'où il s'enfuit, fuivant ce que nous avons dit plus haut, que les viandes noires font plus alkalefcentes que les blanches, & que la fubftance des jeunes animaux, dont la chair eft particuliérement blanche, eft moins alkalefcente que celle des vieux : l'on regarde donc avec raifon la viande blanche comme moins irritante que la noire, abftraction faite néanmoins des effets que doit produire dans l'eftomac leur nature gélatineufe dont j'ai parlé plus haut.

Il n'eft pas aifé de déterminer combien la quantité de globules rouges qui fe trouve dans un morceau de viande peut influer fur la qualité nutritive; mais nous fommes perfuadés que c'eft une raifon de fuppofer que cette qualité eft plus confidérable dans la viande noire que dans la blanche, & qu'elle doit l'être encore plus chez les vieux animaux que chez les jeunes.

Je viens de parler des quadrupèdes qui fervent d'alimens en Ecoffe; j'ai omis ceux qui fe trouvent dans les autres contrées, parce que l'expérience ne m'a pas fuffifamment inftruit pour parler de leurs qualités particulières; je penfe d'ailleurs que ceux qui connoiffent mieux la nature & les circonftances particulières à ces animaux appliqueront facilement à leur état les principes que j'ai établis à l'égard de ceux dont j'ai parlé.

Il y a certaines queftions générales, relatives furtout à la préparation des alimens tirés des quadrupèdes, dont nous ne nous occuperons qu'après avoir parlé des autres claffes d'animaux dont le fang eft chaud, parce que ces queftions y ont également rapport : ainfi nous allons paffer aux Oifeaux.

§. I I.

Des ALIMENS tirés des Oiseaux.

LES Oiseaux ont, de même que les autres animaux, deux ventricules du cœur, & leur sang est, à très-peu de chose près, de la même température que celui des quadrupèdes ; leur chair ou les parties dont l'on fait usage en alimens jouissent des mêmes qualités que la chair des quadrupèdes dont j'ai parlé : il est en conséquence inutile de répéter ici ce que j'ai dit en général sur leur solubilité, leur alkalescence, & leur qualité nutritive ; il ne me reste en conséquence qu'à exposer la manière dont on peut distinguer les alimens que fournissent les différens genres & les différentes espèces d'Oiseaux.

La classe des Oiseaux se divise, suivant le système de LINNÉ, en six ordres : *Accipitres, Picæ, Gallinæ, Anseres, Grallæ* & *Passeres.* Les deux premiers étant en général des animaux carnivores, ne font guère partie de nos alimens ; mais il y en a un grand nombre dans les quatre autres ordres dont l'on fait usage, & nous allons dire quelques mots de leurs espèces en particulier.

Je commencerai par l'ordre des *GALLINÆ,* qui fournit le plus grand nombre d'alimens.

L'espèce que l'on emploie le plus fréquemment est le *GALLUS,* le Coq & la Poule. La chair de cette espèce étant toujours blanche est, abstraction faite de la différence de l'âge, la plus tendre & la moins alkalescente, & par conséquent la moins stimulante de toutes les nourritures animales ; c'est pourquoi les *Poulets* ou les jeunes animaux de cette espèce se donnent communément lorsqu'on craint l'irritation que pourroit causer la nourriture animale ; & cette pratique paroît bien fondée, d'après le principe général que les jeunes animaux de chaque espèce sont les plus solubles & les moins alkalescens. J'ai néanmoins observé plus haut, en parlant du Veau, que la chair des jeunes animaux se digéroit quelquefois plus difficilement que celle des vieux, & le fait que rapporte le docteur BRYAN ROBINSON en est une preuve pour le Poulet; & quoique l'on ne puisse pas regarder ce cas comme ordinaire, je crois en avoir observé quelques autres de semblables.

La différence que produit l'âge est assez remarquable dans cette espèce, de manière qu'au bout d'un an les Poules & les Coqs deviennent constamment plus difficiles à digérer, en proportion de leur âge.

Avant un an, la différence qui résulte du sexe n'est pas fort remarquable; mais passé ce période, elle devient de plus en plus sensible.

La castration produit aussi des effets considérables sur cette espèce : le *Chapon* & la *Poularde* engraissent plus facilement, & restent beaucoup plus long-temps tendres que le Coq ou la Poule dont les parties de la génération sont entières.

Cette espèce diffère souvent en raison de la manière dont on l'élève pour nos tables : le Chapon de pailler, comme on le nomme communément, est certainement un fort bon aliment; néanmoins il me paroît que la volaille engraissée doit, en raison de ce qu'elle est plus alkalescente, avoir plus de goût & être plus tendre; & elle donne, autant que j'ai pu m'en appercevoir, une nourriture assez innocente.

Cette espèce a un grand nombre de variétés, qui ne paroissent néanmoins différer que par leur forme externe, & je n'ai pas encore remarqué qu'il en résultât aucune différence comme aliment.

La *NUMIDA* de LINNÉ, ou la *Poule de Guinée*,

. est

eſt abſolument de la même nature que l'eſpèce dont je viens de parler ; & lorſqu'on la mange à un certain âge, elle donne un aliment auſſi tendre & auſſi peu alkaleſcent que la Poule domeſtique.

Je ſuis très-diſpoſé à dire la même choſe du GALLO PAVO, ou du *Dindon* ; & ſi l'on y trouve quelque différence, elle eſt très-légère, & conſiſte peut-être uniquement en ce que ſa ſubſtance eſt un peu moins ſoluble & plus alkaleſcente.

Le ſeul Oiſeau domeſtique que l'on doit encore rapporter ici, eſt le PAVO, ou le *Paon* ; cet animal, dans quelque état qu'on le choiſiſſe, eſt beaucoup moins ſoluble qu'aucune des eſpèces précédentes. La vanité peut avoir autrefois porté les Romains à le mettre ſur leurs tables ; mais on ne l'y admet guère aujourd'hui en Europe, à moins qu'il ne ſoit très-jeune.

Telles ſont les eſpèces domeſtiques de l'ordre des *Gallinacés* ; mais la première des eſpèces ſauvages dont je dois parler ici, eſt le FAISAN, qui eſt moins ſoluble qu'aucune des autres Poules domeſtiques, tant en raiſon de ſa nature, que parce qu'il fait plus d'exercice, & quoique, par les mêmes cauſes, il ſoit plus alkaleſcent, cela ne le rend pas fort aiſé à digérer, à moins qu'il ne ſoit très-jeune.

Je place après le Faiſan, la PERDRIX & la CAILLE. L'on connoît beaucoup de variétés du premier genre ; je ne ſais pas au juſte juſqu'à quel point elles diffèrent comme alimens ; mais je ſuis perſuadé que la différence n'eſt pas conſidérable. La Perdrix d'Ecoſſe eſt d'une ſubſtance beaucoup plus tendre que le Faiſan ; elle eſt auſſi moins alkaleſcente que ce dernier : cependant, en raiſon de l'exercice qu'elle fait, elle l'eſt davantage que la Poule domeſtique. Il eſt en conſéquence aiſé de connoître quelles doivent être ſes qualités comme aliment, ainſi que celles de la Caille, qui ſont abſolument ſemblables.

LINNÉ a placé la Perdrix & la Caille dans le genre des *TETRAO*; & on peut, conformément aux règles de l'histoire naturelle, les classer ainsi; mais on doit certainement les distinguer en raison de leurs qualités alimentaires.

Le *TETRAO UROGALLUS*, & les autres *Tetraones pedibus hirsutis*, ont des qualités différentes de celles de la Perdrix ou des *Tetraones pedibus nudis*.

Nous avons en Ecosse quatre espèces de *Tetraones pedibus hirsutis*: le *Coq de Bruyère*, espèce autrefois très-commune dans cette contrée, & aujourd'hui presque entièrement perdue: les trois autres espèces sont le *Merle*, ou le *Tetrao tetrix cauda plena*; la *Foulque*, ou *Poule d'eau d'Ecosse*, inconnue à LINNÉ, & que je crois être l'*Atagas* de BUFFON: la quatrième espèce est la *Perdrix blanche*, que je pense être le *Tetrao lagopus* de LINNÉ & la *Gélinotte d'Ecosse* de M. DE BUFFON.

Toutes ces espèces paroissent avoir une qualité commune. Les trois premières sont naturellement d'une substance tendre; & leur alkalescence, qui est considérable, augmente encore cette qualité: ces deux circonstances leur donnent du goût, & les rendent agréables à la plupart de ceux qui en mangent; mais on doit en même temps les regarder comme un aliment très-stimulant. La Gélinotte d'Ecosse est un aliment plus sec, qui est moins tendre, & a moins de goût que les trois autres espèces.

Le second ordre d'Oiseaux qui sert d'aliment est celui des *ANSERES*, ou des Poules d'eau.

L'espèce la plus remarquable par son volume & sa figure est le *CYGNUS*, ou le *Cygne*; mais sa chair, qui est ferme & solide, se dissout & se digère si difficilement, qu'on en fait peu d'usage comme aliment.

L'*ANSER domesticus*, ou l'*Oie domestique*, approche du Cygne par ses qualités; mais elle est d'une fubſtance plus tendre, parce qu'elle fait moins d'exercice, & vit particuliérement de végétaux : néanmoins, ſi elle n'étoit pas alkaleſcente, elle feroit une fubſtance difficile à digérer.

Le Canard *domeſtique*, qui vit encore davantage de nourriture animale, eſt en conféquence plus alkaleſcent & d'une folution plus facile. Les jeunes animaux de ces deux efpèces, qui ont un tiſſu plus viſqueux, fe digèrent plus lentement que ceux qui font un peu plus avancés en âge. Chacune de ces deux efpèces fe diſtingue en domeſtique & en fauvage ; la dernière, qui eſt plus alkaleſcente, fe digère auſſi plus facilement que les autres.

Il y a encore un grand nombre d'Oiſeaux de cette claſſe dont l'on fait uſage en alimens ; mais ils ont abſolument les mêmes qualités que ceux dont je viens de parler ; la plupart étant des Oiſeaux de mer qui vivent de poiſſons, font plus alkaleſcens ; ce qui très-fouvent les rend tendres & aiſés à digérer ; ils ont communément une odeur forte & un goût fort de poiſſon, qui les rend extrêmement défagréables à un grand nombre de perfonnes ; mais leur chair fapide & tendre plaît beaucoup à ceux qui ne font pas auſſi rebutés par cette odeur, & fe digère en général très-facilement. Ce que je viens de dire eſt fur tout applicable à l'Oie de Soland, qui eſt le mets favori des Ecoſſois : néanmoins il y a pluſieurs perfonnes dans ce pays même pour lefquelles il eſt très-rebutant, & qui le rejettent abſolument, tandis que d'autres en font leurs délices.

Le troiſième ordre d'Oiſeaux dont j'ai à parler préfentement eſt celui des *Grallæ*, qui renferme un grand nombre d'efpèces de qualités très-différentes ; mais je ne puis leur en trouver aucune de commune à tout l'ordre. Comme ces Oiſeaux font plus ou moins d'exercice, ils ont une fubſtance plus ferme & moins foluble ; la plupart font des Oiſeaux

de mer qui vivent uniquement de poiſſons, & ſont
en conſéquence très-alkaleſcens; ils approchent
beaucoup, par leur odeur & leur goût, de la nature
des Canards, qui ſe trouvent dans les mêmes endroits, & ſe nourriſſent de même.

Les effets que l'exercice produit ſur certaines parties des animaux ſont ſenſibles dans les Oiſeaux de
cette claſſe. La Bécasse & la Bécassine, dont les
muſcles de la poitrine ſont fort exercés par le vol,
ont ces parties d'un tiſſu ferme & moins ſoluble;
les jambes, au contraire, qui ſont moins exercées,
ſont plus tendres.

Le quatrième ordre d'Oiſeaux propres à ſervir d'alimens dont je dois parler, eſt celui des *PASSERES*,
dont la claſſe eſt très-nombreuſe; mais il ne nous eſt
pas poſſible de lui aſſigner aucune qualité alimentaire commune, & nous connoiſſons trop peu les
eſpèces particulières pour en diſtinguer les variétés.

Il y a un genre, parmi ceux dont l'on fait le
plus fréquemment uſage, qui paroît avoir des qualités particulières différentes de celles qui ſe rencontrent dans la plupart des autres *Paſſeres*. Ce genre
eſt la *COLUMBA*, la *Colombe*; je crois qu'il y en
a pluſieurs eſpèces dont l'on pourroit faire uſage ſi
on pouvoit les avoir jeunes; mais nous ne connoiſſons
bien que celle qui eſt d'un uſage commun, la *Columba
domeſtica*, la Colombe domeſtique. On la mange
très-jeune avant qu'elle ait pu faire aucun exercice,
& ce n'eſt qu'alors qu'elle eſt aſſez tendre; mais,
indépendamment des alimens dont elle ſe nourrit ou
de l'exercice, la nature l'a douée d'une qualité très-
alkaleſcente, ce qui la rend tendre; & en raiſon
de cette même qualité elle eſt échauffante, lors même
qu'elle eſt jeune.

Je ne puis rien dire des autres *Paſſeres*, ſi ce n'eſt
que la plupart ſont aſſez tendres & ſe digèrent facilement lorſqu'ils ſont engraiſſés, & qu'ils ſont plus

ou moins alkalefcens, felon qu'ils vivent de grains ou de vers.

Après avoir terminé ce que j'avois à dire des alimens tirés de la claffe des Oifeaux, je ne puis me difpenfer de parler ici d'une efpèce très-particulière d'aliment que fournit cette claffe uniquement, & aucune autre; favoir, les œufs : leur fubftance donne une matière particuliérement adaptée à la formation du jeune animal; ils doivent en conféquence coutenir une grande quantité de matière nutritive ; & l'on doit fuppofer que la quantité que l'on en fait entrer dans le corps y introduit beaucoup de cette matière.

L'on pourroit croire que, chez l'adulte qui en fait ufage, cette matière n'exige aucune préparation pour devenir propre à la nutrition : néanmoins cela n'eft pas; car le plus fouvent le blanc d'œuf n'entre dans l'eftomac de l'homme que coagulé ; & lors même qu'on le prend liquide, il commence par fe coaguler dès qu'il eft reçu dans ce vifcère : de manière que dans tous les cas il doit être diffous de nouveau par la puiffance particulière du fuc gaftrique, pro-bablement afin de fe mêler avec les autres matières néceffaires pour former le propre fluide animal.

La digeftion eft une opération myftérieufe dont nous ne concevons pas bien toutes les circonftances, & nous ne pouvons en conféquence nullement ex-pliquer comment il arrive que le blanc d'œuf, pris même en très-petite quantité, dans fon état liquide ou coagulé, produit conftamment beaucoup de mal-aife dans l'eftomac de certaines perfonnes, pendant qu'il eft agréable & aifé à digérer pour la plupart des autres hommes. Il y a quelques perfonnes qui peuvent digérer une quantité étonnante d'œufs ; mais je fuis perfuadé que cette puiffance eft très-limitée chez la plupart, & qu'il faut un plus petit volume de cet aliment que de tout autre pour fatis-faire & occuper les puiffances digeftives de la plupart des hommes. J'obſerverai en même temps que l'œuf me paroît être un aliment moins alkaleſcent que preſque toute autre ſubſtance animale, & qu'il eſt moins ſtimulant pendant que la digeſtion s'en fait (1).

Je n'ai pas ſuffiſamment d'expérience pour pouvoir déterminer ſi l'œuf n'a pas plus ou moins de diſpoſition à rendre le corps pléthorique que toute autre eſpèce de nourriture animale.

Je ne puis déterminer poſitivement les qualités particulières des œufs des différens Oiſeaux, ni s'il y a des cas où elles different beaucoup ; mais je ſuis diſpoſé à croire que ces différences ſont très-légères ; & je ſuis certain que dans un grand nombre de cas l'odeur & le goût particuliers de la chair des Oiſeaux ne ſe communiquent nullement à leurs œufs. Il y a, par exemple, certaines Poules de mer dont les œufs n'ont pas plus de goût & d'odeur que ceux de nos Poules domeſtiques, quoique leur chair ait une odeur & un goût forts : l'on obſerve même dans les œufs des dernières que le goût du jaune, & la denſité du blanc different un peu, & cela paroît dépendre des alimens dont l'animal ſe nourrit : mais ces différences ſont très-légères, & je n'aſſurerai pas poſitivement ſi d'autres cauſes peuvent produire de ſemblables différences ſur les œufs des divers Oiſeaux ; mais il y en a quelques eſpèces dont les œufs different un peu par la couleur du jaune & la denſité du blanc

---

(1) Néanmoins lorſque ſa ſubſtance ne remplit pas la fonction qui lui eſt propre, ſavoir, de nourrir le poulet, elle eſt ſujette, lorſqu'elle reſte dans la coquille, à une putréfaction particulière ; & ſi on la mange dans cet état, elle ſoulève fortement l'eſtomac, & elle devient très-nuiſible, quand la putréfaction eſt portée à un degré conſidérable. *Note de l'Auteur.*

lorsqu'il est coagulé : néanmoins les jaunes sont toujours les mêmes, & les blancs conservent tellement la nature commune du blanc d'œufs, qu'il est difficile de déterminer leurs différences comme alimens.

§. I I I.

Des Alimens tirés de la classe des Amphibies.

Linné a divisé cette classe en trois ordres ; les Reptiles, les Serpentes, & les Nantes : mais nous ne parlerons ici que des deux premiers , qui ont une affinité évidente entre eux par leur structure, leur économie & leurs qualités , & different beaucoup en cela de l'ordre des Nantes. L'économie de ces derniers ressemble un peu à celle des Reptiles & des Serpens ; mais ils se rapprochent tellement d'ailleurs de la nature des Poissons, que l'on doit, en les considérant comme alimens, les séparer des premiers, pour les réunir aux derniers.

Le plus fameux des Reptiles, & le premier dont je dois parler, en raison du cas singulier que l'on en a fait comme aliment, est la Tortue. La chair de la Tortue de mer, qui est la seule que je connoisse bien, est une viande blanche qui ressemble beaucoup à celle des jeunes quadrupèdes ; & je juge, d'après cette ressemblance , qu'il ne doit pas y avoir entre ces deux espèces de viandes une grande différence , relativement à la nourriture qu'elles donnent. Il paroît, d'après les expériences de M. Geoffroy, que la Tortue bouillie donne moins de matière gélatineuse, & qu'elle fournit moins d'alkali volatil à la distillation que la chair des quadrupèdes , & que par conséquent elle peut être, à quantité égale , un peu moins nourrissante & moins stimulante : cependant, comme sa décoction est gélatineuse, & qu'elle est, pour cette raison , moins transpirable , elle peut être

encore fort nourriſſante, & les parties gélatineuſes
de ſa ſubſtance doivent ſpécialement jouir de cette
qualité.

La chair des GRENOUILLES, dont on connoît peu
l'uſage en Ecoſſe, paroît, d'après l'analyſe de
M. GEOFFROY, avoir, par la décoction & la diſtillation, les mêmes qualités que la Tortue; elle eſt
cependant moins gélatineuſe, & par conſéquent
moins nourriſſante : mais, quoi qu'il en ſoit, les
Grenouilles ne jouiſſent d'aucunes qualités ſpécifiques,
& je ne vois pas pourquoi on les fait entrer dans les
bouillons dans des proportions auſſi minutieuſes
qu'on le recommande fréquemment en France.

Nous connoiſſons peu les qualités du *LACERTA
Guana*, ou l'eſpèce de Léſard nommé *Guana*,
dont l'on fait un fréquent uſage dans les Indes occidentales ; mais comme je penſe qu'il jouit des mêmes
qualités que les autres Reptiles, j'ai cru pouvoir le
placer ici, quoique je l'aye omis dans mon Catalogue.

Je ne connois entre les Serpens que l'on mange,
que la VIPÈRE ordinaire, ou la *Coluber Berus* de
LINNÉ. L'on a attribué à ſa chair des qualités particulières; mais je ne vois pas ſur quel fondement, car
le bouillon de Vipère contient les mêmes ſubſtances
que les Reptiles dont j'ai parlé plus haut, & jouit
abſolument des mêmes qualités que les bouillons faits
avec la chair des quadrupèdes & des oiſeaux.

La Vipère fournit à la diſtillation une certaine
quantité d'alkali volatil ; mais ſes qualités ne diffèrent
pas de celles que j'ai admiſes plus haut, & la quantité de cet alkali n'eſt pas, comme MEAD ſe l'eſt
imaginé, plus conſidérable que celle que l'on obtient
de la plupart des autres ſubſtances animales. L'on
ne peut en conſéquence reconnoître aucunes qualités particulières a la Vipère comme aliment, &
je ne vois pas la plus légère raiſon pour admettre
qu'elle jouiſſe de quelques vertus médicales particu-

lières. L'on doit en conséquence considérer ce que l'on a dit de ses qualités alimentaires ou médicinales, comme une des preuves nombreuses de la foiblesse & de la folie des anciens, ainsi que des modernes qui les ont suivis.

§. IV.

Des ALIMENS tirés de la classe des POISSONS.

LES auteurs qui ont écrit sur ce sujet commencent communément par indiquer les différences des Poissons suivant qu'ils vivent dans des rivières, dans des lacs d'eau douce, ou dans des eaux salées : mais je ne vois pas sur quoi cette distinction est fondée ; car je ne puis trouver aucun caractère général constant, pris des différentes eaux dans lesquelles vivent les Poissons, qui leur soit appliquable, ou plutôt je ne leur connois aucune qualité distinctive qui n'ait lieu dans quelques cas dans chacun d'eux.

Je considérerai donc en général les Poissons comme formant une classe séparée des trois classes d'animaux dont nous avons parlé jusqu'ici ; nous les désignerons généralement sous le nom de *viandes*, & leur différence à cet égard est très-grande.

Lorsque nous avons parlé des alimens tirés des quadrupèdes & des oiseaux, nous avons remarqué que la substance & l'économie de ces animaux ressembloient tellement à celles de l'homme, qu'il étoit aisé d'admettre que les premiers pouvoient servir d'aliment au dernier ; mais l'on ne trouve pas dans les Poissons une semblable analogie qui puisse nous diriger ; & il seroit difficile de prouver, *à priori*, que la substance des Poissons peut servir d'aliment à l'homme. Ils ont réellement différentes propriétés communes avec les autres substances animales ; telles sont celles de donner un alkali volatil dans la première partie de leur distillation , & de se putréfier ; mais ces circonstances ne suffisent guère pour indiquer que les Poissons puissent être des substances alimentaires pour l'homme , & par conséquent la preuve en est uniquement fondée sur l'expérience , qui nous apprend qu'on les a employés avec succès comme alimens dans tous les temps , & dans chaque partie de la terre. L'on dit même qu'il y a quelques contrées de la terre où l'on ne vit que de Poisson ; il est au moins certain qu'il fait la principale partie de la nourriture de plusieurs peuples. Il paroît qu'il suffit dans ces cas pour remplir les différens objets de l'économie humaine ; & nous examinerons s'il y a quelques cas où cet aliment est insuffisant ou moins propre à remplir ces objets , après avoir considéré les différences que l'on observe entre la substance des Poissons & celle des animaux dont le sang est chaud.

La substance des différens Poissons est certainement plus ou moins ferme ; mais cette différence n'est jamais aussi grande que dans les trois classes d'animaux dont j'ai parlé plus haut ; & une chose digne d'être observée , c'est que chez les Poissons qui vivent fort long-temps , la fermeté de leur tissu differe rarement d'une manière fort remarquable à différens âges. Il faut encore remarquer que chez les Poissons dont la substance est putrescente & devient enfin entièrement putride , la putréfaction est accompagnée de circonstances différentes de celles qui s'observent à l'égard des animaux dont le sang est chaud ; mais les chymistes n'ont pas encore examiné ce genre de putréfaction , & je ne puis dire quels sont les différens changemens qu'elle éprouve pendant ses progrès , ni par conséquent combien elle influe sur les Poissons comme matière alimentaire. Je n'ai pu réellement appercevoir si elle les rendoit plus solubles ou plus irritans pour le système , comme il arrive à l'égard des substances animales dont nous avons parlé plus haut.

Il y a néanmoins un cas où certains Poissons occasionnent, indépendamment de leur état de putridité, une irritation singulière du systême : ce cas est celui de la digestion ; il y a des Poissons qui, pendant ce temps, causent souvent une efflorescence considérable sur la peau : cette efflorescence n'affecte quelquefois que certaines parties ; mais d'autres fois elle se manifeste sur tout le corps ; tantôt elle est accompagnée d'une fièvre considérable, & tantôt de très-peu de fièvre : ce symptome est rarement de longue durée ; communément il se dissipe quand la matière est entiérement digérée & sortie de l'estomac : je l'ai vu quelquefois se dissiper sur le champ par un vomissement qui entraînoit les matières contenues dans l'estomac.

Il paroît, par ce que je viens de dire, que ce phénomène dépend de la manière dont l'estomac est affecté, & non du mélange d'aucune matière avec le sang ; & l'on pourroit demander si ce même phénomène est l'effet d'une affection des nerfs de l'estomac qui se communique à la peau, ou s'il est dû à la substance du Poisson dont l'action est particuliérement déterminée vers la surface du corps.

Ceci me conduit à rechercher jusqu'à quel point la substance du Poisson est un aliment plus ou moins transpirable que celui qui est tiré des animaux dont le sang est chaud. J'ai exposé plus haut l'opinion de SANCTORIUS sur la perspirabilité du mouton, & l'opinion de KEIL sur l'imperspirabilité des huîtres, dont la substance approche beaucoup de celle des Poissons ; & j'ai observé que les expériences de DE GORTER ne confirmoient aucun de ces deux faits : je suis néanmoins convenu que cela pouvoit être, & méritoit d'être examiné de nouveau. Il m'a paru, d'après les expériences que j'ai eu occasion de faire,

que la fubftance des Poiffons étoit un aliment un
peu moins tranfpirable que celle des autres animaux.

La circonftance qui exige particuliérement notre
attention , en comparant ces deux genres d'alimens,
eft la quantité de nourriture que chacun d'eux fournit. Suivant l'opinion commune, le Poiffon donne
une nourriture plus foible que la viande ; HALLER
dit lui-même s'être trouvé affoibli en vivant de
Poiffon, & il ajoute qu'en général le carême affoi-
blit, & cela paroît particuliérement confirmé par
les obfervations de PECHLIN ; mais il peut y avoir
beaucoup d'erreurs dans ces obfervations, parce que
la foibleffe dont il s'agit pouvoit être due à la quantité d'alimens végétaux dont l'on a fait ufage en
même temps, plutôt qu'au Poiffon. J'ai connu
plufieurs perfonnes qui, ayant mangé une très-
grande quantité de Poiffons, ne s'en font pas
trouvées affoiblies ; & nous avons plufieurs vil-
lages prefque uniquement habités par des pêcheurs,
qui par conféquent ne vivent guère que de cette
efpèce d'aliment, fans que leur fanté ou leur vigueur
en paroiffent altérées. Il eft par conféquent très-
douteux que le Poiffon donne beaucoup moins de
nourriture que la viande, & je fuis convaincu que
la différence eft très-légère, s'il y en a.

En faifant ces obfervations fur les Poiffons comme
aliment en général, je voudrois pouvoir diftinguer
les différentes qualités des efpèces particulières ; mais
je trouve qu'il eft difficile de parler clairement, ou
d'une manière pofitive, fur cet objet, parce que je
ne connois point d'expériences propres à nous diriger. Il paroît que la différence de tiffu donne lieu
à quelques variétés, & que les efpèces les plus tendres & les plus gélatineufes, telles qu'on en trouve
fpécialement dans les Poiffons cartilagineux, fe digèrent plus facilement, & font plus nourriffantes
que celles dont le tiffu eft plus ferme & plus fec.

L'on a objecté que les Poiſſons devoient être moins nourriſſans que la viande, parce que leur ſubſtance eſt moins huileuſe : cette objection n'eſt pas abſolument dénuée de probabilité ; mais il eſt difficile de déterminer juſqu'où elle peut s'étendre ; car la quantité d'huile que renferme la ſubſtance d'un grand nombre de Poiſſons eſt peu conſidérable ; & je pourrois établir comme une vérité, que les Poiſſons huileux donnent un aliment moins aiſé à digérer, plus irritant pour tout le ſyſtème, mais en même temps plus nourriſſant que ceux qui ne ſont pas huileux : l'Anguille, le Saumon & le Hareng en ſont des exemples ; & j'aurois pu, relativement au dernier, obſerver, en parlant de la nourriture que donnent les Poiſſons en général, que nos pêcheurs de Harengs vivent un certain temps uniquement de cet aliment, ſans éprouver de diminution de leurs forces, & qu'ils paroiſſent au contraire toujours beaucoup plus gras en vivant de cette nourriture.

Il me ſeroit difficile d'en dire davantage ſur les qualités alimentaires des Poiſſons, parce que je n'ai pas eu occaſion de connoître par l'expérience les eſpèces nombreuſes & variées dont l'on fait uſage comme alimens : je n'ai pu trouver que très-peu d'expériences faites dans le deſſein de déterminer leurs différentes qualités ; & il me paroît que dans le choix que l'on en a fait, on s'eſt plutôt décidé d'après leur goût, que d'après des expériences convenables ſur leurs qualités nutritives.

Il paroît, par quelques expériences, que les alimens tirés des Poiſſons ſont moins perſpirables que ceux que fourniſſent les animaux dont le ſang eſt chaud ; mais je crois qu'il faudroit un plus grand nombre d'expériences pour décider plus exactement cette matière.

§. V.

Des Alimens tirés des Insectes.

Il n'y a dans cette claſſe nombreuſe qu'un petit nombre d'eſpèces dont l'on faſſe uſage comme aliment dans la contrée que nous habitons ; & je ne puis guère parler ici que de quelques Crustacés, tels que l'Ecrevisse de mer, l'Ecrevisse ordinaire, la Langouste & la Chevrette, qui ſont les ſeuls que l'on voit très-fréquemment ſur nos tables : les variétés des Cruſtacés ſont beaucoup plus grandes ; & il y en a peut-être pluſieurs dont l'on fait uſage dans d'autres parties du monde ; mais il n'eſt pas dans mon plan d'en parler, en ce que je me borne aux alimens uſités en Angleterre, & que d'ailleurs je ne connois pas ſuffiſamment ces eſpèces étrangères.

Quant à l'Ecreviſſe de mer & à l'Ecreviſſe ordinaire, je crois qu'elles ne different pas par leurs qualités l'une de l'autre, & que l'Ecreviſſe de mer ſe ſert beaucoup plus fréquemment ſur nos tables, parce qu'elle y figure mieux.

La ſubſtance de ces deux eſpèces donne par la décoction une quantité conſidérable de matière ; mais cela ne prouve pas que la quantité de matière nutritive en ſoit plus grande que celle que le fluide gaſtrique peut extraire des autres ſubſtances dont la décoction eſt moins chargée de matière ; la petite quantité d'alkali volatil que l'on obtient de leur ſubſtance entière, ou de leur extrait, me fait préſumer qu'elles contiennent moins de ſubſtance animale que la chair des quadrupèdes, des oiſeaux, ou même des amphibies.

Nous ſommes diſpoſés à conclure qu'elles approchent beaucoup, comme alimens, de la nature de la plupart des poiſſons ; elles ſe rapprochent ſur-tout d'un grand nombre, en ce qu'elles ne contiennent point d'huile, ou n'en contiennent qu'une très-petite portion; & je pense en conséquence qu'elles sont moins nourrissantes: elles me paroissent plus difficiles à digérer que la plupart des autres poissons maigres.

Il arrive souvent quelque chose de particulier pendant qu'elles se digèrent; car j'ai vu des personnes qui ne pouvoient manger la plus petite quantité de Homard ou d'Ecrevisse ordinaire, sans être attaquées sur le champ de coliques violentes, & quelquefois même de cette efflorescence de la peau, qui, comme je l'ai dit plus haut, survient souvent après avoir mangé du Saumon ou des Harengs. Je pense que dans ces deux cas cela est spécialement l'effet d'une idiosyncrasie particulière; & il est aisé de voir, d'après ce que j'ai dit au sujet des œufs, combien ce fait est difficile à expliquer.

§. VI.

Des ALIMENS tirés de la classe des VERS.

CETTE classe fournit plusieurs espèces dont on fait usage en alimens; mais le nombre en est très-borné, en proportion de la quantité d'individus qu'elle renferme. Je ne parlerai que de ceux que l'on met sur nos tables; ce qui m'a donné occasion de les connoître.

L'on y met particuliérement ceux qui sont renfermés dans des COQUILLES. Il y en a plusieurs espèces du genre des bivalves, dont la principale est l'HUITRE. Cette dernière se digère facilement quand elle est fraîche & crue; mais bouillie ou rôtie elle se digère moins bien, & elle est même quelquefois fort indigeste. L'Huître paroît être très-nourrissante, & elle peut l'être davantage, en ce qu'elle diminue beaucoup la transpiration. Le docteur KEIL a remarqué, dans les expériences qu'il a faites à ce sujet ; que non-seulement les Huîtres palloient difficilement par la transpiration, mais même qu'elles empê- choient la transpiration des autres alimens. L'on peut croire que SANCTORIUS dit la même chose, *Aph.* 438 ; mais il est difficile de savoir quelle est son opinion, lorsqu'il met les *Ostracea* au rang des alimens qui engendrent des vents. DE GORTER assure positivement qu'il n'a pu reconnoître dans ses expé- riences l'imperspirabilité des Huîtres ; mais d'après quelques essais que j'ai faits, je suis disposé à regarder les Huîtres comme moins perspirables que quelques autres alimens.

Les autres bivalves dont l'on fait particuliérement usage en Ecosse, sont la MOULE & le PÉTONCLE ; toutes deux sont d'une substance plus ferme que l'Huître, & ne se digèrent pas en conséquence aussi facilement ; mais d'ailleurs elles paroissent jouir des mêmes qualités.

L'on dit que la Moule a plusieurs fois produit des effets très-pernicieux, & donné lieu de soup- çonner qu'elle pouvoit être, dans certaines circons- tances, un poison, ou porter dans l'estomac une matière vénéneuse ; mais je suis très-embarrassé de porter mon jugement sur ces effets, parce que l'on n'en observe pas de semblables en Ecosse, quoique l'on y mange des Moules très-fréquemment & en grande quantité. Je ne connois aucun auteur qui ait déterminé la nature de ce poison, ou l'état de la Moule qui la rend quelquefois nuisible, & je soup- çonnerois que ces effets pernicieux que l'on attribue aux Moules dépendent le plus souvent, ou de ce que l'on en a mangé une quantité extraordinaire, ou de l'idiosyncrasie, qui dispose certaines personnes à être affectées par les Moules de la même manière que d'autres le font, comme nous l'avons dit, par le Saumon, le Hareng & l'Ecrevisse.

Le

Le Limaçon, *Cochlea pomatium*, est le principal testacé univalve : il est d'une substance tendre, & par conséquent aisée à digérer, & l'on a cru qu'il étoit très-nourrissant, à cause de son état gélatineux. Je crois que cela est réellement ainsi ; mais l'on n'a pas déterminé quelle est la quantité de nourriture qu'il donne. On l'emploie communément, d'après l'idée que l'on a de ses qualités nutritives, dans les cas d'amaigrissement, & on l'a souvent prescrit dans cette vue dans la fièvre hectique.

Les auteurs de matière médicale le regardent constamment comme rafraîchissant ; mais l'on ne peut pas commettre une erreur plus grande, parce que le Limaçon est une substance animale, & que rien de ce genre ne peut être rafraîchissant, quoique quelques espèces puissent être moins échauffantes que d'autres.

Tous les animaux dont l'on fait usage qui se trouvent dans des coquilles univalves sont du même genre ; je crois en conséquence que ce que j'ai dit du Limaçon peut s'appliquer à toutes les autres espèces. J'avoue que je n'ai pas eu d'occasion convenable d'observer la différence qui peut s'y rencontrer ; mais je suis persuadé qu'elle est très-légère.

De la préparation des *Alimens*.

Nous avons fait l'énumération des alimens tirés tant du règne végétal que du règne animal ; mais afin de juger plus exactement des effets qu'ils produisent dans le corps, il convient d'examiner, autant qu'il nous est possible, les changemens qu'ils subissent par la manière dont on les prépare, avant de les introduire dans l'estomac.

Cette préparation consiste particuliérement dans l'application de la chaleur, à laquelle on expose plus ou moins toutes les fubftances animales, excepté un très-petit nombre : c'eft en cela fpécialement que l'homme fe diftingue de tous les autres animaux qui prennent les alimens tels que la nature leur offre, au moins je n'en connois aucun qui ait l'art de préparer fes alimens en les expofant au feu ; s'ils en ufent ainfi préparés, ce n'eft que quand ils les reçoivent des hommes.

L'on ne connoît pas bien jufqu'à quel point il eft néceffaire d'expofer à la chaleur les alimens végétaux, & je ne connois aucune fubftance de ce genre que des hommes affez bien portans & affez forts ne puiffent manger crue : néanmoins on les prépare tous, quand on veut en manger, par le moyen de la chaleur, & l'efpèce d'inftinct qui porte fi univerfellement les hommes à cette pratique, femble indiquer qu'elle eft, dans beaucoup de cas, convenable, & qu'elle a quelques avantages.

Le premier de ces avantages paroît être de rendre la plupart des fubftances végétales plus folubles dans l'eftomac de l'homme. L'unique doute que l'on puiffe élever à cet égard regarde les fubftances végétales que l'on expofe immédiatement à la chaleur de l'eau bouillante dans leur état de crudité, & dont plu-fieurs fe coagulent par ce moyen ; ce qui femble les rendre moins folubles dans l'eau qu'elles n'étoient avant ; mais il ne paroît pas que cela influe aucune-ment fur leur folution dans l'eftomac. Il eft inutile de déterminer fi leur folution eft favorifée par le degré de fermentation qui a néceffairement lieu dans l'ef-tomac, ou par les puiffances du fluide gaftrique, parce qu'il eft certain que l'action de la chaleur fépare en quelque forte les petites particules des corps, & rend par-là leur divifion plus aifée aux puiffances diffolvantes de l'eftomac.

En fecond lieu, l'application de la chaleur fépare & diffipe les parties volatiles des végétaux, qui

font rarement d'une nature nutritive, & peuvent,
dans beaucoup de cas, devenir nuifibles.

En troifième lieu, l'application d'un certain degré
de chaleur développe & chaffe une quantité confidérable d'air qui, dans l'état naturel, eft toujours
fixé dans la fubftance des végétaux, & il eft probable que c'eft particuliérement de cette manière
que la chaleur contribue à divifer & diminuer la
cohéfion des petites parties des fubftances végétales :
c'eft certainement de cette manière, c'eft-à-dire, en
diffipant une grande portion de l'air contenu dans
les végétaux, que ces derniers font moins fujets à
fermenter & à produire cette flatulence, quelquefois
fi incommode dans l'eftomac & les inteftins. Nous
avons fouvent indiqué, en parlant des alimens en
particulier, quels font les cas où il eft convenable
& néceffaire de faire ufage de la chaleur pour les
préparer : il fuffit d'ajouter que l'on peut employer la chaleur de deux manières ; favoir, fous
forme sèche, ou fous forme humide, & que nous
penfons que la première convient toujours mieux
que la dernière pour remplir tous les objets dont
nous avons parlé plus haut.

La préparation des fubftances animales confifte
de même principalement dans l'application de la
chaleur. Il eft poffible que l'on confidère auffi comme
parties de l'art du cuifinier quelques préparations pré-
liminaires, telles que les différentes manières de faler,
de faire fécher, & d'affaifonner avec le fel & le vinaigre ; mais ces moyens ne font utiles que pour
remplir des objets d'économie domeftique, pour
préferver, par exemple, la viande de la putréfaction
plus long-temps que l'on a coutume, lorfqu'on n'emploie pas ces moyens avant de l'expofer à la chaleur.

Nous fommes en même temps perfuadés que ces
moyens n'augmentent jamais la qualité nutritive de
la viande, ou qu'ils ne la rendent pas même plus

aisée à digérer. Il est certain que l'exsication unit plus étroitement les parties solides de la viande entre elles, ce qui doit rendre sa solution plus difficile. L'addition du sel qui stimule l'estomac peut paroître, dans quelques cas, aider la digestion ; mais cela doit arriver quand on ajoute une petite quantité de sel, & seulement lorsque l'on prend en petite quantité les alimens conservés par ce moyen ; car la viande se durcit quand elle est restée long-temps salée, elle devient en proportion moins soluble dans l'estomac, & elle est certainement nuisible, quand il y reste une grande quantité de sel.

Il y a une préparation de la viande qui se fait sans aucune addition, & qui consiste à la garder plus ou moins avant d'en faire usage, suivant la saison & la nature de la viande, mais toujours jusqu'à ce qu'elle approche un peu de la putréfaction. La disposition à la putréfaction semble commencer dès l'instant que la vie de l'animal cesse ; lorsqu'on la laisse parvenir jusqu'à un certain degré, la viande devient plus aisée à dissoudre dans l'estomac ; & quand la putréfaction n'est que modérée, elle ne paroit pas nuire à la qualité nutritive de la viande. Je ne puis déterminer jusqu'à quel point on peut convenablement laisser avancer la putridité ; mais elle doit certainement varier, suivant la constitution des différens hommes.

Il y a des personnes qui paroissent n'éprouver aucun inconvénient de la viande, dont le degré de putréfaction est fort avancé : il y en a même qui peuvent digérer la viande passée, c'est-à-dire, qui a le goût & l'odeur que l'on fait résulter de la putridité ; j'en connois néanmoins d'autres dont la digestion est fort troublée, lorsqu'elles prennent la plus petite quantité de viande putréfiée : mais, quoi qu'il en soit, nous pensons qu'on ne peut jamais garder fort long-temps la viande pour l'objet dont nous venons de parler; car il est très-certain que chaque degré de putréfaction la dispose davantage à augmenter la tendance spontanée des fluides animaux à cet état, que nous savons être toujours nuisible à la constitution humaine, parce qu'il favorise la disposition aux maladies, & aggrave leurs symptomes & leur danger, quand elles surviennent.

Nous allons présentement considérer en quoi consiste proprement la préparation des substances animales pour les rendre propres à manger, ou de quelle manière on y applique la chaleur : on l'applique de deux manières; savoir, sous forme humide, en les faisant *bouillir & cuire à l'étuvée*, ou sous forme sèche, en les faisant *rôtir, griller & cuire en pâte*.

La viande bouillie est proprement celle que l'on expose à la chaleur de l'eau bouillante, en l'y laissant plongée quelque temps. En réunissant ainsi la chaleur & l'humidité, l'on rend le tissu de la viande plus tendre & plus soluble dans l'estomac, & ce n'est que de cette manière que l'on ramollit convenablement les parties les plus fermes, telles que les parties tendineuses, ligamenteuses & membraneuses, & que l'on en extrait la substance gélatineuse.

Quant aux parties charnues qui sont d'un tissu plus tendre, les effets de l'ébullition varient suivant son degré : on peut, en les faisant bouillir modérément, rendre leur tissu plus tendre, sans beaucoup diminuer leur qualité nutritive ; mais si on les fait bouillir jusqu'à en extraire tout ce qu'elles contiennent de soluble, la substance qui reste se dissout certainement moins bien dans l'estomac, & est en même temps beaucoup moins nutritive : mais comme l'ébullition extrait d'abord les parties plus solubles, & par conséquent les parties salines, la viande en devient, en proportion du temps qu'elle a bouilli, moins alkalefcente & moins échauffante pour le fyftême.

L'on fait communément bouillir la viande dans des vaiffeaux ouverts, ou qui ne font pas abfolument bien fermés ; mais on peut fe fervir de vaiffeaux hermétiquement fermés, & les effets font alors fort différens de ceux qui réfultent quand on fait bouillir la viande dans des vaiffeaux ouverts. L'on ne peut guère employer d'autre degré de chaleur que celui de l'eau bouillante, & comme l'eau ne peut jamais bouillir dans des vaiffeaux hermétiquement fermés, il ne fe fait pas d'évaporation des parties volatiles ; & quoique la diffolution fe faffe très-facilement, & qu'on puiffe la porter au degré convenable, elle peut, pourvu qu'elle n'aille pas trop loin, rendre la viande fort tendre, & conferver en même temps fes parties les plus fapides, & l'on parvient toujours par ce moyen à donner à la viande bouillie la qualité que l'on defire le plus.

La manière ordinaire de faire bouillir la viande diffère fuivant la quantité d'eau que l'on emploie. Si l'on n'en emploie que peu, & que l'on entretienne long-temps une chaleur modérée, cela s'appelle CUIRE à l'ÉTUVÉE, & rend le tiffu de la viande plus tendre, fans extraire beaucoup de fes parties folubles ; elle conferve en conféquence plus de goût, & eft affez nourriffante.

La feconde manière d'employer la chaleur eft fous forme sèche, c'eft-à-dire, lorfque la viande qu'on y expofe eft sèche, ou à-peu-près sèche ; au moins on n'ajoute point d'eau ni d'autre fluide propre à diffoudre aucune partie de la fubftance de la viande. L'on peut auffi appliquer cette chaleur de deux manières, c'eft-à-dire, dans des vaiffeaux fermés ou à l'air libre.

Suivant la première méthode, on met la viande

au four ; & quoique dans ce cas on ne la recouvre communément que d'une pâte, il ne peut se faire d'évaporation considérable, & les sucs retenus pendant l'action de la chaleur rendent la viande plus tendre ; dans tous les cas, pendant que la chaleur raréfie & dégage en quelque sorte l'air, sans qu'il s'échappe, la substance de la viande en devient plus tendre que quand on permet à l'air de s'échapper, en appliquant la chaleur d'une autre manière.

Lorsque l'on fait griller la viande, il y a une évaporation ; mais comme la chaleur du feu nud agit plus immédiatement, la surface externe de la viande est, jusqu'à un certain point, durcie, avant que la chaleur pénètre le tout ; ce qui empêche que l'exhalation soit considérable, & rend le tout suffisamment tendre ; l'on fait spécialement usage de cette méthode pour les viandes que l'on veut manger un peu raréfiées.

La Friture approche beaucoup du moyen précédent ; mais comme l'on coupe alors la viande par tranches minces, & qu'on la met dans un vaisseau interposé entre elle & le feu, la chaleur agit plus également sur toute la substance de la viande : néanmoins, pour empêcher que la partie qui est au fond du vaisseau ne soit tout-à-coup durcie par la chaleur, il est toujours nécessaire d'y interposer un fluide : quand ce fluide est une matière huileuse, comme cela se pratique communément, le degré considérable de chaleur que reçoit cette matière est sujet à la rendre empyreumatique, ou au moins moins miscible avec les fluides de l'estomac ; c'est pourquoi toute viande frite se digère moins facilement que celle qui est préparée de toute autre manière, excepté les cas où, quand on la fait cuire au four, on y ajoute uniquement une matière huileuse, pour empêcher que la chaleur ne dessèche trop la

viande. Il eſt inutile de dire que l’on peut fréquem‑
ment réunir la cuiſſon à l’étuvée avec la friture,
& l’on doit alors juger des effets qui doivent en
réſulter, ſelon que l’une ou l’autre préparation do‑
mine davantage.

La dernière manière d’appliquer la chaleur dont
il me reſte à parler, conſiſte à faire RÔTIR les alimens,
comme on le pratique fréquemment. En prenant les
meſures convenables pour que la chaleur agiſſe égale‑
ment, la viande devient certainement par ce moyen
plus tendre ; & l’évaporation conſidérable qui ſe fait
alors n’eſt preſque uniquement qu’une humidité
aqueuſe : néanmoins cette évaporation pourroit deve‑
nir exceſſive, & rendre la viande plus difficile à diſ‑
ſoudre, ſi l’on ne faiſoit pas rôtir de groſſes maſſes,
de manière que la ſurface externe commence d’abord
par ſe condenſer, & empéche l’évaporation des parties
internes : communément l’on applique en même
temps, & à pluſieurs repriſes, ſur la ſurface ex‑
terne une matière huileuſe, qui empêche qu’il ne
ſe faſſe une exhalaiſon conſidérable, & que la
viande ne durciſſe trop, avant que la chaleur ait
pénétré le tout, & l’ait rendu ſuffiſamment tendre.
Il eſt aiſé de concevoir, d’après ce que je viens
de dire, les effets que produit l’action de rôtir,
& les moyens convenables de diriger cette prépa‑
ration.

Après avoir ainſi développé du mieux qu’il nous
a été poſſible les principales parties de l’art du cui‑
ſinier, & les effets qui en réſultent, ſuivant la
manière d’appliquer la chaleur, je me contenterai
d’obſerver que les autres méthodes de préparer les
viandes que l’on préſente ſur la table, ne different
que par les ſauces ou les matières humides que l’on
emploie pour prévenir la ſéchereſſe de la viande,
ou la rendre plus agréable au goût.

Les ſauces ont pour baſe une matière huileuſe ou

de forts extraits gélatineux tirés des autres viandes ;
on les rend plus agréables par le mêlange de quelques
autres fubftances alimentaires , & plus piquantes ,
en y ajoutant différens affaifonnemens : les effets
que produifent ces affaifonnemens fur l'eftomac &
fur la maffe du fang feront aifé à concevoir , d'après
ce que j'en vais dire.

CHAPITRE III.

Des Boiſſons.

J'ai compris ſous les titres d'*aliment*, de *nourriture* ou de *viande*, toute matière ſolide ou liquide qui peut ſervir à réparer la matière ſolide du corps humain, & je renfermerai ſous la dénomination de *boiſſon* tout liquide propre à réparer les parties aqueuſes des ſolides & des fluides.

L'on ſait combien il entre d'eau dans la compoſition des parties ſolides & même fluides du corps humain, & l'on n'ignore pas que cette même eau ſe diſſipe & s'épuiſe continuellement par différens moyens, & qu'en conſéquence il eſt abſolument néceſſaire de réparer conſtamment cette perte de liquide pour ſoutenir le ſyſtême. Afin que cette réparation pût ſe faire convenablement, la nature a donné l'appétit de la ſoif, qui conduit à prendre de la boiſſon.

Les ſubſtances dont nous faiſons uſage en boiſſon different en apparence ; mais la réparation dont nous avons parlé peut ſe faire par l'eau pure élémentaire ſeule ; & je crois que l'on nous accordera facilement que toutes les boiſſons propres à fournir le liquide néceſſaire, ne le ſont qu'en raiſon de la quantité d'eau élémentaire que chacune contient. L'on peut donc admettre deux eſpèces de boiſſons convenables à l'homme, dont l'une eſt l'eau ſeule, telle que la nature l'a donnée ; l'autre a pour baſe ou pour partie principale cette eau naturelle, à laquelle la nature ou l'art ont fait quelques additions.

SECTION PREMIÈRE.

De l'eau simple.

CE liquide est le seul que je connoisse dont tous les animaux fassent usage lorsqu'ils ressentent la soif; d'où l'on doit présumer qu'il est en général très-convenable à l'économie animale. Il est évident qu'il convient assez à l'homme, puisqu'une grande partie du genre humain n'en prend pas d'autres pendant le cours de la vie : il est vrai que les enfans vivent du lait que leur fournit le sein de leur mère, & il y a quelques peuples qui mangent beaucoup de lait dans le cours de leur vie; mais il y a certaines nations qui n'ont pas d'animaux domestiques propres à leur en procurer, & qui par conséquent sont réduites à l'eau seule pour boisson; la santé dont jouissent ces personnes qui, pour différentes causes, ne boivent que de l'eau, prouve que ce liquide est parfaitement adapté aux objets de l'économie humaine.

L'eau simple, telle que nous l'offre la nature, est, sans aucune addition, le fluide propre au genre humain : mais, quoique je me sois servi du titre d'eau simple, il faut remarquer que la nature ne donne presque jamais d'eau parfaitement simple, ou qui ne soit plus ou moins imprégnée de matières étrangères ; c'est pourquoi on a distingué les eaux naturelles, suivant qu'elles sont plus ou moins propres à l'usage de l'homme, en raison des différentes substances qu'elles contiennent. Je n'ose déterminer jusqu'où l'on peut porter cette distinction ; mais je suis très-disposé à admettre pour règle, que l'on ne doit pas y apporter une exactitude trop minutieuse, parce que je regarde comme extrêmement propre à la boisson de l'homme toute eau naturelle qui n'est pas chargée de substance sensible au goût ou à l'odorat.

Il faut cependant obferver qu'il y a des eaux qui n'ont ni goût ni odeur, dans lefquelles on découvre néanmoins certaines fubftances étrangères qui peuvent les rendre moins falutaires à l'homme que l'eau plus fimple ou plus pure, fuivant l'expreffion ordinaire.

Il y a lieu de croire que cela arrive particuliérement à l'égard des eaux que l'on diftingue en eaux dures & en eaux douces : les premières font chargées d'une portion de félénite, ou d'autre matière terreftre, qui fait qu'elles ne peuvent fervir à certains objets de l'économie domeftique, & l'on pourroit même croire qu'elles en font moins falutaires pour la conftitution humaine que les eaux plus pures & plus douces. Néanmoins, fans entrer dans aucun détail minutieux fur cet objet, je crois qu'il fuffit de dire que l'on doit préférer, quand on en a le choix, les eaux les plus douces : cependant je n'ai pu remarquer que les eaux dures aient été très-évidemment nuifibles, lors même que l'on en a fait beaucoup & conftamment ufage, au moins l'on ne peut donner de preuves fatisfaifantes ou évidentes des mauvais effets qu'on leur a attribués.

J'ai vécu plufieurs années dans une grande ville dont les eaux que l'on employoit le plus univerfellement étoient très-dures, & la plus grande partie du peuple ne buvoit que de ces eaux, quoiqu'il en eût de plus douces à fa portée. Je n'ai cependant pas obfervé de maladies épidémiques dans ce peuple, ou au moins je n'en ai vu aucune que l'on pût attribuer à l'eau qu'il buvoit, & que je n'ai rencontré auffi fréquemment dans une autre ville où j'ai également exercé la médecine plufieurs années, & dont les habitans ne buvoient très-univerfellement que de l'eau très-douce.

Les médecins ont fait beaucoup d'autres diftinctions de l'eau commune ; ils ont diftingué l'eau de fontaine, l'eau de puits, l'eau de rivière, ou l'eau de lac; mais il me paroît qu'ils étoient peu fondés à distinguer ces eaux les unes des autres : quelques-unes peuvent, dans certains cas, tenir en dissolution des matières extraordinaires ; mais je crois qu'elles sont toujours assez aisées à reconnoître pour empêcher que l'on en fasse usage. Quant à l'état où elles se trouvent communément, il suffit de dire que toutes les substances dont l'eau est imprégnée, qui sont insensibles à la vue, au goût ou à l'odorat, ne sont pas d'une assez grande conséquence pour mériter notre attention, & un choix dans l'usage que l'on en fait.

L'on trouveroit étonnant si je ne parlois pas ici des eaux de pluie & de neige, sur lesquelles on a tant écrit : néanmoins je me contenterai de dire que je n'ai pu reconnoître dans l'usage de ces eaux, qui sont peut-être les plus douces & les plus pures, rien qui pût leur faire donner la préférence sur les autres eaux communes, & je suis d'ailleurs persuadé que c'est sans fondement que l'on a attribué à l'eau de neige quelques mauvais effets particuliers.

Je terminerai ce que j'ai dit sur ce sujet, en remarquant que les examens minutieux & exacts que l'on a faits des eaux que j'appelle simples ou communes, étoient fort à desirer ; néanmoins, depuis qu'on les a faits, ils ne me déterminent pas à croire qu'il soit nécessaire d'apporter beaucoup d'exactitude dans le choix des eaux ; & quant aux mauvais effets que l'on a attribués à quelques-unes, je ne pense pas que l'on soit fondé à croire qu'il y en ait qui peuvent produire les écrouelles, la stupidité & d'autres maladies, que l'on regarde comme endémiques dans certaines contrées.

L'examen des eaux minérales seroit absolument déplacé ici.

SECTION II.

Des Boissons dont la base est l'eau, mais dans laquelle il se trouve des additions naturelles ou artificielles.

L'on ajoute différentes substances à l'eau, pour s'en servir en boisson ; tels sont les sucs acides des fruits, les matières farineuses, les épices, le thé, le café, & d'autres substances végétales. Lorsque les matières que l'on a ainsi unies à l'eau retiennent leurs qualités particulières, les boissons qui en résultent doivent jouir des qualités de la substance que l'on a ajoutée à l'eau ; mais comme j'ai déjà parlé des qualités de ces substances à l'article des alimens, ou que j'en parlerai par la suite sous celui des médicamens, il est inutile de m'arrêter ici à considérer la nature & les qualités de ces boissons.

Des Liqueurs fermentées.

Il y a néanmoins des substances qui, étant unies à l'eau, font subir à la liqueur un changement considérable, lorsqu'on la laisse passer à la fermentation vineuse. Les liqueurs ainsi préparées méritent une attention particulière de notre part, en ce que toutes les nations civilisées en font usage ; c'est pourquoi je vais m'en occuper ici.

L'on peut *premiérement* admettre deux espèces de ces liqueurs fermentées ; l'une se prépare avec le suc des fruits, & porte spécialement le nom de VIN ; l'autre est faite avec une substance extraite par le moyen de l'eau, de certaines semences ou racines, & est connue sous le nom de BIÈRE : nous parlerons d'abord de la première.

Je ne crois pas nécessaire d'exposer ici la doctrine générale de la fermentation vineuse, parce que je suppose qu'elle est communément connue. Je dirai uniquement, 1°. que je regarde comme une chose bien démontrée aujourd'hui, que le sucre, ou les substances qui en contiennent, sont les objets propres à être changés par la fermentation, & que les dernières même ne fermentent qu'autant qu'elles contiennent du sucre; 2°. la fermentation change diversement le sucre, & sur-tout le convertit en partie en alcohol, dont je crois inutile de donner ici la définition; c'est le suc des fruits, imprégné d'une portion d'alcohol en conséquence de la fermentation, qui constitue proprement & strictement le vin; & c'est l'état de ce suc, avec quelques autres matières qui se trouvent originairement dans le fruit, qui, étant plus ou moins modifié par la même fermentation, donne au vin ses différentes formes & ses qualités.

L'on reconnoît aux qualités sensibles & aux autres propriétés du vin, ce qu'il peut être dans différens états : notre principal objet est d'indiquer ici ces états, & de rechercher leurs causes, afin de pouvoir mieux déterminer les effets des vins particuliers que l'on emploie comme alimens & comme médicamens.

Nous pourrions admettre qu'en général les différens états du vin dépendent en partie de la nature de la matière que l'on soumet à la fermentation, & en partie des circonstances qui accompagnent la manière dont on conduit la fermentation.

Quant au premier objet, la principale différence consiste dans la quantité de sucre que renferme la matière soumise à la fermentation, & il paroît qu'il suffit de considérer la matière saccharine telle qu'elle se trouve dans le jus du raisin avec lequel on prépare le plus généralement le vin.

Les botanistes croient communément que la vigne est une plante d'une seule espèce, & que la diversité que l'on observe dans son fruit indique uniquement autant de variétés qui peuvent être produites dans la même espèce par différentes causes.

Je crois que ceci peut être vrai : néanmoins, comme la vigne se propage de bouture, la même variété peut se manifester constamment ; & en prenant des boutures de vigne dont la condition varie, l'on peut obtenir des fruits variés, dans lesquels la différence naturelle de la souche primitive peut se reconnoître ; & nous pensons que cette différence est toujours déterminée par la quantité de sucre que chaque variété contient.

Cette quantité peut cependant varier beaucoup dans chaque espèce de raisin par différentes circonstances ; & *premiérement*, l'espèce de raisin étant donnée, la quantité de sucre qu'il contient peut être différente, suivant que le sol où il croît est plus lourd ou plus léger : dans le dernier cas le raisin donne moins de jus ; mais son degré de maturité est plus parfait.

Secondement, le raisin peut être plus ou moins sucré, suivant le climat qui le produit. La chaleur, qui donne la maturité aux fruits, contribue par conséquent à la production de la matière saccharine qu'ils renferment ; & l'on peut assurer, avec confiance, à l'égard du raisin, que plus il est exposé à la chaleur, mieux il mûrit, & plus il contient de matière saccharine ; je conviens néanmoins que ces progrès sont limités. L'on prétend qu'il faut une certaine température du climat pour donner le plus haut degré de perfection au raisin, & que cette température est celle qui règne depuis le vingtième jusqu'au cinquantième degré de latitude de chaque côté de l'équateur. Ceci n'est peut-être pas encore exactement déterminé par des observations scrupuleuses ; mais il est très-certain que la maturité du raisin, qui est communément imparfaite au-delà de cinquante degrés de latitude, l'est toujours d'autant plus

plus que le climat eſt, dans les limites indiquées ci-deſſus, plus près de l'équateur.

Troiſiémement, la quantité de matière ſaccharine contenue dans le raiſin augmente toujours en raiſon du degré de maturité qu'il acquiert en le laiſſant long-temps ſur la vigne, lorſque le climat le permet.

Quatriémement, il faut obſerver que le jus ſaccharin du raiſin eſt ſouvent, dans le même fruit, accompagné d'un jus acide & acerbe, qui peut diminuer la quantité de matière ſaccharine & la rendre moins propre à la fermentation : cela eſt dû à la nature primitive du raiſin & à ce qu'il ne parvient pas à ſa parfaite maturité. C'eſt pourquoi, les fruits ne mûriſſant tous que par degrés, il arrive, lorſque leur maturité n'eſt pas complète, qu'il ſubſiſte très-ſouvent un ſuc acide & acerbe dans leur partie corticale, quoique le ſuc contenu dans les parties centrales ſoit parfaitement mûr : ainſi l'on voit que le ſuc eſt plus ou moins propre à la fermentation, ſuivant la manière dont on l'exprime. Ce que l'on obtient par une légère expreſſion, eſt un jus ſaccharin plus pur; & ce qui coule par une expreſſion plus forte, eſt toujours moins ſucré, & eſt plus acide ou acerbe, ſuivant le degré de force que l'on emploie.

Telles ſont les circonſtances particulières au raiſin qui, ſuivant leur état, peuvent occaſionner des différences conſidérables dans la qualité des vins.

Nous croyons, en *ſecond* lieu, que la différence des vins dépend de la manière dont on dirige la fermentation.

Cette fermentation eſt d'abord active, & un peu violente; elle pouſſe vers la ſurface du liquide une grande quantité de matière : mais au bout d'un certain temps, le mouvement inteſtin, qui étoit ſi vif, ſe modère beaucoup; & au lieu de porter la matière vers la ſurface, il permet à celle qui y ſurnageoit de ſe précipiter au fond : néanmoins il ſe

Tome I.   D d

fait toujours une fermentation d'une manière plus lente & moins active, qui peut continuer long-temps, & cela est nécessaire pour rendre l'assimilation plus complète, & pour former par conséquent un vin plus parfait.

En supposant une assez grande quantité de matière propre à fermenter, plus la première fermentation est active, pendant ce procédé, pourvu qu'elle ne passe pas certaines bornes, plus la quantité d'alcohol qui en résultera sera considérable, & plus le vin sera en conséquence fort ; plus la fermentation lente se prolongera, plus le vin sera parfait & dégagé de toute autre matière qui pourroit y adhérer ; mais si la première fermentation active est précipitée, ou la seconde poussée trop loin, tout le vin, ou une partie du vin, se convertira en un vinaigre dont les qualités seront fort différentes du vin, ou des parties qui en retiennent encore la nature.

D'après cette idée de la fermentation, il est évident que ce que l'on considère fréquemment comme vin, tels que sont la plupart des vins dont on fait usage, peut contenir trois différentes matières : *premiérement*, une portion de moût, ou de matière non assimilée ; *secondement*, une portion de vin proprement dit, ou dans lequel il s'est engendré par la fermentation une portion d'alcohol, & *troisiémement*, une portion de vinaigre produite par une fermentation trop active ou trop prolongée.

Ces matières différentes se trouveront en plus ou moins grande quantité à différens périodes de la fermentation. Dans le premier temps, ou dans ce que l'on peut appeller du vin nouveau, le moût est très-abondant. A mesure que la fermentation avance, la quantité de véritable vin est plus considérable ; & lorsque l'on conduit convenablement la fermentatation pendant tout le temps qu'elle dure, il ne se forme de vinaigre que dans le vin fort.

vieux, & il est possible, d'après la proportion de ces différentes matières, de déterminer convenablement les qualités du vin qui dépendent du période & de l'état de la fermentation.

Les vins nouveaux sont sur-tout sujets à un degré considérable d'acescence lorsqu'ils sont dans l'estomac, & occasionnent en conséquence beaucoup de flatulence & de rapports d'une matière acide ; d'où il résulte encore souvent une sensation désagréable de fer chaud, ou des douleurs violentes d'estomac produites par les spasmes ; & lorsque la même matière acide sort de l'estomac, elle est sujette, en se se mélangeant avec la bile, à produire des spasmes douloureux ou des coliques dans les intestins, & à exciter une diarrhée violente.

Le vin mûr & parfait ne produit guère ces effets, à moins qu'il n'existe un vice d'estomac, & par l'alcohol qu'il contient, il fortifie ce viscère, & favorise la régularité de la digestion : le même alcohol rend également le vin propre à stimuler tout le système, & il devient en conséquence cordial, & égaie ; mais si l'on en boit une trop grande quantité, il enivre, en raison de cette même matière, & devient un sédatif puissant.

La portion de vinaigre contenue dans certains vins détruit une partie de leur alcohol, & diminue leur puissance stimulante. Le vinaigre est moins sujet à produire une acescence nuisible dans l'estomac que les autres sucs non fermentés, néanmoins, lorsqu'il reste une semblable matière qui n'a pas fermenté dans les autres parties du vin, ou qu'elle se trouve, d'une manière quelconque, accidentellement dans l'estomac, le vinaigre ou l'acide acéteux peut, en excitant une fermentation acéteuse, occasionner des désordres très-graves, & souvent même plus graves que ceux qui résultent de l'acescence spontanée.

Nous avons ainsi tenté d'expliquer comment les qualités du vin peuvent différer, suivant la manière dont on en dirige la fermentation ; mais il s'en faut de beaucoup que nous soyons en état de faire l'application de ces diftinctions aux vins dont l'on fait communément ufage, parce que nous ne connoiffons pas fuffifamment les méthodes variées adoptées par les vignerons des différentes contrées, & encore moins les artifices dont fe fervent les marchands de vins pour cacher & déguifer la véritable qualité du vin. Au lieu d'entrer dans ces détails, nous allons tâcher d'expofer comment on peut juger, jufqu'à un certain point, de la nature des vins par quelques-unes de leurs qualités fenfibles.

Les vins different un peu par l'odeur ; mais l'on n'a nullement déterminé les qualités qu'indiquent les différentes odeurs des vins. En général, toutes les fois que l'odeur particulière à un vin quelconque eft forte & piquante, elle indique que ce vin eft au plus haut degré de perfection dont il puiffe jouir ; mais il faut toujours faire cet examen fur des vins un peu vieux, parce que les vins nouveaux, dont la fermentation eft plus active, peuvent avoir une odeur plus piquante ; néanmoins ceux qui ont de l'expérience peuvent diftinguer cette odeur de celle du vin parfait.

Le pétillement ou la mouffe que le vin forme dans le verre a beaucoup d'analogie avec ces circonftances qui accompagnent l'odeur : cette mouffe indique toujours que le vin eft encore dans une fermentation active, & qu'il exiftoit en général une quantité d'acide dans le fuc original.

Il y a cependant des vins parfaitement mûrs, & dans lefquels il ne fubfifte plus de fermentation fort active, qui mouffent facilement dans le verre dès qu'ils prennent l'air, & qu'on les agite en les verfant ; mais il eft aifé de voir qu'ils font en quelque forte dans une fermentation active, en ce que leur mousse disparoît sur le champ.

Quant au goût, il y a des vins qui sont fort acides ; ce qui paroît dû à ce qu'ils ont été faits avec un jus qui contenoit beaucoup d'acide & peu de sucre : c'est pourquoi ces vins contiennent peu d'alcohol ; mais il faut observer qu'il y a beaucoup d'estomacs disposés de manière à prévenir cette acidité ; & comme l'acide modère jusqu'à un certain point, la puissance stimulante de l'alcohol, si ces vins ne sont pas directement rafraîchissans, ils sont moins échauffans que les autres.

Nous avons dit plus haut que les vins pouvoient paroître acides en raison de la quantité de vinaigre qui s'y étoit formée : mais cette espèce d'acidité se reconnoît très-facilement à la fraîcheur qui accompagne les premiers, & à l'état sapide que l'on apperçoit fréquemment dans les derniers.

Il y a plusieurs vins qui ont évidemment une douceur sucrée, qui peut être produite par différentes causes : elle peut dépendre de ce que la douceur sucrée dont jouissoit originairement le raisin, n'est pas entièrement détruite par la fermentation, & une fermentation complète peut produire le même effet dans les vins les plus parfaits : néanmoins l'on peut toujours soupçonner les vins doux de retenir une portion de matière non assimilée, sur-tout lorsque l'on a employé quelques moyens pour arrêter la fermentation active ; & si ces circonstances ne sont pas compensées par la quantité d'alcohol qui peut s'engendrer dans ces vins, ils seront toujours sujets à produire les effets qui résultent d'une portion de matière qui n'est pas assimilée.

Les vins peuvent être d'un goût dur, & légèrement astringent, ou avoir plus de mollesse & de douceur. L'on reconnoît communément le premier goût dans les vins acides ; il peut être dû à l'acidité primitive, ou au goût acerbe du fruit ; mais il vient communément de ce que l'on a exprimé par une trop forte expression, le jus contenu dans la peau, & cela peut même arriver lorsque l'on s'est servi de raisins qui contenoient d'ailleurs une grande quantité de matière saccharine : cette qualité rend le vin plus astringent, & ne peut nuire, à moins qu'elle ne dépende de causes qui le disposent à devenir trop acide : elle est toujours très-sensible dans les vins nouveaux, & diminue beaucoup, en prolongeant long-temps la fermentation : ainsi les vins qui ont de la mollesse & de la douceur indiquent non-seulement que leur suc primitif étoit absolument exempt de tout goût acerbe, mais donnent lieu de présumer que leur fermentation a été très-parfaite.

Il nous reste à parler des vins que l'on distingue par leur couleur ; mais comme l'on produit souvent cette couleur par art, elle nous laisse dans une grande incertitude sur les qualités dont pouvoit jouir le vin non coloré.

En supposant que la couleur rouge du vin ne soit pas l'effet de quelque matière étrangère que l'on y a ajouté, je crois qu'elle est toujours produite par l'enveloppe du raisin qui s'est trouvée dans la première fermentation ; c'est pourquoi elle donne au suc que l'on en exprime, & au vin qui en résulte, un goût un peu dur & astringent ; &, en supposant que l'on ait d'ailleurs dirigé de la même manière la fermentation, on ne peut appercevoir d'autre différence entre le vin rouge & le blanc, que cette qualité légérement astringente. Il se peut néanmoins, selon que l'on se propose de faire du vin blanc ou rouge, que l'on dirige la fermentation par différentes méthodes, & qu'il y ait une plus grande différence entre eux, de la nature de celle dont j'ai parlé plus haut.

Nous avons ainsi tenté d'indiquer les différentes

qualités du vin, & d'en affigner les caufes, nous pourrions maintenant faire quelques remarques fur les vins faits avec des fucs extraits d'autres fruits que le raifin, tels que les pommes, les poires, les cerifes, & fur les liqueurs faites à l'imitation du vin avec le fucre ou le miel : mais je fuis perfuadé que les principes que j'ai établis plus haut à l'égard du vin fait avec le raifin, peuvent s'appliquer à toutes les autres efpèces que je viens de nommer ; je me contenterai en conféquence d'ajouter quelques réflexions fur les autres efpèces principales de liqueurs fermentées connues fous le nom de *bières*.

L'on peut faire des liqueurs fermentées qui donnent de l'alcohol avec les racines de différens végétaux ; mais je ne crois pas que l'on en ait fait des liqueurs potables ; & l'on n'a encore préparé ces dernières, ou celles que l'on appelle bières, qu'avec les femences farineufes.

Lorfque l'on réduit ces femences à l'état de malt, ou que l'on excite & conduit leur germination à un certain degré, il s'en développe toujours un fucre, que l'on reconnoît alors évidemment dans leur fubftance farineufe : cette matière faccharine extraite par l'eau, & foumife à une fermentation analogue & fort femblable à celle du vin, produit nos bières, qui contiennent de l'alcohol : elles jouiffent en conféquence généralement des qualités cordiales, égayantes, enivrantes & fédatives du vin.

La bière a, de même que le vin, différentes qualités, qui dépendent en partie de la quantité & de l'état de la matière faccharine que l'on a employée, & en partie de la manière dont on a dirigé la fermentation.

L'on peut faire de la bière avec toutes les efpèces de *cerealia*. L'on a généralement préféré l'orge, & je penfe que l'on a eu raifon, en ce qu'il eft plus aifé d'en diriger la germination, & qu'il donne, pendant ce procédé, plus facilement, & en plus grande quantité, le sucre qu'il contient : l'on peut aussi faire usage des autres farineux ; mais l'on prétend que chacun donne une bière de différentes qualités. Je crois néanmoins que l'on a avancé cette opinion sans fondement, & je suis persuadé que la bière faite avec les autres farineux ne diffère pas essentiellement de celle qui est faite avec l'orge. SPIELMAN dit que la bière d'avoine est amère ; cependant j'en ai vu souvent faite avec cette semence qui n'avoit pas d'amertume, qui ressembloit, à tous égards, à la bière la plus parfaite, & il n'étoit guère possible d'y reconnoître aucune qualité différente de celles de la bière ordinaire.

Les bières faites suivant la manière ordinaire, dont je vais présentement m'occuper, sont plus ou moins fortes, suivant la quantité de matière saccharine que l'on a employée : cette matière varie, & dépend de la quantité de farine bien mûre contenue dans l'orge, de l'exactitude avec laquelle on a dirigé la germination, de l'extrait convenable & complet de la matière saccharine par l'eau, & de la quantité d'eau que l'on a nécessairement employée pour extraire plus complétement la même matière saccharine, suivant qu'il se dissipoit une plus ou moins grande quantité d'eau superflue.

Telles sont les circonstances qui donnent plus ou moins de force aux différentes espèces de bière : les autres qualités dépendent de la manière dont on dirige la seconde fermentation.

L'infusion du malt ne fermente pas aussi facilement que le suc des fruits, & exige en conséquence que l'on y ajoute de la levure ; & lorsqu'on l'a ajouté, la fermentation se fait absolument de la même manière que celle du vin ; elle est d'abord fort active, & elle se prolonge ensuite lentement pendant long-temps ; mais, de quelque manière qu'on la dirige,

Il est très-douteux que la bière puisse jamais être aussi parfaite, & parvenir à un degré de mélange aussi complet que le vin. Il est probable que la plupart des bières contiennent une grande quantité de matière farineuse qui n'est pas assimilée, & qui rend en conséquence la bière plus nutritive que le vin ; mais, tout égal d'ailleurs, la bière est, pour la même raison, plus sujette à s'aigrir dans l'estomac. L'on croit communément que la viscosité du malt n'est jamais entièrement corrigée par la fermentation, & que la bière est en conséquence plus sujette à remplir les vaisseaux du corps humain de fluides visqueux ; mais je suis persuadé que cette opinion mérite peu d'attention, parce qu'il est probable que la puissance du fluide gastrique & de la fermentation qui a lieu dans l'estomac & les intestins réduit le tout à un état de fluidité presque égal.

Telles sont les observations que j'ai cru devoir faire sur la bière en général, & je crois qu'il sera aisé de juger de ses différentes qualités, par ce que j'ai dit des différences du vin : elles dépendent en partie de la substance que l'on fait fermenter, & en partie de la manière dont on dirige la fermentation, mais sur-tout du degré où se trouve la fermentation lorsque l'on fait usage de la liqueur.

J'observerai, au sujet des boissons, qu'au lieu des liqueurs fermentées dont les qualités dépendent particuliérement de l'alcohol que ces liqueurs contiennent, l'on a coutume de séparer l'alcohol, & de le faire ainsi entrer dans les boissons : on l'emploie souvent en y ajoutant de l'eau seule ; quelquefois on y joint un peu de sucre, & d'autres fois le sucre & une portion d'acide, le plus souvent le suc de limon, & ce composé constitue ce que l'on appelle le PUNCH. Il n'est pas nécessaire de suivre ici ces variétés ; il suffit, pour mon objet, de dire que l'alcohol séparé de la liqueur fermentée dans laquelle il s'est formé, est toujours une substance plus stimulante, plus inflammatoire & plus narcotique, que quand elle étoit confondue avec les autres parties de la liqueur fermentée. L'on ne peut modérer ces qualités de l'alcohol qu'en le délayant avec l'eau; mais on ne les modère jamais beaucoup par ce moyen; le mêlange du sucre & des jus des fruits peut produire plus d'effet, sans jamais en détruire parfaitement les qualités pernicieuses.

L'on emploie communément dans ces compositions les différentes espèces d'alcohol produites par les différentes liqueurs fermentées, & l'alcohol ainsi diversifié peut se charger de certaines matières huileuses qui le rendent plus agréable au palais, peut-être même à l'estomac de certaines personnes; mais je soutiens que les différens états où se trouve l'alcohol dans l'arrack, le rum, l'eau-de-vie de vin ou de grain, ne different pas par leurs qualités essentielles de l'alcohol, & qu'il est très-rare qu'ils different par leurs effets sur le corps humain.

✳

CHAPITRE IV.

Des Affaisonnemens.

Les affaisonnémens ne font pas proprement des fubftances alimentaires, ou n'entrent pas dans la compofition du fluide animal ; néanmoins, comme on les prend avec les alimens proprement dits, & qu'ils occafionnent des variétés dans la manière dont ces alimens fe digèrent & s'affimilent ; je crois convenable d'en parler ici.

Il y en a de deux genres, ils font falins ou acides, & cette acrimonie réfide en général dans leurs parties huileufes. Le fel marin eft le principal affaifonnement du premier genre, & on l'emploie fpécialement pour préferver la viande de la putréfaction plus long-temps qu'elle ne pourroit l'être fans cela.

Il faut, pour cet effet, employer une grande quantité de fel, & l'incorporer tellement avec la fubftance de la viande, qu'il y refte jufqu'à ce que l'on mange cette dernière. Il réfulte en conféquence que, quand l'on fait ufage des alimens falés en cet état, l'on mange fouvent une grande quantité de fel qui fe répand dans la maffe du fang : néanmoins, lorfque l'on ne mange qu'une médiocre quantité de viande falée, l'effet du fel eft de ranimer la digeftion, & ces alimens fe digèrent fouvent plus facilement que ceux qui ne font pas du tout falés.

Mais lorfque l'on prend une grande quantité d'alimens falés, & qu'ils conftituent la plus grande partie de la nourriture, le fel augmente beaucoup l'état falin du fang, & produit tous les fymptomes du fcorbut. Je conviens que l'on a depuis peu élevé des doutes fur cette opinion. Si c'étoit ici le lieu

de difcuter cette queftion, je fuis perfuadé qu'il
feroit aifé de donner des preuves en faveur de notre
opinion, & de démontrer que les raifonnemens contraires font faux & erronés.

Si l'on pouvoit prouver que la féroſité du ſang
des ſcorbutiques eſt antiſeptique, comme on l'a
prétendu, cela pourroit donner lieu de croire que
cette féroſité n'eſt pas par elle-même putride; ce
qu'il n'eſt pas néceſſaire de ſuppoſer dans le ſcorbut; mais il eſt certain que ce ſerum ne peut paroître
antiſeptique, qu'en ce qu'il contient une plus grande
quantité que de coutume de matière ſaline. Il me
paroît on ne peut plus étonnant que LIND ait aſſuré
que la féroſité des ſcorbutiques n'étoit nullement
âcre au goût; car je n'ai jamais trouvé, dans les
eſſais nombreux que j'ai faits, que la féroſité des
perſonnes les plus ſaines fût abſolument exempte
d'une acrimonie aiſée à découvrir au goût; & ſi
l'effiorence ſaline, dont parle le docteur HULME,
ſe manifeſte ſouvent ſur la ſurface du corps des
ſcorbutiques, comme je le crois, elle me paroît
être une preuve complète de l'état ſalin du ſang
chez ces ſortes de perſonnes.

Après avoir ainſi parlé des effets que produit une
grande quantité de ſel introduite dans le corps, il faut
obſerver que l'économie humaine en a beſoin d'une
certaine quantité. Cela eſt prouvé par le deſir univerſel que l'eſpèce humaine montre naturellement
pour le ſel, & en ce qu'il donne généralement du
goût à preſque toute eſpèce d'aliment : ce deſir du
ſel eſt une inſtitution de la nature dont il n'eſt pas
poſſible de connoître la cauſe efficiente; mais nous
préſumons, avec beaucoup de confiance, qu'il eſt
adapté à quelque objet utile dans l'économie animale, quoique nous n'en connoiſſions ni la cauſe
ni l'objet.

L'on voit très-évidemment qu'il ſert de ſtimulus

à l'eſtomac, dont il peut aider l'action , & faciliter
par conſéquent la digeſtion qui s'y fait ; mais cela
ne ſuffit pas pour expliquer comment il eſt ſi conſtamment néceſſaire. L'on pourroit croire qu'il eſt
utile à l'économie animale par ſa puiſſance antiſeptique ; mais comme il eſt un poiſon pour les animaux carnivores , & utile aux phytivores , nous
ſommes obligés d'abandonner toutes les idées que
nous pourrions avoir de ſes vertus antiſeptiques dans
l'uſage ordinaire que l'on en fait. Nous pourrions au
contraire croire, avec Pringle , que le ſel, dont
une grande quantité eſt antiſeptique, a des effets
contraires étant pris modérément : néanmoins cette
doctrine ne me paroît pas ſuffiſamment établie pour
oſer en faire l'application, ou pour convenir qu'elle
détruit les difficultés qui ſe rencontrent à ce ſujet.

Il paroît convenable d'obſerver , en parlant des
aſſaiſonnemens ſalins , que l'on emploie & que l'on
unit fréquemment le nitre avec le ſel marin comme
antiſeptique , pour conſerver la viande quelque temps
avant d'en faire uſage en aliment. Le nitre étant
un puiſſant antiſeptique dans telle quantité qu'on
l'emploie, nous ne doutons pas qu'il puiſſe remplir
le but que l'on ſe propoſe ; mais comme on n'en
met communément qu'une petite quantité , nous
penſons que ſes effets particuliers ne peuvent être
ſenſibles ſur le corps humain.

Il y a encore une autre ſubſtance ſaline dont l'on
fait uſage pour aſſaiſonnement , qui eſt le ſucre.
Nous avons parlé plus haut de ſes qualités comme
ſubſtance nutritive, & nous dirons par la ſuite
quelles ſont ſes qualités comme médicament. Nous
ne le conſidérerons ici que comme aſſaiſonnement ,
pris dans cette vue, il eſt certainement antiſeptique ;
& en conſéquence très - propre à préſerver les
ſubſtances animales de la putréfaction.

L'on unit auſſi le ſucre fréquemment aux végé-

taux ; mais l'ébullition, qu'il eſt communément néceſſaire de leur faire ſubir pour les pénétrer de
ſucre, diſſipe le plus ſouvent leurs parties volatiles
& actives, de manière que l'on peut conſidérer
toutes les ſubſtances confites comme une maſſe de
ſucre, ſi l'on en excepte un petit nombre qui contiennent une plus grande quantité d'une ſubſtance
aromatique plus fixe.

On unit ſouvent le ſucre aux fruits acides & aceſcens ; & lorſqu'on en met ſuffiſamment pour les
réduire en conſiſtance de ſyrop, il les préſerve long-
temps de la fermentation, ſans détruire leur aceſcence ; & lorſque les CONFITURES de ce genre ſont
introduites dans l'eſtomac, le ſuc qu'elles contiennent les diſpoſe beaucoup à la fermentation acé-
teuſe.

Le ſucre, dans la quantité où on l'emploie communément pour relever le goût de différens alimens,
ou pour corriger leur acidité, ne peut qu'être nuiſible à l'eſtomac par ſon aceſcence, & ne peut
guère faire une partie convenable de la maſſe du
ſang. Les expériences que le ſavant STARK a faites
ſur cet objet ne ſont pas abſolument déciſives ; je
ſuis néanmoins diſpoſé à croire que ſi l'on prend
une très-grande quantité de ſucre, & plus qu'il ne
peut en entrer dans la compoſition du fluide animal, il peut augmenter l'état ſalin du ſang, & produire différentes maladies.

Le vinaigre eſt encore un aſſaiſonnement qui doit
trouver place ici : c'eſt un antiſeptique puiſſant que
l'on peut employer de différentes manières pour préſerver les ſubſtances animales de la putréfaction, &
en admettant que l'acide entre, comme nous l'avons
dit plus haut, en parlant de l'acide en général, dans la
compoſition du fluide animal, nous devons conſidérer
le vinaigre comme un acide végétal, que l'on peut
introduire dans le corps avec plus de ſûreté que les

acides minéraux, quoique dans les expériences que l'on a faites hors du corps, l'on ait remarqué que ces derniers étoient des antiseptiques plus puissans. Les substances animales conservées dans le vinaigre n'en sont presque jamais suffisamment pénétrées, pour les rendre moins aisées à digérer ou moins nutritives; il en arrête seulement la putridité, & est en conséquence un assaisonnement de la nourriture animale qui convient à tous égards à la constitution humaine.

L'on se sert aussi du vinaigre pour préserver les végétaux de la fermentation acide ou putride. Cette manière de conserver les végétaux s'appelle MARINADE : l'on conserve ainsi beaucoup de végétaux différens ; mais l'ébullition qu'on leur fait communément subir dissipe une si grande quantité de leurs parties volatiles & actives, qu'il ne reste guère des qualités particulières aux végétaux ; & l'on peut dire que presque toutes nos marinades n'ont guère d'autre qualité que celle du vinaigre dont elles sont chargées.

Le vinaigre est certainement, de même que les autres acides, souvent utile pour exciter l'action de l'estomac, & favoriser par ce moyen l'appétit & la digestion ; lors même qu'il est convenablement préparé par une fermentation très-parfaite, il arrête plutôt qu'il ne favorise l'acescence des végétaux dans l'estomac ; c'est un avantage qu'il a sur l'acide natif des végétaux, qui tourne souvent à la fermentation acéteuse dans l'estomac, & l'excite de même facilement dans les autres substances qui s'y rencontrent.

Il faut néanmoins remarquer que les acides, & sur-tout les acides végétaux, pris dans une certaine quantité, peuvent exciter l'action de l'estomac ; mais que si l'on en prend trop, ils sont réellement rafraîchissans pour certains estomacs, & affoiblissent considérablement le ton de ce viscère ; c'est ce qui les rend nuisibles dans la goutte & dans quelques autres maladies.

Tels sont les différens assaisonnemens salins. J'ai dit qu'il y en avoit un autre genre tiré du règne végétal, que j'ai mis sous le titre général des substances âcres ; mais on peut le diviser en deux genres, dont l'un comprend les épices qui ont une odeur particulière très-forte, & l'autre les substances âcres plus simples douées d'une légère odeur qui leur est propre.

Les épices sont des substances qui contiennent une grande quantité d'huile essentielle. On peut en admettre deux genres particuliers ; savoir, celles qui croissent sous la Zone torride, & qui contiennent une huile dont la gravité spécifique est plus considérable que celle de l'eau, mais un peu volatile, & en même temps âcre & inflammatoire, lorsqu'on en applique sur les parties sensibles du corps.

Les autres épices sont particuliérement produites par les plantes verticillées ou ombelliferes de l'Europe : elles ont moins de gravité spécifique & moins d'acrimonie, mais sont plus volatiles.

Toutes les huiles essentielles sont plus ou moins antiseptiques. Le camphre, que je mets au nombre de ces huiles, est, à cet égard, le plus puissant ; & comme toutes approchent de sa nature, elles paroissent jouir de la même qualité. Je ne pense pas néanmoins que le camphre, en raison de son goût & de son odeur désagréable, s'emploie comme assaisonnement, mais les autres huiles sont d'un usage très-fréquent, à cause de leur odeur agréable.

Ces huiles s'emploient de deux manières : premiérement, on les unit comme antiseptiques avec les matières salines dont j'ai parlé plus haut, pour préserver la viande de la putréfaction avant de la manger ; ou, secondement, on en met dans les sauces ; & on en prend avec les alimens, pour les
rendre

rendre plus agréables & en relever le goût, ou pour
aider la digestion par le stimulus que ces huiles
donnent à l'estomac. Les parties volatiles de ces
huiles, en se mêlant avec l'air qui se dégage des
alimens, peuvent aussi exciter spécialement l'action
du canal alimentaire, & favoriser l'expulsion de l'air
qui le distend. Je parlerai par la suite des effets que
produisent à cet égard différentes espèces de substances aromatiques, lorsque je les considérerai
comme médicamens.

Quant à leurs effets comme assaisonnemens, j'ajouterai seulement que prises avec modération, elles
peuvent favoriser la digestion, & être carminatives;
ce qui indique que l'on doit particuliérement les
unir aux végétaux; mais comme une grande quantité d'épices stimule & échauffe le systême, elles ne
sont pas nécessaires avec la nourriture animale; leur
usage fréquent oblige d'ailleurs d'en augmenter constamment la quantité, & alors elles affoiblissent certainement le ton de l'estomac.

L'on emploie encore comme assaisonnemens, outre
les épices, les substances âcres spécialement tirées de
la classe des tétradynamies, & sur-tout la *moutarde*
& le *raifort*. On les mange communément avec les
alimens; l'on ne peut douter qu'ils stimulent l'estomac & favorisent la digestion; & comme il est en
outre évident que ces substances favorisent la transpiration & les urines, elles arrètent la disposition du
systême à la putridité. Ceci est tellement reconnu,
que l'on a donné avec fondement le nom d'antiscorbutiques aux végétaux de cette classe, à cause de
cette acrimonie particulière. Il est aisé de voir que
l'on doit, en raison de la propriété dont je viens
de parler, faire usage de ces substances avec la
nourriture animale, de même que les épices sont
les assaisonnemens convenables des végétaux.

Les plantes de la classe des alliacées approchent

de celle des tétradynamies, & contiennent une acrimonie qui a à-peu-près la même qualité.

Les plus douces, telles que l'oignon & le poireau,
donnent, sur-tout quand elles sont privées de leur
acrimonie, beaucoup de matière nutritive; & leur
usage, quand on les prend en assaisonnement, de
même que l'échalotte & les-autres, est extrêmement sûr & convenable. La plante la plus âcre de
ce genre, telle que l'ail, ne s'emploie guère que
comme assaisonnement; & il est certain que quand
on peut en supporter l'odeur & le goût, elle stimule
très - vivement l'estomac, & favorise la digestion.
Comme toutes les plantes de cet ordre, ainsi que
celles de l'ordre des tétradynamies, favorisent la
transpiration & la secrétion des urines, on les joint
convenablement à la nourriture animale, & on les
met aussi, avec raison, au rang des antiscorbutiques.

Il y a encore un assaisonnement dont l'on fait
quelquefois usage, que je ne puis rapporter à aucun
chef général ; mais son odeur, qui approche, jusqu'à un certain point, de celle de l'ail dont je viens
de parler, me rappelle ici cet assaisonnement, qui
est l'*assafœtida* ; il a une odeur beaucoup moins désagréable dans les contrées où il croît, & on en fait
beaucoup d'usage comme assaisonnement; il paroît
agréable au goût, & est utile pour favoriser la
digestion des habitans de notre climat qui peuvent
supporter son odeur.

La première des substances âcres les plus simples
qui mérite de trouver place ici, est le *capsicum* ou
le poivre d'Inde : il n'a aucune odeur ou aucun goût
particulier, & il s'étend avec tant de facilité, qu'on
peut le réunir agréablement avec tout autre assaisonnement, ou le faire entrer dans toute sorte de
sauces. Il paroît stimuler l'estomac & favoriser la
digestion ; & pris en grande quantité, il est certainement un des assaisonnemens les plus échauffans.

Tels sont les principaux assaisonnemens dont l'on fait usage ; il est rare qu'aucun d'eux s'emploie seul ; mais on les combine diversement pour former différentes sauces, dont la principale se fait avec les champignons, auxquels on a fait subir une certaine fermentation, qui est probablement putride ; & ensuite on y ajoute, suivant les goûts, différentes épices. Je ne vois pas quelles qualités les champignons peuvent donner à la sauce ; mais je crois que l'on peut considérer toutes les compositions de ce genre comme des combinaisons de sel, de vinaigre & d'épices, & juger en conséquence de leurs qualités.

Il y a une autre sauce & un assaisonnement fameux appellé *soy*, qui nous vient uniquement des Indes orientales. Je crois, d'après les détails les plus exacts que j'ai pu me procurer, que c'est une préparation des semences d'une espèce particulière de *dolichos*. Il me paroît que cet assaisonnement se prépare par une fermentation particulière de la farine de cette plante dans une forte lessive de sel commun : son goût dominant est salé & très-peu aromatique : je n'ai pu appercevoir en quoi ses qualités particulières different des autres combinaisons dont j'ai parlé.

Je terminerai cet article, en observant que tous nos assaisonnemens consistent dans une combinaison de sel, de vinaigre & d'épices. Lorsque l'on n'en prend que la quantité nécessaire pour relever le goût des alimens, ils peuvent augmenter l'appétit, & permettre de manger davantage ; & il est rare qu'ils puissent nuire, à moins qu'on ne prenne une quantité d'épices capable d'affoiblir le ton de l'estomac de la manière que nous l'avons indiqué plus haut.

CONCLUSION.

Quelques-uns de mes lecteurs, après avoir lu ce que je viens de dire au sujet des alimens, objecteront peut-être que je suis entré dans un plus grand détail qu'il n'étoit néceffaire, parce que la plus grande partie des hommes n'éprouve pas les effets de ces différences de nourriture, ou ne s'en apperçoit pas.

Il eft vrai que le commun des hommes n'apperçoit pas fort fenfiblement les différences qui réfultent de la nourriture ; ce que l'on doit attribuer à ce que l'homme eft naturellement propre à remplir un grand nombre de fonctions, d'où il réfulte qu'il doit fe trouver dans beaucoup de difpofitions & de circonftances différentes, & faire ufage d'une grande variété d'alimens.

L'économie de l'homme paroît fpécialement adaptée à cette variété d'alimens ; & le dire commun, *fanis omnia fana*, eft, jufqu'à un certain point, bien fondé ; mais cela ne difpenfe pas entiérement de faire un choix des alimens. La conftitution des hommes differe relativement à leurs puiffances digeftives ; elle ne differe pas moins relativement à l'irritabilité du fyftême ; ils doivent par conféquent être diverfement affectés par les mêmes alimens ; & cela eft au point, que l'on a vulgairement obfervé que *ce qui étoit aliment pour un homme étoit un poifon pour l'autre.* Ceci n'eft pas, il eft vrai, applicable à beaucoup de cas, & n'eft remarquable que dans le cas des idiofyncrafies que l'on obferve dans quelques individus.

Les différens effets des alimens ne font pas fort remarquables chez la plupart des hommes, & les excès que l'on commet quelquefois font fouvent paffagers & infenfibles ; mais il eft effentiel de favoir que ces excès réitérés peuvent, avec le temps, produire des effets confidérables & dangereux. Il eft donc bon de fe mettre en garde contre les effets que peut produire fur le champ, ou au bout de quelque temps, un genre de vie pernicieux à la fanté; mais il feroit difficile de donner à la maffe générale des hommes les inftructions néceffaires fur cet objet; il n'eft même pas abfolument effentiel de rendre ces inftructions fort univerfelles, parce que les maladies qui réfultent des erreurs que l'on commet dans la manière de vivre, ne font pas fort fréquentes, & n'attaquent que certaines perfonnes; mais il eft indifpenfable que les médecins, dont l'attention s'étend fur tout le genre humain, étudient cette matière; fans cela ils ne pourroient reconnoître les caufes des maladies, ou indiquer les moyens de les prévenir. J'ai néanmoins fouvent remarqué que les médecins commettoient des erreurs graves à cet égard, faute de connoître la nature des alimens, & les principes qui pouvoient les diriger, pour faire les diftinctions convenables & néceffaires. J'ai entrepris ce Traité pour fuppléer à ce défaut, & pour donner les inftructions néceffaires; je conviens qu'il peut être imparfait, & renfermer des erreurs à l'égard de quelques objets particuliers; mais j'ofe me flatter que j'y ai expofé les principes effentiels avec plus d'étendue & de juffeffe qu'on ne l'a fait jufqu'ici; au moins j'ai indiqué les objets dont on doit principalement s'occuper pour déterminer plus exactement la nature des alimens. Je ne pouvois entrer dans trop de détails à cet égard; & je ne puis rendre de plus grand fervice que d'engager les médecins à étudier fcrupuleufement cet objet.

Fin du Tome premier.

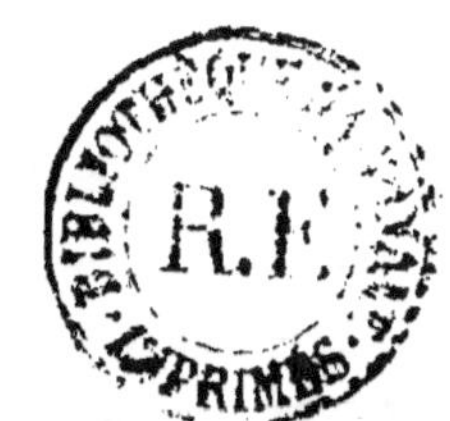

www.ingramcontent.com/pod-product-compliance
Lightning Source LLC
LaVergne TN
LVHW050829060726
842527LV00001BA/163